Huttary

C# 3.0 - Steilkurs

Rudolf Huttary

C# 3.0 - Steilkurs

HANSER

Der Autor:

Rudolf Huttary, Berlin

Bibliografische Information Der Deutschen Nationalbibliothek
Die Deutsche Nationalbibliothek verzeichnet diese Publikation in der Deutschen Nationalbibliografie; detaillierte bibliografische Daten sind im Internet über http://dnb.d-nb.de abrufbar.

Gesamtlektorat: Fernando Schneider
Sprachlektorat: Sandra Gottmann, Münster-Nienberge
Herstellung: Steffen Jörg
Coverconcept: Marc Müller-Bremer, www.rebranding.de, München
Coverrealisierung: Stephan Rönigk
Datenbelichtung, Druck und Bindung: Kösel, Krugzell
Ausstattung patentrechtlich geschützt. Kösel FD 351, Patent-Nr. 0748702
Printed in Germany

ISBN 978-3-446-41578-2

www.hanser.de/computer

Inhalt

Vorwort

Dieses Buch versteht sich als intensiver Sprachkurs für C# mit steiler Lernkurve und richtet sich an alle, die den ernsthaften Wunsch haben, sehr schnell und professionell in die zeitgemäße Programmierung mit einer ultramodernen Programmierumgebung einzusteigen oder verschüttete Talente mit neuem Werkzeug wieder auszugraben. Es ist ursprünglich aus einem C#-Programmierkurs heraus entstanden, der Anfang 2006 unter meiner Federführung als mehrteilige Serie in der Computerzeitschrift c't erschienen ist (c't 2006, Heft 4, ff.) – damals noch für den Stand C# 2.0 und .NET 2.0. Da Microsoft bald darauf mit C# 3.0 und .NET 3.5 nicht nur den Sprachstandard massiv erweiterte, sondern auch ein stark verändertes Programmiermodell für die Gestaltung von Windows-Anwendungen in Form der Windows Presentation Foundation (WPF) einführte, bot sich die Gelegenheit, das Buch noch einmal gründlich zu überarbeiten. Somit sind die Lektionen in sich etwas gewachsen, und aus den zehn Lektionen sind nun zwölf geworden.

Beim inhaltlichen Aufbau und der thematischen Auswahl war mir wichtig, dass der Kurs nicht allein die sprachlichen Konzepte von C# im Laufschritt abhakt, sondern einen wohldosierten Mix aus allem präsentiert, was man so braucht, um möglichst schnell in der .NET-Welt Fuß zu fassen – allem voran natürlich vielfältiges Beispielmaterial, anschauliche Übungen und umfangreiche Aufgaben zur interaktiven Vertiefung des Lernstoffs. Vor dem Hintergrund der praktischen OOP und der Komponentenorientierung geht der Kurs ganz nebenbei auch ausführlich auf die wichtigsten Programmiertechniken im Zusammenhang mit Konsolen-, Windows Forms- und WPF-Programmen ein und vergisst auch nicht, den konkreten Entwicklungsprozess mit der zur Zeit einzigen Entwicklungsplattform Visual Studio immer wieder zu thematisieren.

Dabei sind Vorkenntnisse der Programmierung nicht verkehrt, denn der Weg, den die zwölf inhaltlich weitgehend geschlossenen und dennoch stark aufeinander aufbauenden Lektionen vorgeben, ist – so faszinierend das vorgestellte Gebäude auch ist – wirklich kein Zuckerschlecken, sondern harte Lernarbeit. Zu hart womöglich für echte Programmieranfänger ohne akademischem Hintergrund, gangbar aber für Studenten und IT-Professionelle und mit Sicherheit auch steil genug selbst für sattelfeste Programmierer und Informatiker, die nicht nur den schnellen Kompletteinstieg in die neue Sprache suchen, sondern auch an ihrem Gesamtpotenzial interessiert sind.

Obwohl sich der für dieses Buch nun ein zweites Mal gründlich überarbeitete Kurs inhaltlich und auch vom Beispielmaterial her eng an die ehemalige Artikelserie anlehnt, bot der neue Rahmen erheblich mehr Platz für größere Detailtiefe und Themenvielfalt. Auch legte ich Wert auf mehr Geschlossenheit und griff die Anregungen aus den Leserbriefen auf, die mich als Resonanz auf die Artikelserie erreichten. So wurde immer wieder nach Musterlösungen für die teils recht schwierigen und zeitaufwendigen Aufgaben am Ende der einzelnen Kursmodule gefragt. Diesem Wunsch bin ich inzwischen gründlicher nachgekommen als seinerzeit.

Ich habe daher unter der Adresse *http://www.steilkurs.de/csharp2008* begleitend zu dem Buch eine kleine Website gestaltet, auf der Sie ergänzende Informationen wie die Quelltexte der Beispielprogramme und eben auch Musterlösungen für die meisten in den Lektionen gestellten Aufgaben finden können.

Gestatten Sie mir aber eine persönliche Einschätzung: Auch wenn ich Musterlösungen als Lernerfolgskontrolle im Prinzip befürworte, sie konterkarieren den Problemlösungsprozess. Lassen Sie also FSK walten, und setzen Sie die Lösungen wirklich nur als Feedback oder bei echt aufkeimender Verzweiflung ein, nicht zur Beschleunigung der Problemlösung an sich. Den Zeitgewinn, den Sie sich hier erschummeln, werden Sie später um ein Vielfaches erneut investieren müssen. Gehen Sie davon aus, dass Sie mit einigen der Aufgaben viele Stunden zubringen werden, in denen Sie die jeweilige Lektion und auch die MSDN-Hilfe öfter als nur einmal lesen werden, und dass womöglich auch die ein oder andere schlaflose Nacht mit von der Partie ist. Das ist ganz normal und gehört zum Prozess.

Konzeption

Ein Programmierkurs kommt nicht ohne didaktisches Konzept aus. Interessanterweise hat sich hier seit der Einführung von C und dem hierzu erschienenen Klassiker *The C Programming Language* wenig getan, was einesteils ein Gütesiegel für die herausragende Qualität dieses zeitlosen Werks darstellt, anderenteils sicher aber auch Ausdruck von festgefahrenen Lehrgewohnheiten ist. Spätestens mit .NET, einer bereits vom Ansatz her und in allen ihren Auswüchsen konsequent *objektorientierten* Technologie, stellt sich jedoch die Frage, ob der von der prozeduralen Programmierung her gewohnte reine Bottom-up-Zugang zu einer Programmiersprache überhaupt noch zeitgemäß ist. Obwohl er im Großen und Ganzen noch zu funktionieren scheint, effizient ist er sicher nicht mehr. Viele der auf dem Markt befindlichen Lehrbücher treten hierfür wohl eher ungewollt den Beweis an, indem sie den Objektbegriff wenn überhaupt explizit, dann erst spät, teils in der zweiten Buchhälfte einführen und so zu den wesentlichen Dingen gar nicht erst vordringen.

Ich habe mich für eine Mischung aus *Bottom-up-* und *In-medias-res-*Zugang entschieden, der die Sprachkonzepte zwar in linearer Anordnung und aufeinander aufbauend präsentiert – soweit es in einem so zirkulär geschlossenen Gefüge wie .NET eben geht –, verschiedentlich (aber selten) Konzepte aber auch nur kurz benennt und doch mit Vorwärtsverweisen abhandelt, um nicht zu viele Inhaltsebenen auf einmal zu verweben.

Um möglichst viel vom Geist der objektorientierten Programmierung (OOP) und den in .NET vorhandenen OOP-Konzepten vermitteln zu können, führe ich Klassen und Objekte schnell und schmerzlos ein und liefere deren Elemente dann schrittweise mit wachsender Komplexität nach – jeweils eingebettet in das praxisrelevante Programmierumfeld.

Das geht in dem anvisierten Rahmen allerdings nicht ohne die wirklich aktive Mitarbeit des Lerners, den ich an dieser Stelle bereits ersuchen möchte, die zweifellos vorhandenen thematischen Klippen und auch Lücken durch weitergehendes Selbststudium selbstständig zu nehmen. Zwischen „etwas verstehen" und „sattelfest sein" liegen oft Welten und auf jeden Fall gaaaaanz viel Praxis in Form vieler Stunden an eigenständiger Beschäftigung mit dem Thema nebst oft ebenso langer Fehlersuche.

Aufgaben

Zur Erlangung dieser Praxis habe ich in den Kursverlauf zahlreiche eng an den praktischen Code- und Programmbeispielen orientierte Aufgaben mit unterschiedlichstem Schwierigkeitsgrad und Lösungsprofil eingestreut. Sie beschränken sich nicht nur darauf, die Inhalte einzuüben und deren Verständnis zu fördern, sondern bringen denjenigen, der sich wirklich darauf einlässt, auch dazu, die Inhalte eigenständig weiterzudenken und zu vertiefen – also Fragestellungen zu entwickeln und Problemlösungsstrategien gezielt zu verbessern.

Das Internet ist die beste Fundgrube für alle möglichen sich dabei auftuenden Fragen: Googeln nicht verboten.

Wer sich auf die zeitgemäße objektorientierte Programmierung mit .NET einlässt, wird nie auslernen, dafür schreitet die in Großbetrieben mit Hunderttausendschaften vorangetriebene Entwicklung einfach zu schnell voran.

In diesem Sinne: Es ist nie zu spät, anzufangen aufzuholen.

Berlin, im August 2008
Rudolf Huttary

Einleitung

Der vorliegende Kurs konzentriert sich auf die Sprache C#. Auch wenn die darin vorkommenden Konzepte eng und unentbehrlich mit der Hintergrundtechnologie .NET (standardisiert als CLI = Common Language Infrastructure) verwoben sind, streift der Kurs viele der mit .NET verbundenen Einzeltechnologien, insbesondere auch den größten Teil der .NET-Klassenbibliothek, wenn überhaupt, so eher nur am Rande.

Wer unter .NET programmiert, hat inzwischen die Wahl zwischen vier Welten:

- Konsole
- Windows
- Web
- WPF

Für die ersten Gehversuche in einer neuen Programmiersprache sind die an Einfachheit unschlagbaren Konsolenprogramme zweifellos die richtige Heimat. Und da die Konsole seit .NET 2.0 annähernd wieder das ist, was sie einmal war (DOS lässt grüßen), macht die Programmierung damit sogar wieder richtig Spaß. Zumal wenn der natürliche Spieltrieb geweckt wird und bunte Animationen ein schnelles Erfolgserlebnis vermitteln.

Wertvolle Erkenntnisse und, ja, auch Schmunzeln lassen sich damit noch gewinnen, nur der sprichwörtliche Blumentopf nicht mehr so recht. Der objektorientierte Ansatz entfaltet sein Potenzial erst mit der an Möglichkeiten ungleich reichhaltigeren Windows-Programmierung. Auch wer auf das Web abzielt, kommt an der Windows-Programmierung erst einmal nicht vorbei. Was hier noch in Reinform und mit beeindruckender Geschlossenheit zu erlernen ist, muss man sich dort inmitten eines Sammelsuriums von Techniken, Mechanismen und Sprachen erst mühsam zusammenklauben.

Während der Kurs auf die wichtigsten Aspekte der Windows-Programmierung eingeht, weil verschiedene Sprachkonzepte erst vor diesem Hintergrund sinnvoll einsetzbar sind, bleibt die Web-Programmierung insbesondere, was die Auswüchse in Richtung ASP .NET betrifft, außen vor. Da aber die in beiden Welten beheimatete, neue WPF-Technologie thematisiert wird, sollte doch ein wenig vom Geist der Web-Programmierung überschwappen.

Programmiermodell im Wandel

Dass sich das ursprüngliche, mit C einhergehende Programmiermodell in den letzten Jahren zunehmend geändert hat, dürfte nicht verwundern. Das klassische prozedurale Modell stammt aus einer Zeit, als die Konsole das bevorzugte Ein- und Ausgabemedium für Programme war. Die Benutzerschnittstelle war zeilenorientiert, die zeichenbasierte Ein- und Ausgabe stand im Mittelpunkt der Programmlogik und bestimmte diese: Ein Programm forderte Eingaben aktiv an, stellte Berechnungen damit an und reagierte dann mit Ausgaben und erneuten Eingabeaufforderungen. Immerhin vermittelte dieses Programmiermodell noch eine relativ genaue Vorstellung davon, was wann und wo passiert und welchen Weg die Kontrolle bei Ausführung eines Programms nimmt.

Ereignisorientierung

Multitasking-fähige Betriebssysteme wie Windows, die mit einer grafisch orientierten Benutzerschnittstelle (GUI) aufwarteten, brachten nach und nach Neuerungen und Anforderungen an die Programmierung mit sich, die mit dem prozeduralen Ansatz immer schlechter effizient zu lösen waren.

Anstatt den Benutzer aktiv per Eingabeaufforderung zu bestimmten Eingaben aufzufordern, reagiert ein Programm nun fast schon passiv auf Ereignisse und Rückrufe, die ihm das Betriebssystem über eine Nachrichtenwarteschlange in einem vorgegebenen Format zustellt. Dabei ist die Bedeutung der Nachrichten festgelegt, sofern sie Systemereignisse wie Tastatur- und Mauseingaben betreffen oder Vorkommnisse sonstiger unter direkter Verwaltung des Systems stehender Ressourcen beschreiben. Auch wenn es paradox klingt: Ein Programm wird auf diese Weise sogar darüber informiert, dass es gestartet wurde.

Für ein geregeltes Miteinander parallel ausgeführter Anwendungen ist es erforderlich, dass ein Programm seine Ein- und Ausgaben über ein oder mehrere ihm zugeordnete Fenster abwickelt. Dabei sind Fenster mehr als nur reine Flächen, auf die das Programm seine Ausgaben zeichnet und über die ihm das System Maus- und (bei bestehendem Eingabefokus) Tastatureingaben zuordnet.

Nebenbei bemerkt: Gezeichnet wird zumindest in der Windows Forms-Programmierung ebenfalls als Reaktion auf Systemnachrichten, die beschreiben, dass der eine oder andere Teil des Fensters aufgrund irgendeiner nun nicht mehr bestehenden Überdeckung durch andere Fenster nicht mehr sichtbar ist und neu gezeichnet werden muss.

Komponentenorientierung

Die meisten Fenster sind komplex strukturiert und enthalten – in der Regel vom System bereitgestellte – Steuerelemente mit je eigenem, ggf. weiter strukturierten Fenster. Jedes dieser Steuerelemente bildet eine Komponente mit spezifischem Ein-/Ausgabeverhalten. Der dahintersteckende Programmcode ist eigenständig und

- verarbeitet selbstständig *Systemnachrichten* (bspw. Maus- und Tastaturereignisse)
- zeichnet eine *visuelle Repräsentation* des Steuerelements abgestimmt auf seinen inneren Zustand
- exponiert eine *öffentliche Schnittstelle,* über die sein Besitzer (sprich: das Programm) den inneren Zustand des Steuerelements abfragen sowie sein Verhalten und seine visuelle Darstellung beeinflussen kann.
- generiert Ereignisse, um seinen Besitzer über Vorkommnisse zu informieren, die in den Aufgabenbereich des Steuerelements fallen.

Für die Programmierung mit Komponenten drängt sich die *objektorientierte Sichtweise* als Programmiermodell geradezu auf. Im Mittelpunkt steht hier die unzertrennliche Verbindung aus Daten und Operationen über diesen Daten. Das .NET-Objektmodell etabliert dafür ein zweistufiges System mit Klassen- und Objektebene, das den „alten" Dualismus aus Wert mit Interpretationshintergrund (Datentyp) und Funktion geschickt in beide Stufen integriert.

Das Modell unterscheidet im Wesentlichen drei Sichten auf Objekte:

- *Innensicht* – konkrete Implementierung des Datentyps auf der Basis bestehender anderer, einfacherer Datentypen.
- *Genealogische Sicht* – Einschränkung der Innensicht auf eine Verwendbarkeit durch Code mit gleicher Abstammungsstruktur (Vererbung).
- *Außensicht* – Einschränkung der genealogischen Sicht auf eine Verwendbarkeit durch beliebigen Clientcode. Die Differenz zwischen den Sichten wird *Verkapselung* genannt und ergibt die für eine Komponentenarchitektur wichtige Komplexitätsreduktion.

23.1.1 Ausführungsmodell

Das klassische Ausführungsmodell sieht so aus: Der einzelsprachliche Compiler übersetzt Quelltextdateien in Codemodule, die neben einer Folge von echten Prozessoranweisungen der Zielplattform (Intel, Motorala ...) auch noch symbolische Information für lose Enden enthalten, die noch mit anderen Codemodulen verbunden werden müssen. Solche sind: andere selbst geschriebene Codemodule, zum Sprachumfang gehörige oder diesen erweiternde Bibliotheken (bspw. vbrun60, C-Laufzeitbibliothek, DirectX), Klassenbibliotheken (MFC, ATL), Win32-APIs, COM-Komponenten usw. Die Auflösung der losen Enden ist Aufgabe des Linkers und passiert zum größten Teil unmittelbar im Anschluss an die Übersetzung, noch zur Entwicklungszeit. Die Linker früherer Systeme erzeugten lauffähige Programme durch das Herauskopieren der benötigten Grundfunktionen aus Bibliotheksmodulen und verpassten so jedem Programm eigene Kopien dieser Routinen.

Windows stellte dieser statischen Variante ein Konzept gegenüber, von dem das System selbst reichlich Gebrauch macht: Ein lauffähiges Windows-Programm enthält anstelle von kopiertem Bibliothekscode eine größere Zahl offener Referenzen, die erst beim Start aufgelöst werden – nicht durch das Kopieren von Code, sondern durch das Einsetzen von Verweisen auf Aufrufpunkte in Bibliotheksmodulen, die bei der ersten Anforderung geladen und dann von beliebig vielen Programmen gemeinsam benutzt werden. Die übliche Namenserweiterung dieser Module ist DLL für Dynamic Link Library, also dynamisch gebundene Bibliothek. Damit dabei nichts schiefgeht, braucht es Informationen über mögliche Bindungen in Typbibliotheken. Hier steht bspw. drin, welche Funktion einer Bibliothek an welcher Stelle welche Parameter erwartet. Im klassischen Programmiermodell wurden Typinformationen noch getrennt von den Codemodulen verwaltet entweder in eigenen sprachspezifischen Dateien (Header-Dateien von C) oder in speziellen Typinformationsdateien, die in einer eigenen Sprache verfasst und von allen Sprachen verstanden wurden. Oft genug ging es aber trotzdem schief …

Bei .NET sieht die Sache etwas anders aus, da hier eine weitere Schicht über dem eigentlichen Betriebssystem ins Spiel kommt – welche bei Windows Vista wiederum zur Systemschnittstelle avanciert ist. Diese als *.NET-Framework* bezeichnete Schicht stellt für .NET-Programme eine von der Konzeption her geschlossene Welt nach dem von Java her bekannten Sandbox-Prinzip dar. Sie umfasst in Form der *CLR* (Common Language Runtime) eine weitergehende Infrastruktur für die Programmausführung (Sicherheitsebene, Typauflösung mit Versionskontrolle, Codeoptimierung etc.) und in Form der *.NET-Klassenbibliothek* eine einheitliche, erweiterbare und überaus reichhaltige Programmierschnittstelle, welche die gesamte Sicht eines .NET-Programms auf seine Systemumgebung verkapselt.

Damit das geht, wird eine Zwischencode-Architektur mit zweistufiger Kompilation verwendet, d.h., zur Entwicklungszeit erzeugt der Sprachcompiler nicht gleich Prozessorbefehle, sondern erst einmal IL-Code (Intermediate Language) – in einer von Microsoft entwickelten Zwischensprache. Erst unmittelbar vor der Ausführung auf dem Zielsystem wird dieser Code durch einen weiteren, speziell auf die Plattform abgestimmten JIT-Compiler in Prozessorbefehle umgesetzt. Zielformat für das Kompilat einer Quelltextdatei ist die *Assembly*. Darin stehen neben dem IL-Code, also den eigentlichen Programmanweisungen, auch sämtliche Bindungsinformationen für die Laufzeitbindung (Außensicht) sowie sämtliche eigenen Typinformationen (genealogische Sicht).

Die .NET-Laufzeitumgebung löst Referenzen also grundsätzlich erst zur Laufzeit auf, nur dass es hier um Verweise auf andere Assemblys geht, das heißt, Bibliotheksmodule von .NET. In den älteren Windows-Versionen (bis Windows XP und Windows Server 2003) enthalten diese Bibliotheksmodule auf unterster Ebene wiederum Verweise auf Systemfunktionen der Win32-API, in neueren Windows-Versionen (ab Windows Vista und Windows Server 2008) verkörpern sie bereits selbst die System-API.

1

1 Hello C# – rund um das erste Programm

Vor fast 30 Jahren leiteten die Schöpfer der damals brandneuen Sprache C ihr Buch dazu mit einem Programm ein, das den Text „Hello World“ auf der Konsole einer Unix-Maschine ausgab (vgl.: Kernighan/Ritchie: The C Programming Language; Prentice Hall, 1978). Seither geistert dieses kleine Programm durch nahezu alle Lehrwerke, die als Einführung in eine Programmiersprache konzipiert sind, und das nicht ohne Grund: Es soll erstens die vorhandene Programmierumgebung und die mit der Programmerstellung verbundenen Abläufe testen, ob sich damit etwas Lauffähiges generieren lässt, das ein definiertes Lebenszeichen verlauten lässt. Zweitens gibt es dem Einsteiger eine erste Vorstellung über den Programmbegriff in der jeweiligen Programmiersprache und konfrontiert ihn mit einer wichtigen Anweisung, der Ausgabeanweisung.

Die ultramoderne, objektorientierte, plattformunabhängige, systemverwaltete und in einen Sicherheitskontext eingebundene C#-Variante dieses „Hello World“, die Ihnen diese Lektion unter anderem vorstellen wird, hat immerhin vier selbst geschriebene Zeilen.

1.1 Entwicklungssystem

Vorausgesetzt für die weitere Lektüre wird lediglich, dass Sie die Installation eines Entwicklungssystems erfolgreich hinter sich gebracht haben. Als kostenlose Produkte mit erstaunlichem Funktionsumfang und bestens geeignet als Testapparaturen für alle in diesem Buch angesprochenen Belange stehen zur Wahl:

- Visual C# 2008 Express – die von Microsoft speziell für Einsteiger und Studienzwecke herausgegebene Express-Linie bietet nahezu den vollen Komfort des Vollprodukts Visual Studio 2008, ist aber auf das einzelne Sprachprodukt eingeschränkt. Sie können die deutsche Version des Produkts samt zugehöriger Dokumentation derzeit kostenlos über die Seite *http://www.microsoft.com/germany/express/product/default.aspx* beziehen. (nach dreißig Tagen ist allerdings eine – unproblematische – Registrierung erforderlich). Der Download für das Entwicklungssystem samt .NET-Framework 3.5 umfasst knapp 70 MByte, der für die MSDN Express Library weitere 310 MByte. Die volle Installation benötigt ca. 1,6 GByte auf dem Stammlaufwerk von Windows.

- SharpDevelop 3.0 – ein überaus ambitioniertes, gleichfalls kostenloses Open-Source-Produkt, das vollständig in C# implementiert ist und einen recht ordentlichen Eindruck macht. Das für den neuesten Stand der .NET-Technologie derzeit erst als Beta 1 verfügbare Produkt umfasst einen Debugger und integriert neben C# auch Visual Basic .NET und die noch unbekannte neue Programmiersprache Boo. Die Version 3.0 lässt sich über die Seite http://sharpdevelop.net/OpenSource/SD/Download/ mit mageren 13 MByte downloaden, setzt aber eine bestehende Installation des .NET-Frameworks 3.5 vorzugsweise mit deutschem Language-Pack voraus. Weiterhin ist eine Installation des .NET Frameworks SDK 3.0 oder besser noch des mit ca. 1,5 GB zu Buche schlagenden Windows SDK for Windows Server 2008 and .NET Framework 3.5 empfehlenswert, damit das Hilfesystem dieses Produkts nicht leer bleibt. Aber auch damit beschränkt sich die Hilfe im Wesentlichen auf das .NET-Framework und das .NET Compact Framework – brauchbare Information über die Sprache C# und die Programmierung sucht man – auch im englischsprachigen Online-Bereich – derzeit noch vergebens. Es ist allerdings kein Problem, sich die Hilfe zur Sprache per Browser im Netz zu googeln. Eine gute Adresse dafür ist vor allem die Microsoft-Website.

1.1.1 Vollversionen

Nachdem Borland sein .NET-Engagement inzwischen scheinbar auf Delphi .NET beschränkt hat, gibt es derzeit nur noch ein kommerzielles Entwicklungssystem für die .NET-Entwicklung, das in der billigeren Standardversion alle von Microsoft unterstützten .NET-Sprachen C#, Visual Basic und C++ (J# wird neuerdings nicht mehr angeboten) samt ASP .NET integriert und in der Professional Version eigentlich kaum noch Wünsche offen lässt.

Für die Belange dieses Buchs sind Sie allerdings bereits mit der Express-Version bestens ausgestattet, weshalb sich auch die weitere Bebilderung darauf beschränkt. Umgekehrt lassen sich die vorgestellten Beispiele und Techniken ohne nennenswerten Transferaufwand natürlich auch mit jeder der Vollversionen nachvollziehen.

Hinweis

Mit Ausnahme der Kapitel 9 und 11, die sich mit den aktuellen Neuerungen im Sprachstandard C# 3.0 beschäftigen, können Sie das Buch mit kleinen Einschränkungen übrigens auch mit einer bestehenden Installation von Visual Studio 2005 bzw. Visual C# 2005 Express durcharbeiten.

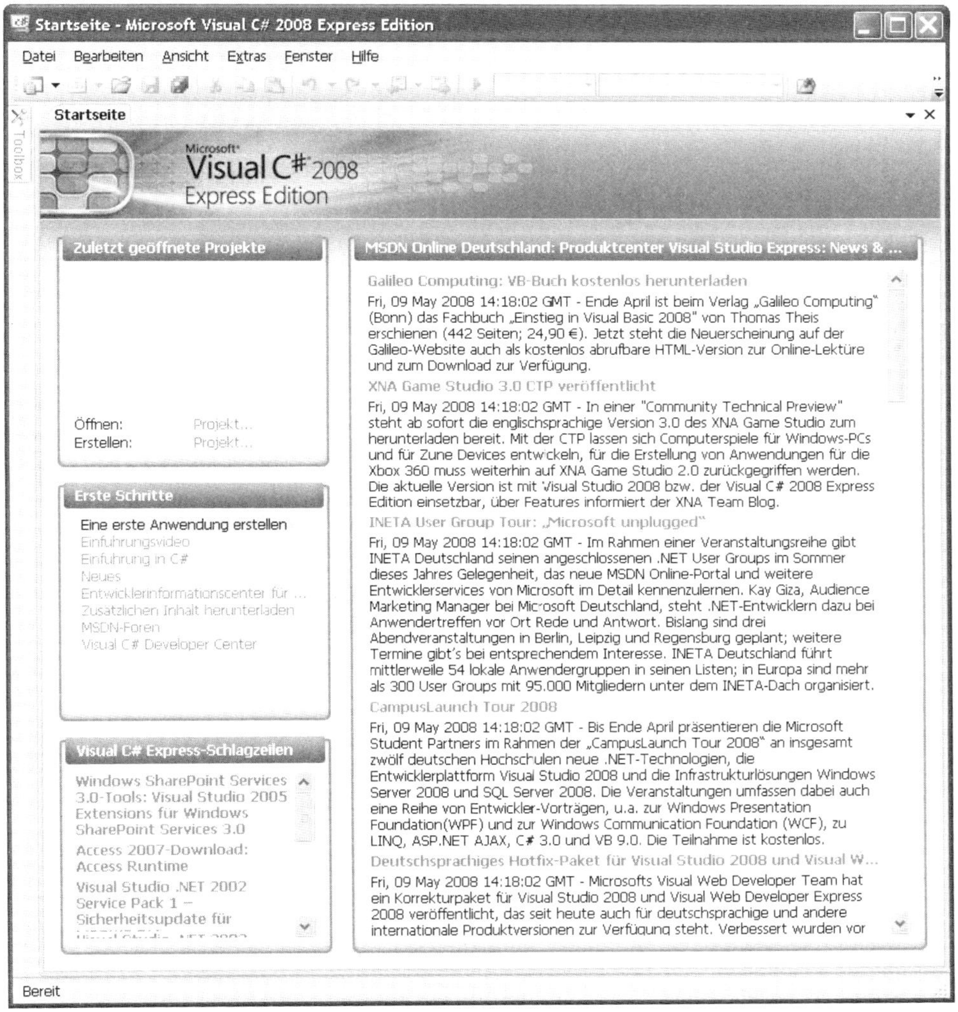

Abbildung 1.1 Ein frisch installiertes Visual C# 2008 Express. Der Bereich „Erste Schritte" hält, was er verspricht. Ein Studium der auf der Startseite zusammengefassten Informationen ist ein Muss für jeden, der Visual Studio noch nicht kennt. Bei bestehender Online-Anbindung erscheinen im großen Fenster verschiedene Neuigkeiten samt Links, die für die C#-Gemeinde interessant sind.

Damit die Erläuterung der grundlegenden Features von Visual C# nicht zum Husarenritt wird, reißt dieses Kapitel die einzelnen Themenbereiche jeweils nur an und verweist ansonsten auf die begleitende MSDN-Dokumentation zu diesem Produkt, die – Hut ab – gerade in der Übersichts- und Einsteigerecke einen geradezu vorbildhaften Grad der Perfektion und Präzision erreicht hat. Nicht mal an der Eindeutschung gibt es wirklich was zu meckern.

1.1.2 Eine IDE – was ist das überhaupt?

Programme wie SharpDevelop und Visual Studio verstehen sich allesamt als Integrierte Entwicklungsumgebung. Der Terminus IDE (für „Integrated Development Environment") stammt aus den frühen 80ern: Anders Hjelsberg, Entwickler von Turbo Pascal und geistiger Vater von C#, brachte es damals mit einem revolutionären Kunstgriff als Erster fertig, alle zur Entwicklung von Programmen benötigten Werkzeuge gebündelt in den Hauptspeicher einer normalen CP/M-Maschine zu stopfen und so die bis dahin obligatorischen ständigen Diskettenwechsel und Programmeinzelaufrufe überflüssig zu machen.

„Alle benötigten Programme", das waren damals: ein Editor zur Eingabe des Programmquelltexts, ein Compiler zur Übersetzung des Quelltexts in Prozessorbefehle und ein Linker, der das Verheiraten der soeben erzeugten Befehlsfolgen – des „Kompilats" – mit Bibliotheken übernahm. Bibliotheken sind vorfabrizierte Sammlungen von Funktionen, von formatierter Ausgabe über Gleitkomma-Mathematik bis zum Zeichnen von Linien – also alles, was man nicht immer wieder neu erfinden will.

IDEs heutigen Zuschnitts verbinden diese grundlegenden Komponenten zwar nach wie vor, der Grad der Integration ist aber nicht zuletzt aufgrund der auf der Maschine vorausgesetzten .NET-Infrastruktur und der vielen Standardszenarien so weit fortgeschritten, dass diese Nähte kaum mehr auffallen. Dabei geschieht der Wechsel zwischen ineinandergreifenden Einzelwerkzeugen verzögerungsfrei, automatisiert und wird als *Erstellungsvorgang* bezeichnet.

Selbstverständlich geworden sind inzwischen auch noch weitere Komponenten:

- ein Debugger, also ein Werkzeug, mit dem sich der eigene Programmcode in Einzelschritten ausführen oder auch an frei wählbaren Punkten anhalten, examinieren und sogar verändern lässt
- visuell orientierte Designer für Formulare, Steuerelemente (Windows oder Web), Datenstrukturen
- eine integrierte Hilfestellung nicht nur zu Funktionen der IDE, sondern auch den Elementen der verwendeten Programmiersprache, den Bibliotheken und dem Betriebssystem.
- Testwerkzeuge zur automatischen Ausführung und Überprüfung von Code

Heute fasst eine IDE also nicht nur den gesamten Entwicklungsprozess eigener Programme unter einem Dach zusammen, sondern bietet auch noch umfangreiche Testmöglichkeiten.

Eines von vielen Beispielen dazu: Ein Programm lässt sich direkt vom Editor aus per Tastendruck (F5) starten. Wurde der Quelltext zuvor noch nie kompiliert oder seit der letzten Übersetzung verändert, startet die IDE den Erstellungsvorgang (im Wesentlichen ist das ein Compilerlauf, denn ein Linker im ursprünglichem Sinne ist in .NET obsolet geworden, darum kümmert sich nämlich die .NET-Infrastruktur) und schließlich die Ausführung. Entdeckt der Compiler Ungereimtheiten, erstellt er eine Liste mit Fehlermeldungen, bricht die Sache ab – und im Weiteren führen Mausklicks in diese Liste jeweils direkt an die bemängelte Stelle im Quelltext zurück. Tritt ein Fehler zur Laufzeit auf, stoppt der Debugger das Programm und zeigt gleich die betroffene Stelle im Quelltext farblich unterlegt an. Zur Auswertung des Fehlers kann der aktuelle Datenkontext des Programms nun interaktiv untersucht und sogar für einen eventuellen Weiterlauf korrigiert werden.

1.2 Hilfe

Ähnlich sieht es mit den Hilfestellungen aus: Die IDE unterstützt Sie, wo immer Sie Hilfe benötigen, sei es im Editor durch Einfärben der syntaktischen Elemente oder das ungefragte Unterkringeln erkannter Fehler im Quelltext oder durch die überaus wertvollen Einblendungen von Listen aller zum aktuellen Kontext passenden Elemente samt Kurzhilfen dazu (*QuickInfos* genannt).

Natürlich fehlt auch die von anderen Produkten her gewohnte kontextbezogene F1-Hilfe nicht. Sie ruft den Microsoft Document Explorer in einem eigenen Fenster auf, der dann das zugeordnete Thema aus der sehr umfangreichen MSDN-Dokumentation heraussucht und anzeigt. Für den expliziten Einstieg in diese „große" Hilfestellung finden sich im HILFE-Menü die Befehle SUCHEN, INHALT und INDEX. Diese Anbindung setzt natürlich voraus, dass die Microsoft MSDN Express Library 2008 auch mitinstalliert wurde. Wer dies vergessen hat und vor dem umfangreichen Download nicht zurückschreckt, kann das Setup (vcsetup.exe) erneut ausführen und Versäumtes nachholen. Das Hilfesystem wird dann beim nächsten Start von Visual C# 2008 Express aktualisiert. Alternativ kann die Hilfe bei ständiger Internetverbindung auch als echte Online-Hilfe konfiguriert werden (Abb. 1.3).

HILFE / SUCHEN ermöglicht die textbasierte Suche über die gesamte MSDN-Dokumentation im Stile von Google. Obwohl diese Suche sehr mächtig ist und die Möglichkeit bietet, die Ergebnisse nach verschiedenen Kriterien für *Sprache*, *Technologie* und *Inhaltstyp* zu filtern, liefert sie oft recht umfangreiche Ergebnislisten mit eher mäßiger Gewichtung oder gar nichts, je nachdem, wie der Filter konfiguriert ist. Die Arbeit damit kann daher recht ausufern.

HILFE / INHALT führt in das Inhaltsverzeichnis einer umfangreichen Textsammlung, aus der sich, ähnlich wie in einem Buch mit systematischem Aufbau und Kapitelstruktur, Überblicksartikel zu den wichtigsten Themen und Technologien herausfischen und im Zusammenhang lesen lassen (Abb. 1.2). Gerade für den Einstieg in eine neue Technologie, Programmierumgebung oder Sprache ist man hier gut aufgehoben und kann sich so manches gut erschmökern.

Die schnellsten Ergebnisse für die praktische Programmierarbeit erzielt die schlagwortbasierte Hilfe, aufzurufen über HILFE / INDEX (Abb. 1.4). Leider führt diese Suche nur selten in den Bereich des systematisch geordneten Inhalts. Es kann sich daher lohnen, einer Fragestellung von beiden Seiten her, also per Schlagwort *und* systematisch, zu Leibe zu rücken.

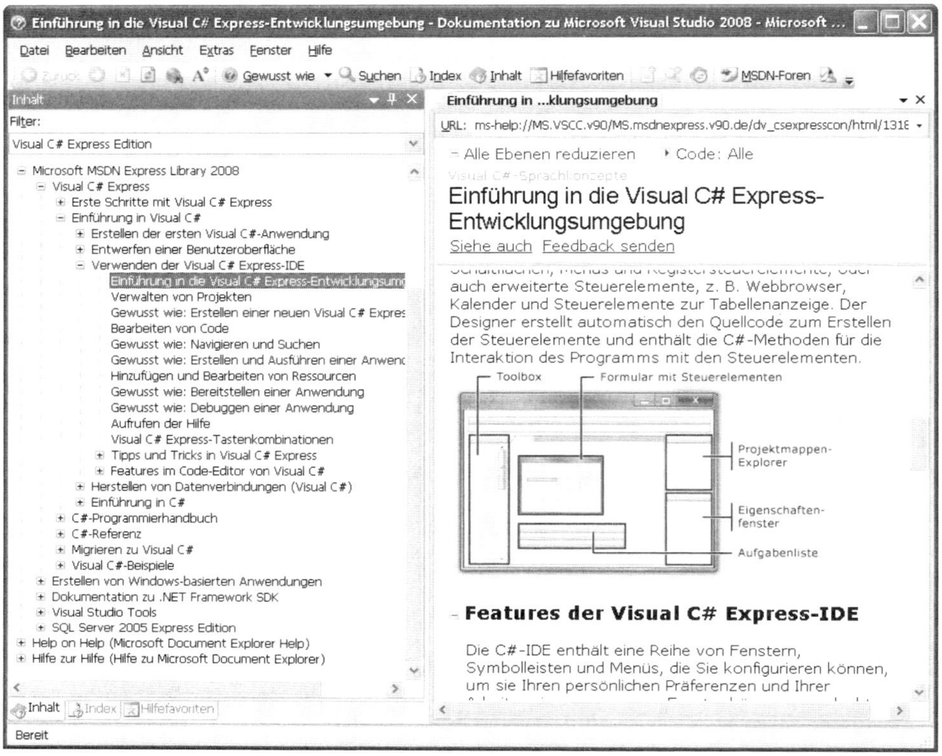

Abbildung 1.2 Das Fenster des Microsoft Document Explorer mit Hilfetexten zu Visual C# Express aus der Microsoft MSDN Express Library 2008. Nicht nur das Fenstersystem von Visual C# Express ist hier übersichtlich und in gerade richtiger Detailtiefe beschrieben. Die Kapitel „Einführung in C#" und darin die „Einführung in die Visual C# Express-Entwicklungsumgebung" geben wertvolle Starthilfe.

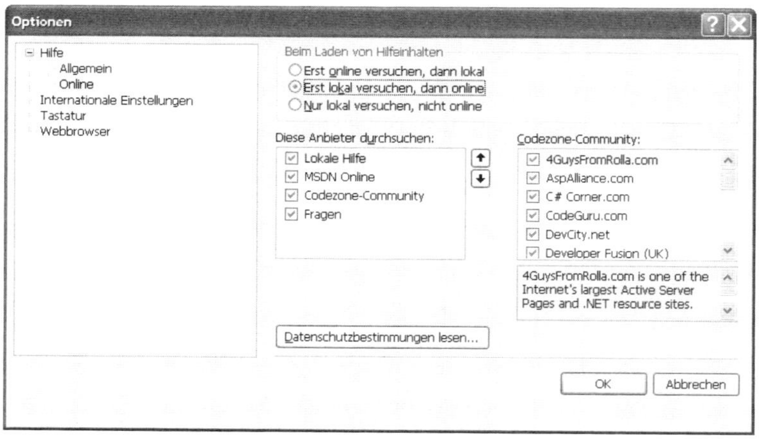

Abbildung 1.3 Konfiguration der Hilfe im Document Explorer (aufzurufen über EXTRAS / OPTIONEN)

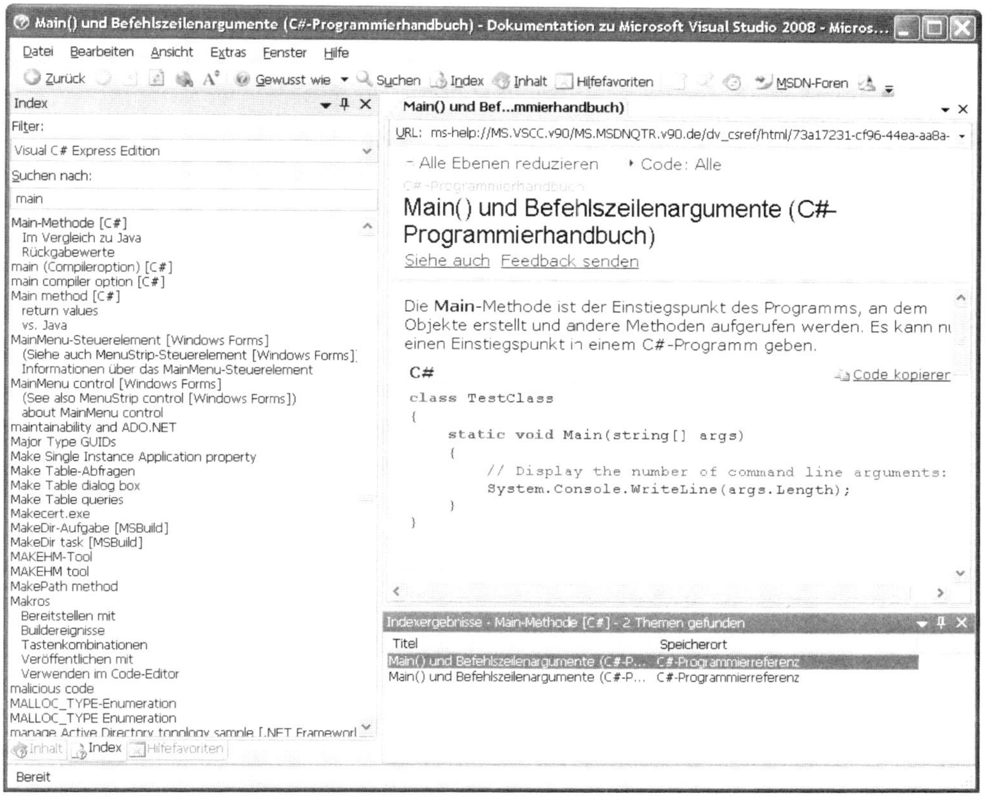

Abbildung 1.4 Bei der gezielten Suche hilft der schlagwortbasierte Index weiter. Er fördert das Wichtigste zu einem Befehl, Bibliothekselement, Schlüsselwort oder sonstigen .NET-Begriff zutage

1.3 Fenster der IDE

Insgesamt hat eine IDE mehr als ein Dutzend unterschiedliche Unterfenster mit allen möglichen Informationen zu bieten, die je nach Situation als Seiten in den jeweiligen Bereichsfenstern des unterteilten IDE-Hauptfensters automatisch oder manuell über das Menü ANSICHT eingeblendet werden. Abbildung 1.5 zeigt neben und unter dem großen Editorbereichsfenster die beiden Fenster, die Sie bei der Entwicklung von Konsolenanwendungen mit Visual C# Express automatisch zu sehen bekommen:

- PROJEKTMAPPEN-EXPLORER: In diesem Fenster finden Sie die gesamte Strukturinformation der aktuell in Bearbeitung befindlichen Lösung. Die Darstellung erfolgt in Windows-gewohnter Manier als faltbarer Baum (Treeview) mit der sogenannten Projektmappe als übergeordnetem Strukturelement. In einer Projektmappe können Sie beliebig viele Projekte zusammenfassen, die Sie als Bestandteil Ihrer Lösung betrachten und gleichzeitig bearbeiten wollen. Obwohl Sie am Anfang natürlich mit einem einzigen Projekt auskommen werden, ist es doch schön zu wissen, dass der Entwicklungsprozess mit Visual Studio unter Wahrung der Integrität der Lösung auf viele Projekte aufgeteilt werden kann, die ihrerseits unter einem eigenen Projektknoten zusammengefasst sind. Die Entfaltung der Baumstruktur erfolgt in gewohnter Weise durch Klicks auf die Knotensymbole, wobei den Knoten und Blättern Kontextmenüs mit den wichtigsten möglichen Operationen sowie eine per Doppelklick aufrufbare Standardoperation zugeordnet sind. Ein Doppelklick auf eine *.cs*-Datei (C#-Quelltextdatei) öffnet diese zur Bearbeitung in den Editor, und ein Doppelklick auf PROPERTIES lädt ein weiteres Fenster in den Hauptarbeitsbereich, das – seinerseits wiederum in verschiedene Registerkarten unterteilt – alle Eigenschaften des Projekts auflistet und einer Bearbeitung zugänglich macht (Abb. 1.6).

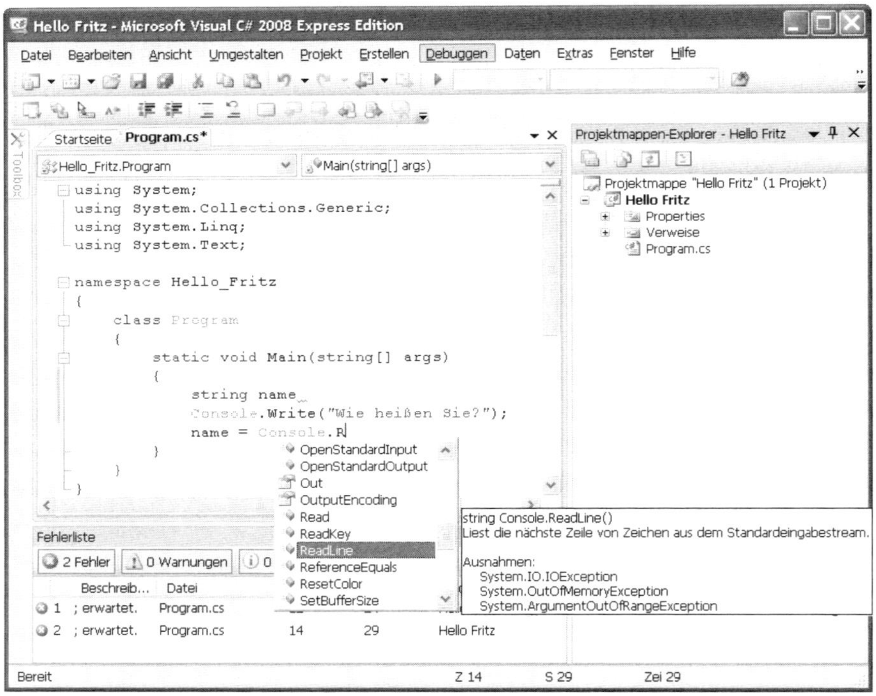

Abbildung 1.5 Bei Konsolenanwendungen kommt die IDE mit wenigen statischen Fenstern aus. Zu sehen ist hier außerdem die IntelliSense-Funktion samt QuickInfo für das ausgewählte Element, die einen während der Codeeingabe nicht nur massiv unterstützt, sondern auch enorm Tipparbeit einspart.

- FEHLERLISTE: In diesem Bereich erscheinen die Ausgaben des Compilers, unterteilt in FEHLER, WARNUNGEN und MELDUNGEN. Dort finden Sie später zusätzlich die Ausgabeseiten des Debuggers und anderer Werkzeuge, die üblicherweise automatisch beim Start des jeweiligen Arbeitsschritts eingeblendet werden; manuell geht das über das Menü ANSICHT. Ausführliche Informationen dazu finden Sie in der per HILFE / INHALT aufzurufenden MSDN-Dokumentation im Abschnitt „Einführung in die Visual C# Express Entwicklungsumgebung“ (Abb. 1.3).

Bei SharpDevelop sieht der Aufbau im Übrigen nicht viel anderes aus, nur die Anordnung der Unterfenster differiert etwas.

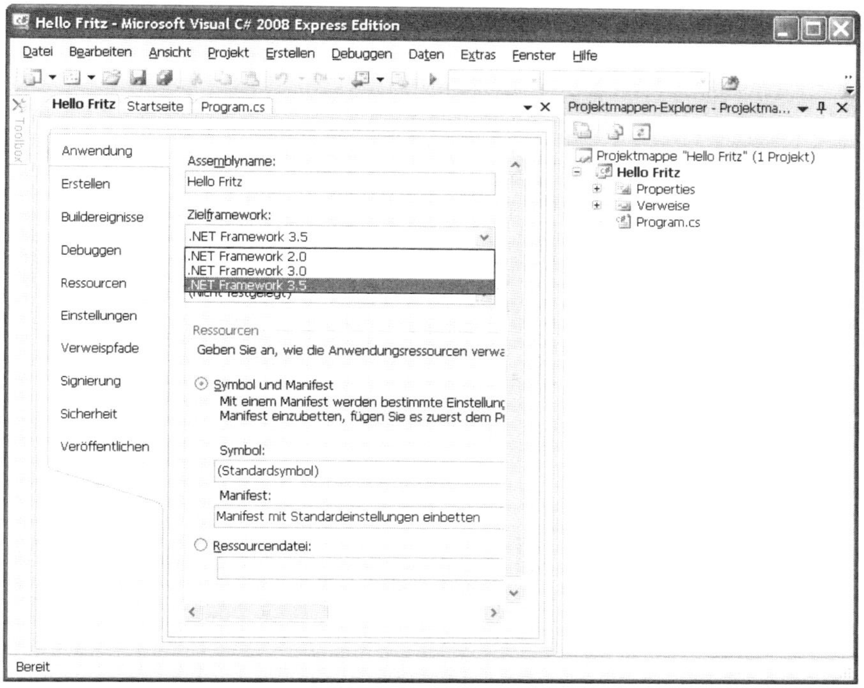

Abbildung 1.6 Ein Doppelklick auf PROPERTIES zeigt ein Fenster an, in dem alle projektrelevanten Einstellungen zusammengefasst sind. Neuerdings kann hier auch eingestellt werden, für welche Version des .NET-Frameworks ein Programm bestimmt ist.

1.4 Erstes Projekt – Hello Fritz

Die Screenshots 1.5 und 1.8 zeigen bereits das Grundgerüst des allerersten Programms. In leichter Abwandlung des Urmodells beschränkt es sich nicht auf die Ausgabe von „Hello World“, sondern fragt den Benutzer nach seinem Namen und begrüßt ihn dann individuell. Hier die zum Anlegen notwendigen Schritte im Telegrammstil:

1. Der Menübefehl DATEI / NEUES PROJEKT fördert den gleichnamigen Dialog zutage, in dem Sie die Vorlage KONSOLENANWENDUNG auswählen und dem Projekt einen Namen geben (Abb. 1.7). Im Beispiel wurde der Projektname „Hello Fritz“ verwendet, um zu demonstrieren, dass die IDE auch hier intelligent agiert: Sie ersetzt das Leerzeichen stillschweigend durch einen Unterstrich und sorgt so dafür, dass der Compiler den auch im Quelltext auftauchenden Namen als einen einzigen sogenannten *Bezeichner* sieht.

(Leerzeichen, Interpunktions- und bestimmte andere Sonderzeichen wie Klammern interpretiert der Compiler ansonsten als *Begrenzer*, die Elemente voneinander trennen und somit eine syntaktische Funktion haben.)

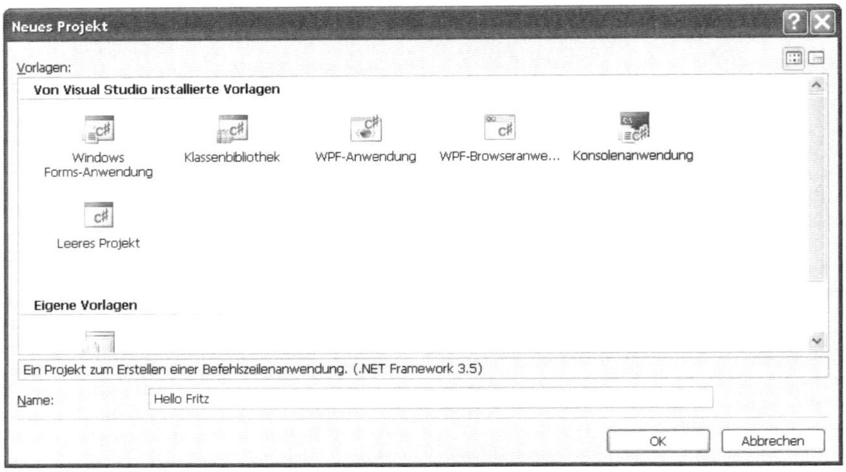

Abbildung 1.7 Das Dialogfeld zum Anlegen einer neuen Anwendung ist in Visual C# 2008 Express recht aufgeräumt. Die Vorlage KONSOLENANWENDUNG erstellt das Programmgerüst für eine einfache Befehlszeilenanwendung.

2. Nach dem Klick auf OK zeigt Visual C# 2008 Express im Projektmappen-Explorer eine Dateihierarchie an, die vorerst ausschließlich im Hauptspeicher existiert: Das heißt, Sie erzeugen bei unveränderter Voreinstellung nur temporäre Projekte, für die Sie beim Schließen neben SPEICHERN auch die Auswahl VERWERFEN angeboten bekommen. Für kurze Experimente ist Verwerfen ideal, man beseitigt damit alle Spuren rückstandsfrei und hinterlässt keinen Müll auf der Festplatte.
3. Im Code-Editor erscheint der Inhalt der Quelltextdatei *Program.cs*, die bereits das Grundgerüst eines Konsolenprogramms enthält. Sie müssen lediglich die folgenden vier Zeilen in das zur `Main()`-Funktion gehörige geschweifte Klammerpaar einsetzen:

```
string name;                                      // Zeile 1
Console.Write("Wie heißen Sie?");                 // Zeile 2
name = Console.ReadLine();                        // Zeile 3
Console.WriteLine("Guten Tag, " + name + "!");    // Zeile 4
```

C# unterscheidet zwischen Groß- und Kleinschreibung. Also aufgepasst!

Der doppelte Schrägstrich `//` leitet einen sogenannten *Zeilenkommentar* ein. Er reicht immer bis zum Ende der Zeile und ermöglicht die Kommentierung des Quelltextes zur besseren Verständlichkeit – ein Mittel, das sehr wichtig ist, um Gedankengänge für die spätere Fehlersuche, Programmerweiterung oder Codeanalyse transparent zu machen.

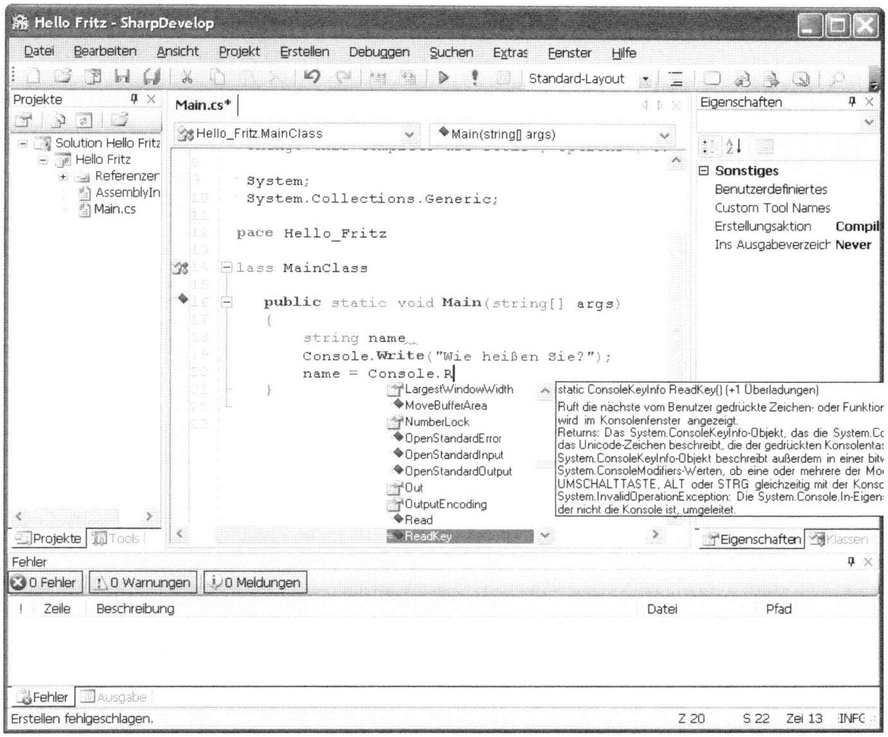

Abbildung 1.8 Das Hauptfenster von SharpDevelop ist stark an Visual Studio orientiert und beherrscht auch IntelliSense. In den Details gibt es jedoch zahllose Unterschiede. Beispielsweise unterscheiden sich die Farbgebung der Syntax, die Projektorganisation und auch die automatische Benennung (vgl.: Codedatei *Main.cs* vs. *Program.cs*).

Für die Screenshots 1.5 und 1.8 wurde in Zeile 1 das Semikolon, das C# als Trennzeichen nach jeder Anweisung vorschreibt, extra „vergessen". Wie zu sehen, bemerkt die IDE das bereits während des Eintippens und fügt sogleich einen entsprechenden Hinweis in die Fehlerliste ein sowie einen roten Kringel an der Stelle, wo das Semikolon hingehört.

Der Sinn dieser Zeile ist übrigens die Deklaration einer Zeichenfolgen- oder String-Variablen. Eine Variable ist ein mit einem Bezeichner benannter Speicherplatz für einen Wert einer bestimmten Art. In C# tragen Variablen daher immer auch einen sogenannten *Datentyp* – im vorliegenden Fall `string`, den .NET-Datentyp für Zeichenfolgen –, der die Art des Wertes, d.h. seine Repräsentation und Interpretation, exakt beschreibt und auch regelt, welche Operationen mit dem Wert durchgeführt werden können.

Variablen, die im Körper einer Funktion wie `Main()` vereinbart werden, heißen *lokale Variablen*. Solche Deklarationen haben in C# die Form:

```
Datentyp var;
```

Um mehrere Variablen gleichen Typs zu vereinbaren, genügt es, hinter den Datentyp eine kommaseparierte Liste mit den Bezeichnern zu schreiben:

```
Datentyp var1, var2, var3;
```

Merke

Bezeichner dürfen in beliebiger Länge aus Buchstaben – groß, klein, auch sprachspezifisch (Umlaute) –, Unterstrichen und Ziffern gebildet werden, mit der Einschränkung, dass als erstes Zeichen keine Ziffer erlaubt ist. Es empfiehlt sich, sprechende Bezeichner zu wählen.

Die Wertzuweisung für eine Variable erfolgt per =-Operation (Zeile 3), wobei die Variable links und ihr neuer Wert rechts vom Gleichheitszeichen notiert werden. Der Zugriff auf diesen Wert (Zeile 4) an späterer Stelle im Programm erfolgt durch Notation des Variablenbezeichners – nicht anders als in der Mathematik.

Die vier Anweisungen in `Main()` sollten sich bereits über ihre Bezeichner weitgehend selbst erklären: Die Variable `name` dient in diesem Code als benannter Zwischenspeicher für eine vom Benutzer nach der Aufforderung „Wie heißen Sie?" einzugebende Folge von Zeichen. Das Ende einer Anweisung muss in C# übrigens immer explizit durch ein Semikolon notiert werden; fehlt ein solches Semikolon, überschlägt sich der Compiler übrigens schier vor eindrucksvollen Fehlermeldungen, die nicht immer sofort auf die einfache Ursache schließen lassen.

Für die Ausgabe der Frage „Wie heißen Sie?" auf dem Bildschirm ist die Zeile

```
Console.Write("Wie heißen Sie?");                    // Zeile 2
```

verantwortlich. Diese Anweisung umfasst nichts weiter als einen einzelnen Aufruf der Konsolenausgabefunktion `Console.Write()` mit der auszugebenden Zeichenfolge als Argument. Sie liefert zwar ein sichtbares Ergebnis auf dem Bildschirm, jedoch keinen Funktionswert.

Das Gegenstück ist die parameterlose Konsoleneingabefunktion `Console.ReadLine()`. Sie sammelt alle über die Tastatur eingegebenen Zeichen bis zur Betätigung der EINGABETASTE ein und liefert die gelesene Zeile als Funktionsergebnis mit dem Datentyp `string` zurück. Wie die QuickInfo für den Funktionsprototyp in Abbildung 1.5 zeigt, hat der Rückgabewert den richtigen Datentyp für die Variable `name` – und eignet sich daher für die Wertzuweisung:

```
name = Console.ReadLine();                           // Zeile 3
```

Die darauffolgende Textausgabe mit `Console.WriteLine()` ist vor allem deshalb bemerkenswert, weil dort ein Ausdruck als Argument übergeben wird. Das Pluszeichen bewirkt hier die Verkettung mehrerer Strings zu einem Gesamtstring, wobei die Auswertung des Ausdrucks vor dem Aufruf der Funktion erfolgt – und im Prinzip selbst nichts anderes als einen Funktionsaufruf darstellt, der etwas anders notiert wird. (Über Ausdrücke, Arithmetisches und Mathematisches gibt es am Ende des Kapitels noch etwas mehr zu lesen.)

Ausführlicheres zur Struktur von C#-Programmen finden Sie in der MSDN-Hilfe unter der Überschrift „Ein C#-Programm von innen" im Abschnitt „Einführung in Visual C#" und darin: „Einführung in C#" (vgl. Abb. 1.3).

1.5 IntelliSense – Eingabe im Turboverfahren

C# unterscheidet zwischen Groß- und Kleinschreibung (was nicht alle Programmiersprachen tun), und auch ansonsten ist das System ausgesprochen pingelig: Im Gegensatz zu menschlichen Lesern toleriert es noch nicht einmal den kleinsten Tippfehler. Gut also, dass man kaum tippen muss: Für dem System bekannte Bezeichner wie `string` und `Console` reicht es, wenn Sie den ersten Buchstaben tippen und einen kurzen Moment warten, um etwas auf den Plan zu rufen, was seinen Namen mit vollem Recht trägt: *IntelliSense*. Wie in Abbildung 1.5 zu sehen, präsentiert diese Eingabehilfe eine Liste mit aktuell von der Syntax her passenden Vorschlägen, aus der Sie mit den Pfeiltasten und der TAB- sowie der EINGABETASTE auswählen können. Tippen Sie weitere Buchstaben, verengt sich die angebotene Auswahl erwartungsgemäß. IntelliSense wird sowohl am Anfang eines Bezeichners als auch nach dem strukturierenden Punkt in zusammengesetzten Bezeichnern aktiv, präsentiert die letzten Eingaben im selben Umfeld gleich als Vorschläge – und lernt auch sonst während der Eingabe hinzu: Nachdem Sie die erste der vier Zeilen eingegeben haben, gehört auch `name` zu den aufgelisteten Bezeichnern, die auf Wunsch automatisch vervollständigt werden. Um IntelliSense für einen Bezeichner anzufordern, falls es sich einmal nicht von selbst rührt, tippen Sie STRG+LEERTASTE.

1.5.1 QuickInfos – willkommene Kurzhilfen

Das gelbe Tooltip-Fensterchen stellt die nächste Ebene der Unterstützung dar: Es liefert eine Kurzbeschreibung des Elements, das in der von IntelliSense präsentierten Liste ausgewählt ist; bei fertigen Programmzeilen erscheint es von selbst auf der Bildfläche, wenn Sie den Mauszeiger über einen Funktionsnamen wie `ReadLine()` bewegen. Apropos Funktionsnamen: In der IntelliSense-Liste in Abb. 1.5 erscheinen gerade einmal fünf (an dem roten Quadersymbol übrigens als Funktionen erkennbare) Einträge, die mit dem Buchstaben R beginnen. Und das, obwohl in .NET Tausende und Abertausende von Bezeichnern für die verschiedensten Zwecke vordefiniert sind. Das Stichwort hierfür ist *Kontextsensitivität*. IntelliSense zeigt im vorliegenden Fall nur die Elemente des komplexen Datentyps `Console` an. Er stellt die im Programm verwendeten Operationen `WriteLine()` und `ReadLine()` bereit und lässt sich als Sammlung von Funktionen und Daten für die Arbeit mit einem Konsolenfenster begreifen – vergleichbar einer Bibliothek.

Hilfe zu Parametern

Wenn Sie nach Eingabe eines Funktionsnamens bei der öffnenden Klammer für die zur Funktion gehörige Parameterliste angekommen sind, gibt es schließlich Unterstützung in Form einer weiteren QuickInfo, die über die Art und Reihenfolge der Parameter für den Funktionsaufruf informiert. Hemdsärmelig gesagt sind Parameter Platzhalter für Informationen, welche die Funktion verwurstet, um ihre spezifische Aufgabe zu erfüllen. Das kann je nach Art der Funktion ein Zahlenwert sein, etwa wenn eine Quadratwurzel berechnet werden soll, oder, wie im Beispielprogramm mit `Console.WriteLine()`, ein auszugebender Text.

Unterscheidungen wie zwischen textuellen Informationen, also String-Werten, die mit Anführungszeichen notiert werden müssen, und in der üblichen Weise als Ziffernfolge (mit Dezimalpunkt) notierten Zahlenwerten, die sich wiederum in Ganz-, Dezimal- und Fließkommazahlen sogar noch mit verschiedenen großen Wertebereichen (Darstellungsbreiten) unterteilen, hängen wie schon erwähnt mit dem Konzept der *Datentypen* zusammen. Davon machen .NET als übergeordnetes System im Allgemeinen und C# im Besonderen ausgiebigen Gebrauch. An dieser Stelle nur so viel: Ein Parameter wird in der QuickInfo (ebenso wie in der großen Hilfe) in Form seiner *Deklaration* präsentiert, das heißt durch einen Datentypbezeichner (in Abb. 1.9: „string") gefolgt von irgendeinem normalerweise „sprechenden" Wertbezeichner (in Abb. 1.9: „value"). Anstelle dieses Pärchens tragen Sie im Quelltext einen Wert ein, der mit dem Datentyp des Parameters „verträglich" ist – der in der QuickInfo gleichfalls aufgeführte Wertbezeichner spielt übrigens bei einem Funktionsaufruf weiter keine Rolle. Aktuell einzugebendes Element aus der Parameterliste ist immer die fett gedruckte Parameterdeklaration. Die Verträglichkeit des Datentyps prüft der Compiler, Sie können hier also wenig falsch machen.

Die richtige Variante einer Funktion auswählen

Damit man numerische Werte ebenso wie viele andere Datentypen ohne umständliche Umwandlungen in Strings im Konsolenfenster ausgeben kann, ist `Console.Write()` mehrfach *überladen* – was heißen soll: Von dieser Funktion gibt es 18 Varianten, die alle denselben Namen tragen und sich nur durch die Art und Anzahl ihrer Parameter voneinander unterscheiden. In so einem Fall enthält das QuickInfo-Fensterchen zusätzliche Navigationselemente zur Auswahl der gewünschten *Überladung*, wie Abbildung 1.9 zeigt.

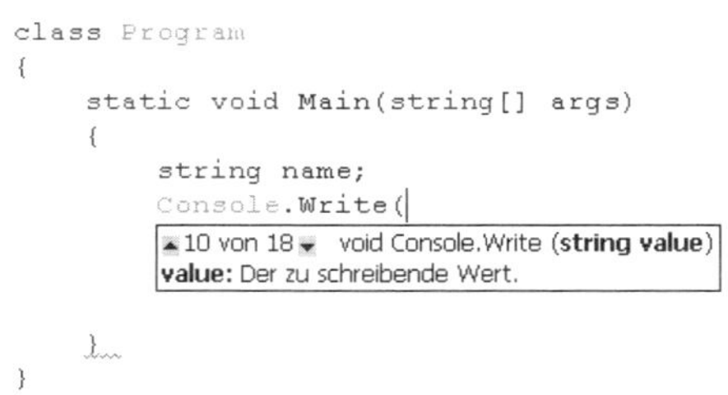

Abbildung 1.9 Eine öffnende Klammer hinter einem Funktionsnamen aktiviert die Parameteranzeige, die bei überladenen Funktionen weitere Auswahlmöglichkeiten enthält.

`Console.WriteLine()` gibt es sogar in 19 Varianten. Da diese Funktion im Unterschied zu `Console.Write()` zum Schluss noch ein Zeilenvorschubzeichen ausgibt, macht also auch die parameterlose Variante Sinn. Es ist im Übrigen nicht erforderlich (auch praktisch gar nicht möglich), die gewünschte Variante explizit auszuwählen. IntelliSense erkennt anhand des Datentyps eines eingegebenen Bezeichners automatisch, welche Varianten noch infrage kommen, und engt die Kurzhilfe entsprechend ein.

1.5.2 Programmieren wie auf Schienen – das neue Eingabegefühl

Die Schreibarbeit besteht mit IntelliSense hauptsächlich aus Anfangsbuchstaben, Punkten, den Pfeiltasten und Tab- bzw. der Eingabetaste. Das fühlt sich ausgesprochen merkwürdig an – zumindest für die ersten zehn Minuten –, geht aber ausgesprochen schnell und vermeidet vor allem lästige Tippfehler. Wer sich einmal daran gewöhnt hat, wird es nie mehr missen wollen. Interessant, welch ergonomischen Quantensprung Microsoft mit diesem Werkzeug doch hingelegt hat.

Codeausschnitte

Eine weitere echte Schreibhilfe sind die sogenannten *Codeausschnitte*. Es handelt sich hierbei um Textbausteine mit etwas unterlegter Makrofunktionalität, die IntelliSense in die Liste mit den jeweils passenden Vorschlägen einstreut. Abb. 1.10 gibt einen Überblick über alle verfügbaren Codeausschnitte, deren Inhalte Sie im weiteren Verlauf des Kurses noch kennenlernen werden. Derzeit könnten Sie mal die Codeausschnitte `cw`, `sim` und `svm` ausprobieren. Eingefügt wird mit der Tab-Taste.

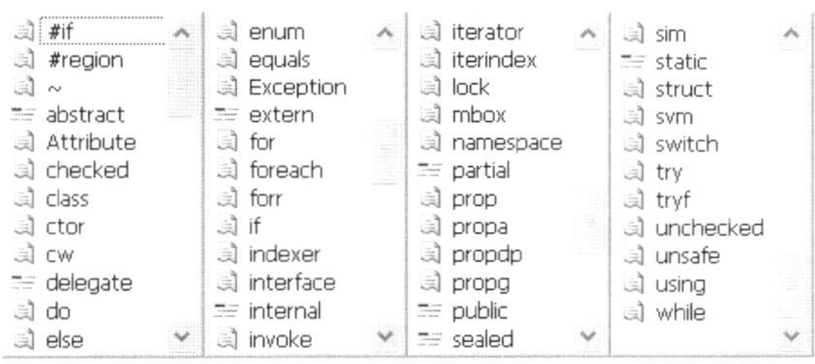
#if
#region
~
abstract
Attribute
checked
class
ctor
cw
delegate
do
else
enum
equals
Exception
extern
for
foreach
forr
if
indexer
interface
internal
invoke
iterator
iterindex
lock
mbox
namespace
partial
prop
propa
propdp
propg
public
sealed
sim
static
struct
svm
switch
try
tryf
unchecked
unsafe
using
while

Abbildung 1.10 Codeausschnitte sparen massiv Tipparbeit und zeigen auch noch Intelligenz, wenn es um die Cursorführung und Umbenennung von Bezeichnervorschlägen geht (das Bild ist montiert!).

1.6 Projektordner – die Dateiverwaltung der IDE

Nachdem Sie die vier Zeilen schließlich eingegeben und sich vergewissert haben, dass das Fehlerlisten-Fenster leer ist, können Sie das Programm starten. Sollten Sie dem Frieden nicht trauen: Mit Datei / Alles speichern verewigen Sie Ihr Werk auf der Festplatte.

> **Hinweis**
> Die sofortige permanente Speicherung durch die IDE lässt sich über Extras / Optionen durch ein Häkchen im Kontrollfeld Neue Projekte beim Erstellen speichern einschalten (Abb. 1.14).

Falls Sie es bei den Standardvorgaben belassen, landen die Daten in einem Unterordner von *Eigene Dateien\Visual Studio 2008\Projects*, der den Projektnamen trägt – für unser Beispiel also *Hello Fritz*. Wie Abbildung 1.11 zeigt, erzeugt die Microsoft-IDE dabei einen regelrecht komplexen Verzeichnisbaum (dessen Struktur auch im Projektmappen-

Explorer erscheint), für dessen Innereien sich größtenteils aber nur die IDE selbst interessiert. SharpDevelop betreibt etwas weniger Strukturierungsaufwand, kommt aber auch mit Visual Studio-Projekten zurecht und umgekehrt. Für Sie wichtig: Die *sln*-Datei (wie „Solution") im Projekt-Basisordner ist die Projektbeschreibungsdatei. Damit lässt sich das Projekt zu einem späteren Zeitpunkt auch dokumentenorientiert, also per Doppelklick, wieder in der IDE öffnen und weiterbearbeiten. Und was bei einer fehlerfreien Kompilierung herauskommt, nämlich eine gleichfalls per Doppelklick im Explorer startbare Datei *Hello Fritz.exe*, das finden Sie in *bin\Debug* beziehungsweise in *bin\Release* (zum Unterschied gleich noch mehr).

Lesetipp:
Mehr zum Anlegen von Konsolenanwendungen finden Sie in der MSDN-Hilfe unter „Gewusst wie: Erstellen einer C#-Konsolenanwendung".

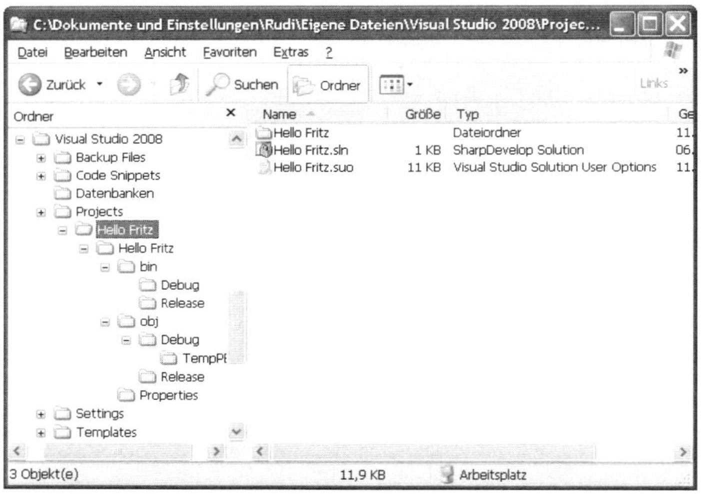

Abbildung 1.11 Auch einfache Projekte haben eine komplette Ordnerhierarchie als Hintergrund, deren Management bei Visual Studio aber bestens aufgehoben ist.

1.7 Start des Programms

Wenn die IDE einen Quelltext für „ohne augenscheinliche Fehler übersetzbar" befindet, gibt sie die grüne Starttaste in der Symbolleiste frei – alternativ zum Klick darauf tut's auch die ständig wirksame Taste F5. Der Compiler kann dann zwar immer noch Fehler finden, weil seine Analysen wesentlich tiefer gehen, für das angeführte Beispiel ist das aber kaum zu erwarten. Das Ergebnis sollte in etwa so aussehen wie das für Abbildung 1.12 etwas verkleinerte Konsolenfenster. Allerdings nur, wenn Sie sehr flink gucken: Weil das Programm nach Ausgabe der Begrüßung endet, schließt sich das Fenster bereits wieder, bevor man den Text überhaupt richtig lesen kann. Eine mögliche Abhilfe besteht aus dem

Anhängen einer Anweisung, die auf eine Eingabe des Benutzers wartet, also `Console.ReadLine()` oder `Console.ReadKey()`. Dann bleibt das Fenster bis zur Betätigung der Eingabetaste beziehungsweise einer beliebigen Taste offen. Was mit den gelesenen Zeichen geschieht? Gar nichts. Lesefunktionen wie `Console.ReadLine()` stellen ihre Ergebnisse zwar zur Verwertung bereit, wenn sie aber niemand will, bleiben sie schlicht ungenutzt.

Hinweis

F5 startet das Programm im Debugger. Wenn Sie das Programm nicht im Debugger starten wollen, drücken Sie STRG+F5. Das Fenster bleibt dann übrigens ohne besondere Maßnahmen offen – eine seit .NET 1.0 bestehende Ungereimtheit.

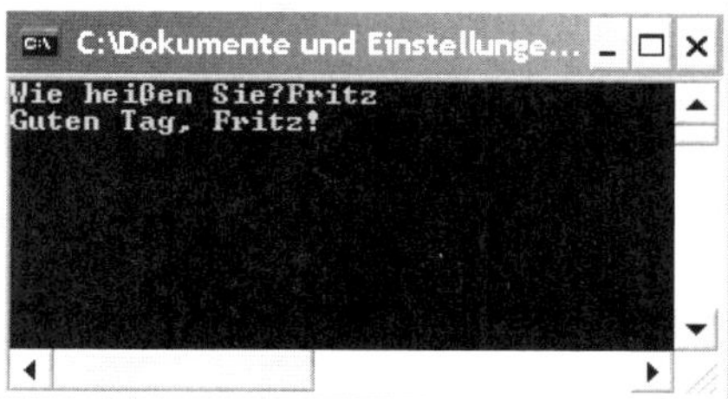

Abbildung 1.12 Das erste Programm: Ein wenig spartanisch zwar, aber es läuft. Eine *Console.ReadKey()*-Anweisung am Programmende sorgt dafür, dass das Fenster bis zum nächsten Tastendruck offen bleibt.

1.8 Debugger – tiefere Einblicke in das Geschehen

Die sicher spannendere und auch für die Fehlersuche in komplexeren Zusammenhängen unverzichtbare Einblicke gebende Art der Ausführung besteht darin, das Programm über den Debugger schrittweise auszuführen und ihm dabei ein wenig über die Schulter zu sehen. Setzen Sie dazu den Cursor in die Zeile mit dem Aufruf von `Console.WriteLine()`, und drücken Sie F9. Im linken Rand des Editorfensters erscheint neben dieser Zeile nun ein roter Kreis, der anzeigt, dass in dieser Zeile ein Haltepunkt steckt. Er lässt sich mit F9 oder per Mausklick genauso wieder beseitigen.

Starten Sie das Programm wie gehabt mit F5, geben Sie einen Namen ein, und werfen Sie dann einen Blick auf das Fenster von Visual Studio: Der Editor signalisiert dort das Erreichen des Haltepunkts, indem er die Anweisung gelb unterlegt, und hält das Programm unmittelbar Vor Eintritt in die Anweisung an (Abb. 1.13).

1.8.1 Werte zur Laufzeit ändern – Fälscher am Werk

Die Seite LOKAL im unteren Fensterbereich zeigt dann außer den (im Moment belanglosen) Parameterwerten der Funktion `Main()` auch den zuvor im Konsolenfenster eingetippten Namen an, also den aktuellen Wert der Variablen `name`. Interessanter noch: Mit einem Mausklick auf `name` (egal wo im Quelltext übrigens) lässt sich dieser Wert auch noch beliebig manuell verändern – und das sozusagen inmitten der Ausführung. Abbildung 1.13 zeigt eine solche Fälschungsaktion und Abbildung 1.14 ihr Ergebnis.

Mehr noch, es ist in einer solchen Pause – innerhalb gewisser Grenzen – sogar auch möglich, den Quelltext des angehaltenen Programms zu ändern und das Programm dann mit dieser Veränderung weiterlaufen zu lassen. „Bearbeiten und Fortfahren" heißt dieses nette Feature, das auf eine partielle Rekompilierung zur Laufzeit hinausläuft.

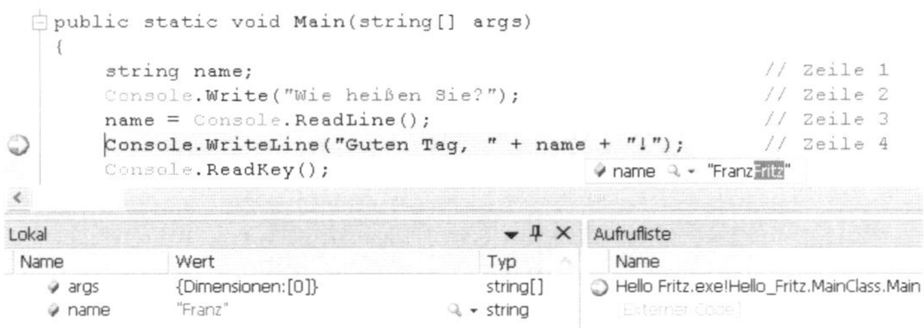

Abbildung 1.13 Der Debugger von Visual C# 2008 Express erlaubt nicht nur das Anhalten des Programms und die Ausführung in Einzelschritten, sondern auch das Untersuchen und Verändern von Variablenwerten. Im Debugger geänderte Werte gibt das Fenster LOKAL in roter Farbe aus.

Mit F11 (oder über das Symbol EINZELSCHRITT) können Sie ein unterbrochenes Programm weiter schrittweise (Anweisung für Anweisung) ausführen, F5 setzt es regulär fort bis zum Programmende – oder, so vorhanden, bis zum nächsten Haltepunkt.

Ausführlichere Informationen über die Arbeit mit dem Debugger finden Sie in der MSDN-Hilfe im Abschnitt: „Gewusst wie: Debuggen einer C#-Anwendung" (vgl. Abb. 1.3).

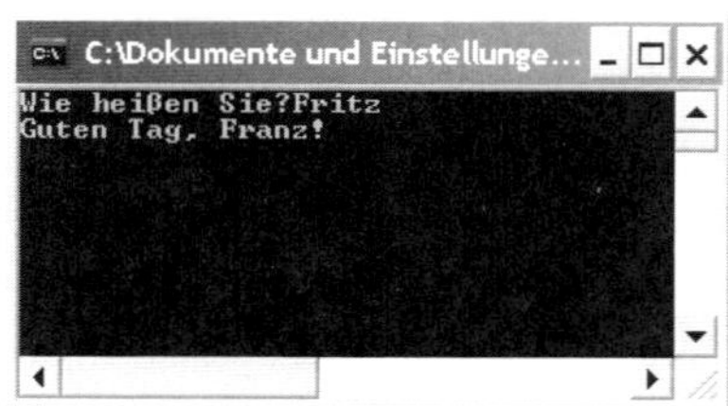

Abbildung 1.14 Die kleine Manipulation aus Abbildung 1.13 zeigt sich in einer veränderten Ausgabe.

In der Standardeinstellung der IDE sorgt der Compiler von sich aus dafür, dass der Entwickler seinem Programm mit dem Debugger genau auf die Finger schauen kann. Er generiert dazu zusätzliche, die Fehlersuche erleichternde Informationen und macht es dadurch etwas größer (und durch zusätzliche Prüfungen unter Umständen auch geringfügig langsamer).

Das Ergebnis der Arbeit des Compilers landet im Unterordner *bin\Debug* des Projektbaums (vgl. Abb. 1.11) und ist eine .exe-Datei mit dem Projektnamen.

1.8.2 Von der Debug- zur Release-Version

Programme, die Sie an Andere weitergeben, sollten am besten von solchen Zusatzdaten frei sein und werden Release-Versionen genannt. Der Weg dorthin ist einfach, wenn auch alles andere als intuitiv: Der Tastenbefehl F6 (anstelle von F5) sorgt für die Übersetzung ohne Debug-Informationen und hinterlässt im Erfolgsfall eine ausführbare Datei im Unterverzeichnis *bin\Release*. Automatisch durch die IDE gestartet wird eine so erzeugte Release-Version jedoch nicht, das muss per STRG+F5 (oder aus einem Fenster des Windows Explorers heraus) geschehen.

Sie können aber auch die erweiterte Erstellungsfunktionalität aktivieren: Abbildung 1.15 zeigt, wie Sie Visual C# 2008 Express über EXTRAS / OPTIONEN konfigurieren, um über das Symbolleistenelement PROJEKTMAPPENKONFIGURATIONEN (neben dem grünen Startsymbol) explizit zwischen den Projektmappenkonfigurationen RELEASE und DEBUG zu wechseln und die erstellten Programme direkt aus der IDE heraus zu starten. Beachten Sie das Häkchen im ganz unten links gelegenen Kontrollfeld ALLE EINSTELLUNGEN.

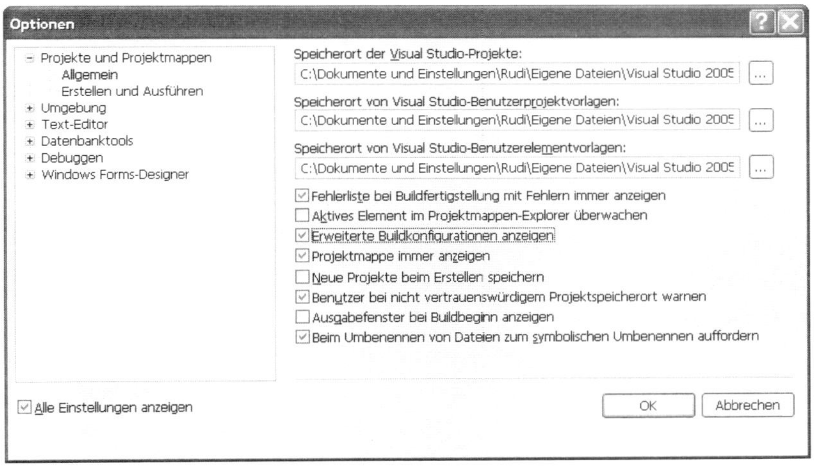

Abbildung 1.15 Markiert man im Dialog EXTRAS / OPTIONEN links unten das Kontrollfeld ALLE EINSTELLUNGEN ANZEIGEN, lässt sich die Release-Funktionalität durch ein Häkchen in ERWEITERTE BUILDKONFIGURATIONEN ANZEIGEN aktivieren.

1.9 Programmstruktur

C#-Programme, wie das hier vorgestellte *Hello Fritz*, weisen eine grundlegende Struktur auf, die Sie durch Wahl der Projektvorlage bereits als Programmgerüst vorgegeben bekommen:

- ein oder mehrere `using`-Anweisungen zu Anfang des Quelltextes, die eine Kurzschreibweise für häufig verwendete, sogenannte *Namensräume* (siehe nächster Abschnitt) einführen. `using`-Anweisungen sind keine erforderlichen Bestandteile in einem Programm, ersparen aber Schreibarbeit und erhöhen die Übersichtlichkeit. Die Projektvorlage „Konsolenanwendung" führt vier Namensräume ein, deren Elemente IntelliSense übrigens mit auflistet. Fürs Erste werden Sie nur Elemente des Namensraums SYSTEM verwenden; die anderen Namensräume stören aber nicht.

- ein eigener Namensraum (`namespace Hello_Fritz{}`). Obwohl eine solche Definition auch unterbleiben kann, sollten Codekomponenten, die von mehreren Programmen genutzt werden, möglichst immer einem Namensraum zugeordnet sein.
- mindestens eine Datentypdefinition, auch Klasse genannt. Das Programmgerüst gibt hierfür `class Program{}` vor, wobei der Klassenbezeichner „Program" frei veränderbar ist (SharpDevelop gibt hier `class MainClass` vor). Damit ein Programm selbstständig als Anwendung ausführbar ist, ist es wichtig, dass es eine (und nur eine) Klasse gibt, in der eine Funktion namens `Main()` definiert ist. Sie bildet den Startpunkt eines jeden C#-Programms und ist somit obligatorischer Bestandteil.
- optional weitere Datentypdefinitionen.

1.9.1 Namensräume

Zu .NET gehört eine ungemein umfangreiche Codebibliothek (genannt: *Base Class Library*), in der Myriaden von Datentypen mit ihren Elementen und Operationen vordefiniert sind. Programme können davon nach Belieben Gebrauch machen – und kommen gar nicht umhin, dies zu tun, denn selbst die elementaren Datentypen stammen aus diesem Pool. Im Übrigen sind auch eigene Programme nichts weiter als Sammlungen von Datentypen, die diese Codebibliothek nahtlos erweitern.

Um eine gut les- und erinnerbare Form aller Datentypen und deren Elemente zu erzielen, arbeitet .NET mit dem Konzept der *Namensräume*. Es ermöglicht eine rein informale Strukturierung der Bezeichner in verschiedene, eher bildlich zu verstehende „Räume" und „Unterräume". Ziel ist dabei die Gruppierung verwandter oder anderweitig zusammengehöriger Datentypen in ein verschachteltes Benennungssystem, das zwar funktionelle Zusammenhänge widerspiegelt, nicht jedoch Codezusammenhänge.

Auf diese Weise sind die in der nächsten Lektion vorgestellten elementaren Datentypen in den Namensraum `System` eingruppiert. Aber auch Komplexeres finden Sie dort, so etwa den schon angesprochenen Datentyp `Console` mit seinem Repertoire an Funktionen, die den Umgang mit dem Konsolenfenster ermöglichen, und auch den wichtigen Datentyp `Math`, der eine Sammlung der wichtigsten mathematischen Funktionen darstellt.

Verschachtelte Namensräume

Verschachtelte Namensräume werden mit Punktschreibweise notiert. So findet sich beispielsweise der Datentyp `AccessRule` im Namensraum `System.Security.AccessControl`.

Was anfangs schwer zu verstehen ist: Namensräume wie `System` und `System.Security.AccessControl` haben nichts miteinander zu tun. Aus Sicht des Compilers ist ein Namensraum nicht mehr und nicht weniger als ein voranzustellender Namenszusatz für einen Bezeichner, der diesen eindeutig macht. Die durch die Punktschreibweise erzielte Strukturierung dient rein der besseren Lesbarkeit und ist für den Compiler quasi unsichtbar. Er sieht den vollständigen Namen des Datentyps `AccessRule` als zweiteiliges, nicht vierteiliges Gebilde: `[System.Security.AccessControl].[AccessRule]` – also Nach- und Vorname, wenn Sie so wollen. (Die Klammern dienen hier nur der Strukturierung, haben also keine syntaktische Funktion.)

Wenn Sie jetzt die Stirn runzeln: Die Verwendung von Punkten zur Strukturierung ist in C# eines der wenigen Dinge, über die man in der Sprachspezifikation meckern könnte. Sie wird Ihnen aber bald schon in Fleisch und Blut übergehen. Es gilt:

- **Namensräume** – der Punkt ist kein Trennzeichen, sondern Teil des Namens. `System.Text` ist also ein eigenständiger Namensraum, keine Unterabteilung `Text` im Namensraum `System`.
- **Datentypen** – der Punkt trennt hier Hierarchieebenen. `System.Console` ist kein Namensraum, sondern der Datentyp `Console` im Namensraum `System`.
- **Funktionen** (Methoden) – der Punkt trennt auch hier Hierarchieebenen. `Console.WriteLine()` ist eine Funktion des Datentyps `Console`. Der vollständige Name der Funktion ist demnach: `System.Console.WriteLine()`.

using-Direktive

Damit Sie bei der Programmierung nicht immer beide Namensteile notieren müssen, kennt C# eine `using`-Direktive, die es ermöglicht, dem Compiler häufig verwendete Namensräume zu Beginn des Quelltextes einmalig zu benennen und im Weiteren schlicht wegzulassen, solange der Bezeichner auch ohne Namenraumzusatz eindeutig bleibt, also nicht in mehreren auf diese Weise eingeführten Namensräumen vorhanden ist:

```
using System;
```

Um die Wurzel aus 2 zu berechnen, müssen Sie nun nicht mehr `System.Math.Sqrt(2)` schreiben, sondern einfach `Math.Sqrt(2)`, da der Datentyp `Math` im Namensraum `System` gelegen ist.

Mit der erweiterten `using`-Syntax besteht auch die Möglichkeit, einen Alias (Kurzschreibweise) für einen länglichen Namensraum zu vereinbaren:

```
using rln = Das.ist.ein.recht.länglicher.Namensraum;
```

Der Elementzugriff sieht dann so aus: `rln.IrgendeineKlasse`.

Die im Beispielprogramm zu findenden `using`-Anweisungen entstammen der Vorlage, die Visual C# Express für Konsolenprogramme verwendet. `System.Collections.Generic` werden Sie vorerst nicht nutzen. Er enthält alles, was .NET zu den sogenannten generischen Datentypen zu bieten hat, und wird erst in Lektion 10 eine Rolle spielen. Und der darauf aufbauende, erst mit .NET 3.5 bzw. C# 3.0 neu hinzugekommene Namensraum `System.Linq` muss bis Lektion 11 warten.

`using`-Anweisungen dienen rein der Bequemlichkeit: Würde man in *Hello Fritz* die Anweisung `using System;` weglassen und alle Vorkommen des Typbezeichners `Console` durch `System.Console` ersetzen, käme dasselbe heraus. Allzu viele Gedanken darum machen muss man sich übrigens nicht, weil die IDE bei Bedarf fehlende Namensräume nicht nur per Kontextbefehl vorschlägt, sondern sogar anbietet, `using`-Anweisungen dafür nachzutragen (Abb. 1.16). Eine Funktion, die nicht benötigte `using`-Anweisungen hinauswirft, gibt es neuerdings auch: unter USING-DIREKTIVEN ORGANISIEREN.

namespace-Anweisung

Anwendungen definieren üblicherweise auch einen eigenen Namensraum, der in der Vorgabe mit dem Namen des Programms und Projekts (bis auf den schon genannten Sonderfall mit dem Leerzeichen) übereinstimmt. Die `namespace`-Anweisung erweitert (in Umkehrung zu dem eben Gesagten) die Bezeichner der im Quelltext definierten Datentypen (hier: `Program` in `Hello_Fritz.Program`); sie gilt für den Code im nachfolgenden geschweiften Klammerpaar, dem sogenannten *Rumpf* der Anweisung. Datentypen, die nicht im Rumpf einer `namespace`-Anweisung definiert sind, packt der Compiler in den globalen Namensraum – die Anweisung darf also auch fehlen. Andersherum hindert Sie aber nichts daran, in einem Programm mehrere Namensräume zu definieren und die Datentypen darauf zu verteilen.

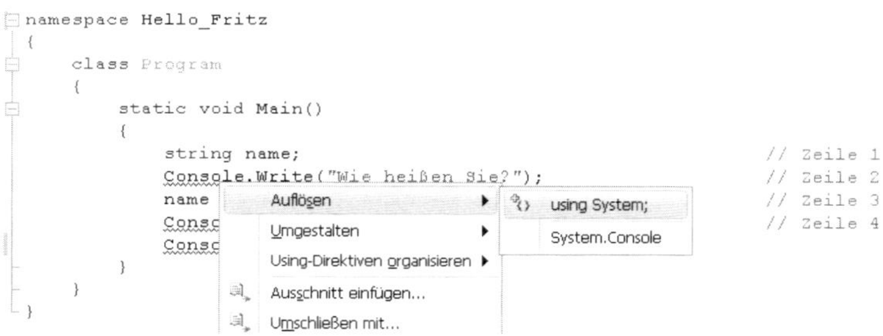

Abbildung 1.16 Fehlt eine Namensraumangabe, bietet die IDE handfeste Schützenhilfe und vervollständigt den Bezeichner oder trägt gar *using*-Direktiven nach.

Eine echte Rolle spielen selbst definierte Namensräume aber erst bei komplexeren Programmen, die aus mehreren separaten Teilen bestehen und wo Gleichbenennungen zu Namenskonflikten führen können.

1.9.2 Main-Funktion

`Main()` stellt den Start- und – wie man sich leicht überlegt – zugleich auch den Endpunkt eines C#-Programms dar:

```
public static void Main(string[] args)
{ ... }
```

Obwohl diese Funktion nicht fehlen darf, wenn Code selbstständig ausführbar sein soll und zudem eine vorgeschriebene Form (Prototyp) hat, spielt es keine Rolle, in welchem Datentyp ihre Definition erfolgt – solange gewährleistet ist, dass es wirklich nur ein Exemplar gibt. Die Bedeutung der einzelnen Schlüsselwörter sei Ihnen nicht vorenthalten, auch wenn die Zusammenhänge erst in der nächsten Lektion deutlicher werden:

- `public` besagt, dass `Main()` öffentliches Element des Datentyps `Program` und damit für einen Client (lies: Verwender) des Datentyps aufrufbar ist. Client ist im Falle von `Main()` ausschließlich der (.NET-)Lademechanismus des Betriebssystems.
- `static` besagt, dass `Main()` dem Datentyp selbst und nicht Instanzen (lies: Werten) des Datentyps zugeordnet ist.
- `void` ist der sogenannte leere Datentyp und besagt, dass `Main()` keinen Funktionswert zurückliefert.

Das Klammerpaar hinter dem Namen einer Funktion enthält die Deklaration der Parameter, die sie für ihren Aufruf erwartet – eine kommaseparierte Liste, die auch leer sein darf. Die Klammern sind in C# immer zu notieren, auch bei parameterlosen Funktionen. Fehlen sie irgendwo, reagiert der Compiler mit technisch wohl korrekten, aber vor allem für Einsteiger schwer nachvollziehbaren Meldungen. Es lohnt daher, diesen Fall für die Fehlersuche im Hinterkopf zu behalten.

`Main()` erwartet in der vorgegebenen Form für den Aufruf ein sogenanntes *Array* mit Strings. Der Lademechanismus des Betriebssystems übergibt `Main()` darin die *Kommandozeilenparameter* (jeder Parameter ist ein Array-Element), wenn er das Programm startet. Es ist aber auch erlaubt, `Main()` als parameterlose Funktion zu vereinbaren. Probieren Sie es aus!

Anmerkung

In manchen Fällen ist es erwünscht, dass ein Programm einen Statuscode zurückgibt, der darüber Aufschluss gibt, ob die Ausführung erfolgreich war. Für diesen Fall kann der Rückgabetyp in `int` geändert und eine `return`-Anweisung für einen Wert dieses Typs gesetzt werden.

An die Parameterliste schließt, in geschweifte Klammern eingeschlossen, der *Rumpf* oder *Körper* der Funktion an. Er enthält die in `Main()` auszuführende Anweisungsfolge – die Anweisungen darin werden sequenziell (in Lesrichtung) abgearbeitet, wobei das Programm mit der letzten Anweisung endet. Da in C# jede Anweisung durch ein Semikolon abzuschließen ist, dürfen sich Anweisungen auch über mehrere Zeilen erstrecken oder zu mehreren in einer Zeile stehen. Der besseren Lesbarkeit halber sollten Sie aber die Zeilenform verwenden. Wird eine Zeile zu lang, können Sie die Anweisung an einem Leerzeichen in die nächste Zeile umbrechen und dies durch eine Einrückung kennzeichnen. Einrückungen werden generell zur Visualisierung hierarchischer Unterordnung (Klammerstrukturen und strukturierte Befehle) verwendet.

1.10 Schnuppertour

So viel zum Startszenario und zum praktischen Prozedere der Programmierung, worüber in den restlichen Lektionen nicht mehr sehr viel zu lesen sein wird. In der nächsten Lektion geht's um die elementaren Datentypen und wichtigsten Sprachelemente von C#. Um dafür fit zu sein, sollten Sie sich zur Vertiefung des Lerninhalts dieser Lektion mindestens zwei Stunden mit der IDE auseinandergesetzt und ebenso lange in das Hilfesystem eingelesen haben. Außerdem sollten Sie die ersten eigenen Progrämmchen geschrieben und erfolgreiche Programmläufe hinter sich gebracht haben.

In der Folge ein paar Anregungen und Aufgaben für Ihre weiteren Gehversuche. Probieren Sie aus, was Ihnen interessant oder rätselhaft erscheint. Und versuchen Sie, die dabei auftauchenden Fragen anhand des Hilfesystems und mit dem Debugger zu klären. Nur durch intensives Selbststudium werden Sie sich in der neuen Programmierwelt schnell zurechtfinden.

Der Datentyp Math – eine Bibliothek, mit der sich rechnen lässt

Der Namensraum `System` enthält unter anderem auch den Datentyp `Math`, der eine Sammlung der gängigsten mathematischen Funktionen darstellt und Ihnen unter anderem die Berechnung umfangreicher eigener Formeln ermöglicht – ganz so wie Ihr Taschenrechner. Sie benötigen die Wurzel von 2? Ganz einfach:

```
Console.WriteLine(Math.Sqrt(2));
```

IntelliSense funktioniert bei `Math` natürlich genauso wie bei `Console`, nur dass die Liste hier um einiges beeindruckender ist. Die Notation arithmetischer Ausdrücke und Formeln ist in C# dieselbe wie in der Schulmathematik: Punkt geht vor Strich, Klammerung ist möglich und hat Vorrang. Bei ...

```
Console.WriteLine((3 + 4) * 5 + 7);
```

... kommt deshalb auch in C# das heraus, was jeder Kenner der Galaxis ohnehin erwartet.

Community-Foren – der schnelle Weg zu den einschlägigen Foren

Ein weiterer Bereich, der zu eigenen Ausflügen einladen sollte, ist der Befehl EXTRAS / MSDN-FOREN, der den Document Explorer aufruft und darin online die von Microsoft betriebene Foren-Suchmaschine des MSDN für die weltweite Code-Community. Über diese Suchmaschine finden Sie umgehend alle Antworten auf Fragen, die von anderen gestellt und beantwortet wurden – und das in Deutsch. Und wenn Sie einmal eine Frage haben, für die sich keine passende Antwort einfindet, können Sie selbst Fragen in Entwicklerforen von Microsoft stellen und sich von anderen Forenmitgliedern beantworten lassen. Dafür wird dann allerdings eine Windows Live-ID gebraucht, die Hotmail-Nutzer automatisch erhalten, für die man sich aber auch unter Angabe irgendeiner anderen gültigen E-Mail-Adresse ohne großen Aufwand folgenlos registrieren kann.

Ein letzter Punkt zum Schnuppern ist schließlich die Startseite von Visual C# Express (Abb. 1.1), zu der Sie alternativ zu einem Neustart der IDE auch über den Menübefehl FENSTER / STARTSEITE gelangen. Neben aktuellen Schlagzeilen und Ticker-Meldungen mit den wichtigsten, für die .NET-Community interessanten Terminen und Ereignissen finden Sie hier im Bereich ERSTE SCHRITTE auch eine Reihe gerade für Einsteiger recht interessanter Links, denen Sie unbedingt einmal nachspüren sollten. So führt der Eintrag MSDN-FOREN mitten in die Forenlandschaft der MSDN-Community mit Fragen und Themen, die von den Usern derzeit diskutiert werden.

Der Eintrag ZUSÄTZLICHEN INHALT DOWNLOADEN führt Sie hingegen auf eine recht lebendige Seite von Microsoft Deutschland mit aktuellen Inhalten, Beispielen und Online-Projekten zu C# und .NET. Neben Einführungsinformationen in verschiedene Programmierwelten finden Sie hier recht ansprechende Anregungen, Informationen und Codebeispiele ohne Ende und darüber hinaus auch interessante Online-Projekte, an denen Sie sich beteiligen können.

1.11 Aufgaben

1–1 Schreiben Sie ein Programm, das 12,7% von 34,13 berechnet und ausgibt.

1–2 Schreiben Sie ein Programm, das zur Eingabe einer Kommazahl anfordert, die Wurzel daraus berechnet und ausgibt. (Hinweis: Ermitteln Sie den Datentyp, den die entsprechende Funktion erwartet, und vereinbaren Sie eine Variable dafür. Für diesen Datentyp gibt es eine Funktion namens `Parse()`, welche die benötigte Umwandlung vornimmt.)

1–3 Erweitern Sie das Programm der Aufgabe 1–2 dahingehend, dass es die Hypotenuse c eines rechtwinkligen Dreiecks für die beiden einzugebenden Katheten a und b über den „Pythagoras" ($a^2 + b^2 = c^2$) berechnet.

1–4 Schreiben Sie ein Programm, das den ersten Kommandozeilenparameter ausgibt, und rufen Sie das Programm mit Ihrem Namen als Parameter über ein Kommandozeilenfenster auf. (Hinweise: Sie starten das Kommandozeilenfenster über START / AUSFÜHREN und Eingabe des Befehls „Command". Das erste Element des `string`-Arrays `args` notiert man als `args[0]`.)

1–5 Verwenden Sie das Programm aus Aufgabe 1–4, und definieren Sie drei Befehlszeilenparameter mit den Mitteln der IDE. Finden Sie unter Verwendung des Hilfesystems heraus, wie das geht. Starten Sie das Programm dann im Debugger mit einem Haltepunkt, und betrachten Sie den Inhalt von `args[]`.

2

2 OOP, elementare Datentypen und Kontrollstrukturen

.NET spielt die zentrale Rolle in den neuen Betriebssystemen *Windows Vista* und *Windows 2008 Server*. Mit seiner Konzentration auf diese Technologie unternimmt Microsoft den entscheidenden Schritt, der objektorientierte Programmierung (OOP) zum Fundament der gesamten Anwendungsentwicklung macht.

Merke

OOP bringt das zusammen, was zusammengehört: die Repräsentation von Daten und die Operationen über diesen Daten.

Das Ergebnis ist eine schon fast berauschend schöne neue Welt, in der Programmieren an das Spielen mit Bauklötzchen erinnert und richtig Spaß macht. Seltsames Maschinenverhalten und unerklärliche Abstürze gehören ebenso der Vergangenheit an wie das mühsame Durchwühlen von Bibliotheksdokumentationen nach Funktionsprototypen und Datentypdefinitionen.

OOP ist demnach schon lange keine reine Spielwiese der Avantgarde mehr. Diese Lektion geht der Frage „Was sind die Basics?" genauer nach.

2.1 Einführung in die OOP

Das Ergebnis der genannten Allianz aus Repräsentation und Operationen sind Datentypen, die in der OOP traditionell als *Klassen* bezeichnet werden.

Zur Anschauung: In einem Modell mit Weltbezug werden Klassen im Allgemeinen für die Beschreibung einer oder mehrerer gleichartiger Größen (Entitäten) eingesetzt. Für die Beschreibung eines Autos würde man eine Klasse *Auto* einführen, die alle für ein Auto benötigten Aspekte, Zustände und Zustandsänderungen geeignet repräsentiert – und dafür im Allgemeinen ihrerseits weitere Klassen (wie *Antrieb* etc.) zu Hilfe nimmt. Da die Kategorie „Auto" taxonomisch weiter in Autotypen und Modelle zerfällt, könnte man die

Modellierung über weitere, auf die Klasse *Auto* Bezug nehmende Klassen zunehmend verfeinern oder auch spezialisieren.

Hinter einer Klasse steht eine *Implementierung* (auch: *Implementation*), das heißt Programmcode, der „weiß", wie die Datenrepräsentation aussieht und was die Operationen im Einzelnen mit dieser Repräsentation anstellen müssen. Einer der wesentlichen Punkte dabei ist die *Verkapselung*: Nur die Implementation einer Klasse verfügt über dieses Wissen – und nur sie braucht es, denn den Rest der Welt gehen die Details auch nichts an.

Eine *Operation* ist eine spezielle Funktion, die (oft auch nur im weitesten Sinne) mit den durch die Klasse repräsentierten Daten hantiert. Um diesen Klassenbezug deutlich zu machen, spricht man in der OOP nicht von Funktionen, sondern von *Methoden*. Demnach ist `System.Console.WriteLine()` eine Methode der Klasse `System.Console`, die Sie bereits in der ersten Lektion als Ausgabeanweisung kennengelernt und ohne viel Drumherum-Gerede einfach verwendet haben.

Wenn Sie den vorgestellten Schritten zum Anlegen des Beispielprogramms *Hello Fritz* gefolgt sind, haben Sie auch schon eine eigene Klasse und eine Methode dieser Klasse implementiert, nämlich `Program` und `Main()`.

2.1.1 Klassenbibliothek

Zu .NET gehört eine umfangreiche Klassenbibliothek. Darin ist unter anderem die Klasse `System.Console` vordefiniert. Sie repräsentiert das zeilenorientierte Ein-/Ausgabefenster von .NET-Konsolenanwendungen. Und die Methoden dieser Klasse ermöglichen all das, was man mit dem Konsolenfenster eben so anstellen kann. Ein paar davon sind bereits in *Hello Fritz* erschienen – `Write()`, `WriteLine()`, `ReadLine()` und `ReadKey()`.

Neben Methoden haben Klassen auch *Eigenschaften*, die den kontrollierten Zugriff auf verschiedene von der Klasse repräsentierte Daten erlauben, also das Auslesen von Werten und/oder ihre Veränderung. Von der Verwendung her unterscheiden sich Eigenschaften kaum von Variablen und tragen (wie alles und jedes in .NET) einen Datentyp. Die vorgeschriebene Notation mit Klassenname und Punkt drückt hingegen die Zugehörigkeit aus. Schreiben Sie doch einfach einmal ein Programm, das den Fenstertitel des Konsolenfensters ändert:

```
Console.Title = "Neue Fensterbeschriftung";
```

Wie Abbildung 2.1 zeigt, bietet Ihnen IntelliSense eine vollständige Auflistung aller öffentlichen Elemente eines Datentyps in einem Listenfenster an und blendet eine Kurzbeschreibung des jeweils markierten Elements ein. Um die Ausnahmen müssen Sie sich vorerst noch nicht kümmern, die werden erst in Lektion 8 Thema sein. Sollten Sie bei der Ausführung eines Programms einen Ausnahme- bzw. Laufzeitfehler erhalten, finden Sie in der Dokumentation Hinweise darauf, welcher Fehler passiert sein kann. In den meisten Fällen hilft bereits die von der Ausnahme gelieferte Fehlerbeschreibung weiter.

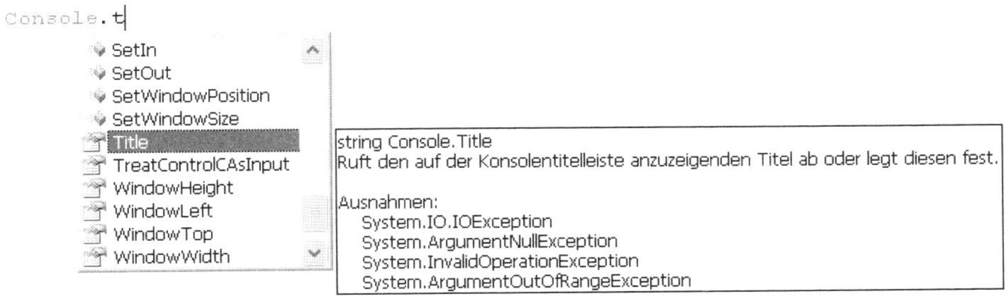

Abbildung 2.1 Eigenschaften kennzeichnet IntelliSense in der Auswahlliste durch ein „Hand mit Zettel"-Symbol.

Wenn Sie schon dabei sind, die Klasse `Console` zu erkunden, wie wäre es mit einem Konsolenfenster, das nur zehn Zeilen à 30 Zeichen breit ist? Die dafür zuständigen Eigenschaften sind in Abbildung 2.1 zu sehen. Alternativ führt auch ein Methodenaufruf nach Rom. Welcher? Probieren Sie es einfach selbst aus, IntelliSense geleitet Sie sicher zum Ziel. Bei Experimenten mit zu großen Fensterabmessungen werden Sie feststellen, dass auch noch die Zeichenpuffergröße eine Rolle spielt. Ist sie größer als das Fenster, erhält es Bildlaufleisten, ist sie kleiner, meldet das System einen Ausnahmefehler. Eine weitere kleine Aufgabe für Sie: Stellen Sie die Puffergröße so ein, dass für die neuen Fensterabmessungen keine Bildlaufleisten erscheinen, und beobachten Sie den Umbruch längerer Ausgaben.

2.2 Objektbegriff

Obwohl Sie nun schon inmitten der OOP stecken, werden Sie sich vielleicht gewundert haben, warum der Begriff „Objekt" bisher noch gar nicht gefallen ist. Die erste Erklärung dazu: Eine Klasse „existiert" zum großen Teil nur formal auf der Ebene des Compilers, ist also eine Art Papiertiger, der eine detaillierte Aussage darüber macht, welche Eigenschaften und Methoden ihre Vertreter – die Objekte dieser Klasse – zur Laufzeit haben. Anhand dieser Aussagen (der Klassendefinition) kann der Compiler das Zusammenspiel der Typen und die Einhaltung des strengen .NET-Typsystems umfassend prüfen.

2.2.1 Statisches Datentypobjekt

Zur Laufzeit legt das Ausführungssystem von .NET für jede im Programmcode benutzte Klasse bei erstmaliger Verwendung automatisch eine *Instanz* (lies: Vertreter) an, die als *statisches Datentypobjekt* bezeichnet wird und die Klasse als solche repräsentiert. Das in der folgenden Diskussion weggelassene Adjektiv „statisch" weist darauf hin, dass die *Member* (lies: öffentliche Elemente) des Datentypobjekts mit dem Schlüsselwort `static` vereinbart werden. Statische Datentypobjekte bleiben bis zum Programmende erhalten, der Zugriff auf ihre Member erfolgt wie schon erwähnt durch Voranstellen des Klassennamens.

Da ein Konsolenprogramm seine Ein- und Ausgaben bekanntlich über ein einziges (und nicht zwei oder drei) Konsolenfenster abwickelt, erzeugt, repräsentiert und verwaltet das Datentypobjekt von `System.Console` praktischerweise dieses eine Fenster direkt. Die andere Lesart ist: Da es je Klasse nur ein einziges statisches Datentypobjekt gibt, kann ein .NET-Konsolenprogramm tatsächlich nur ein einziges Konsolenfenster haben. Wenn Sie ein Konsolenprogramm über den Explorer mehrfach starten, erhält natürlich jede Instanz des Programms sein eigenes Konsolenfenster, das heißt, jeder Prozess (genauer: jede *Anwendungsdomäne*, eine Art abgeschotteter .NET-Raum innerhalb eines Prozesses) bekommt ein eigenes Datentypobjekt für die Klasse `System.Console`.

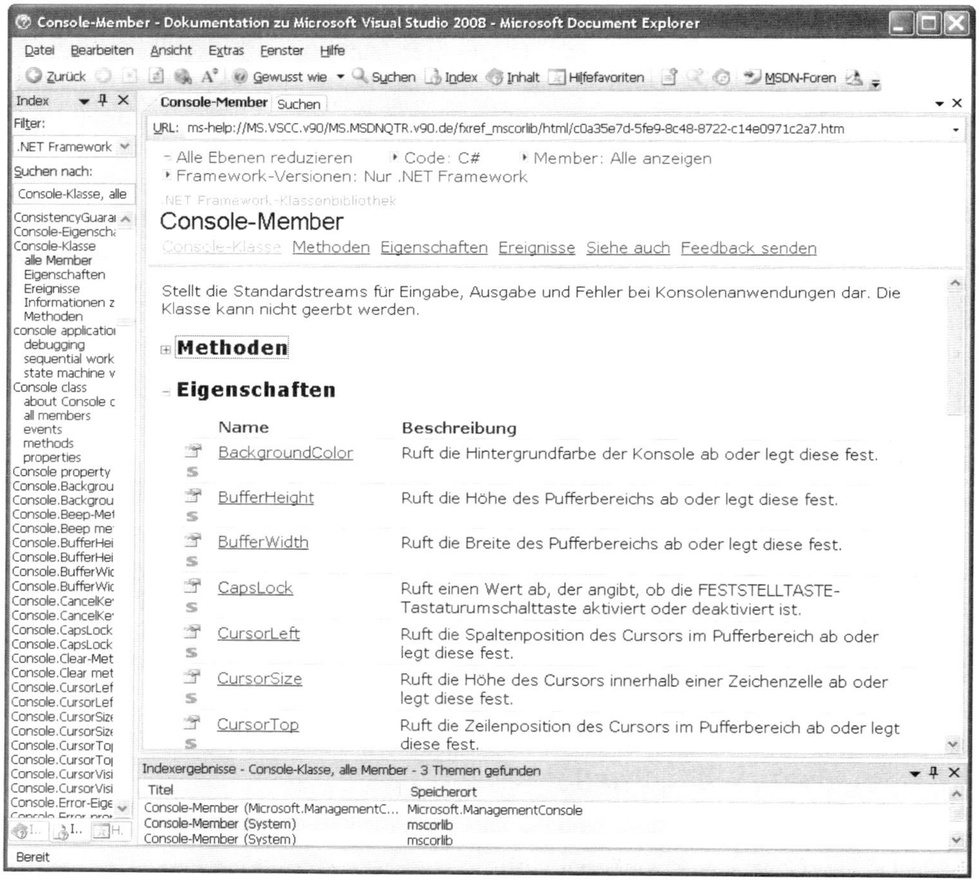

Abbildung 2.2 Ein Blick in die MSDN-Hilfe zu *System.Console* zeigt, dass die Member dieser Klasse allesamt statischer Natur sind – erkennbar an dem roten S in der Symbolspalte. Der etwas unglückliche Terminus „Member" bezeichnet in der OOP Klassenelemente wie Eigenschaften und Methoden. (Im Document Explorer lassen sich strukturierte Themen durch Faltung ausblenden. Für diesen Screenshot wurden die Methoden ausgeblendet.)

2.2.2 Der elementare Datentyp string

Szenenwechsel zu `System.String`. Diese schon kurz in der ersten Lektion vorgestellte Klasse gehört zu den *elementaren Datentypen* von C#, für die in der Sprache selbst ein eigenes Schlüsselwort reserviert ist, nämlich `string`. Traditionell werden zur Sprache gehörige Datentypen als *integrierte Datentypen* bezeichnet, weil ihre Implementation von der Spezifikation der jeweiligen Sprache vorgeschrieben ist: Strings in C sind auf der Ebene der Bits und Bytes etwas anderes als Strings in Pascal oder in Java – ein Umstand, der in der klassischen Programmierung den sprachübergreifenden Datenaustausch kräftig erschwert hat. In .NET sind diese Datentypen in der von allen .NET-Sprachen gemeinsam genutzten .NET-Klassenbibliothek implementiert. Das gilt auch für die anderen elementaren Datentypen der .NET-Sprachen, mit dem großen Vorteil, dass sie damit nicht nur von der Konzeption her, sondern auch in ihrer Implementation sprachübergreifend identisch sind. Die erfreuliche Folge ist, dass man tatsächlich nicht nur die Daten, sondern auch die Codemodule nach ihrer Übersetzung innerhalb von .NET sprachübergreifend nutzen kann.

Ausstattung von string

Wie IntelliSense nach Eingabe von „string." vor Augen führt, hat auch die Klasse `string` verschiedene statische Methoden (gekipptes Quadersymbol, pink) im Angebot. Außerdem verfügt sie mit `string.Empty` über eine Nur-Lesen-Eigenschaft (hellblaues Quadersymbol) vom Typ `string`, welche die leere Zeichenfolge repräsentiert und der Notation `""` entspricht.

string-Objekte

Im Unterschied zu `Console` ist die Klasse `string` jedoch *instanziierbar*. Das heißt, Sie können in Ihrem Code beliebig viele `string`-Variablen vereinbaren und diesen beliebige – und unterschiedliche – Werte aus dem Wertebereich „Zeichenfolgen" zuweisen. Im einfachsten Fall weisen Sie ein *Stringliteral* zu, also eine in Anführungszeichen eingeschlossene Zeichenfolge, oder den Wert einer anderen `string`-Variablen. Komplexer wird es, wenn Sie einen `string`-*Ausdruck* einsetzen, das heißt einen Wert, der aus der Anwendung einer Stringoperation wie `+` (Verkettung), einem Methodenaufruf, wie `string.Format()`, der einen `string`-Wert liefert, oder einer beliebigen Kombination aus beidem erst berechnet werden muss. Stringwerte können überdies eine nahezu beliebige Länge haben.

```
string name = "Fritz " + "Maier\n";        // mit Zeilenvorschub
```

Zur Darstellung von Sonderzeichen wie dem hier verwendeten Zeilenvorschub `\n` gibt es sogenannte *Escape-Sequenzen*, die ein umgekehrter Schrägstrich einleitet; Tabelle 2.1 gibt einen Überblick. Der umgekehrte Schrägstrich muss deshalb seinerseits als „\\" notiert werden, was vor allem bei der Eingabe von Dateinamen mit Pfaden richtig lästig ist: `"C:\\Windows\\notepad.exe"`. In solchen Fällen ist die sogenannte @-Schreibweise für Stringliterale nützlich, bei der die Interpretation von Escape-Sequenzen unterbleibt:

```
string notepad = @"C:\Windows\notepad.exe";
```

Tabelle 2.1 Escape-Sequenzen für Stringliterale

Escape-Sequenz	Kurzbeschreibung
`\a`	Klingelzeichen (Bell) `\u0007`
`\b`	Rücktaste (BS) `\u0008`
`\t`	Tabulator (Tab) `\u0009`
`\r`	Wagenrücklauf (CR) `\u000D`
`\v`	Vertikaltabulator (VT) `\u000B`
`\f`	Seitenvorschub (FF) `\u000C`
`\n`	Neue Zeile (LF) `\u000A`
`\e`	Escape (ESC) `\u001B`
`\040`	ASCII-Zeichen in Oktalnotation (bis zu drei Stellen, Basis 8)
`\x20`	ASCII-Zeichen in hexadezimaler Notation (zwei Stellen, Basis 16)
`\cC`	ASCII-Steuerzeichen. `\cC` ist STRG-C.
`\u0020`	Unicode-Zeichen in hexadezimaler Notation (vier Stellen)
`\`	Escape-Zeichen: Folgen Zeichen, die nicht als Escape-Sequenz definiert sind, gilt das Escape-Zeichen als nicht geschrieben. Beispielsweise ist `\*` gleichbedeutend mit `*`.

2.2.3 Die anderen elementaren Datentypen

Neben `string` bietet C# eine Reihe weiterer elementarer Datentypen, die gleichfalls schlichte Umbenennungen von Klassen aus dem Namensraum `System` der .NET-Klassenbibliothek sind: acht Ganzzahltypen mit unterschiedlichen Wertebereichen (`sbyte`, `short`, `int`, `long` und deren vorzeichenlose Gegenstücke `byte`, `ushort`, `uint` und `ulong`), einen logischen Datentyp (`bool`), zwei Gleitkommatypen mit unterschiedlicher Genauigkeit (`float` und `double`), einen Festkommatyp (`decimal`), einen Zeichentyp (`char`) und schließlich noch den allgemeinsten aller Datentypen: `object`.

Elementare Datentypen in der Praxis

C# gestattet auch die kombinierte Vereinbarung und Initialisierung einer Variablen. Dabei darf der Rechtswert (also das, was auf der rechten Seite einer Zuweisung steht) auch ein Ausdruck sein, dessen Berechnung natürlich *vor* der Zuweisung geschieht:

```
int i = 1000 / 3;                    // 333 wg. Abschneiden bei Division
long l = 17 % 8;                     // 1 wg. Restwertdivision
sbyte sb = -10;
float f = 10;
float f1 = 10.1f;                    // f beachten!
float f2 = 10 / 3;                   // 3 wg. Ganzzahldivision
float f3 = f / 3;                    // 3,333333
double d1 = 10.1;
double d2 = Math.Sin(Math.PI / 2);  // 1.0
double d3 = f1;
bool b1 = false, b2 = true;
```

```
bool b3 = b1 || b2;                  // true
bool b4 = i == 1 && b1;              // false
char c1 = 'a';
char c2 = '\n';
string s1 = "Das ist eine Zeile" + c2;
s1 = "Das ist auch eine Zeile" + "\n";
```

All diese Vereinbarungen sind korrekt. Versuchen Sie, sich die Bedeutung der Ihnen unbekannten Operatoren zu erarbeiten. Ziehen Sie ggf. die Index-Funktion der Hilfe und den Debugger zurate. Ziel sollte es sein, dass Sie die als Kommentare notierten Ergebnisse gut nachvollziehen können.[1] Die Tabellen 2.2 bis 2.4 geben einen Überblick über alle in C# verfügbaren Operatoren. Die Hälfte davon wird zwar eher selten verwendet, Sie sollten sie aber dennoch kennen, da sie doch immer mal wieder auftauchen.

Augenscheinlich wandelt der Compiler Literale in den Datentyp der jeweiligen Variablen um. Beachten Sie, dass die Notation von `float`-, `long`-, `uint`-, `ulong`- und `decimal`-Literalen entsprechende Suffixe erfordert (vgl. Tabelle 2.5). `bool`-Objekte können nur einen der beiden logischen Werte `false` oder `true` haben, eine Umwandlung in einen der anderen elementaren Datentypen ist nicht vorgesehen.

Tabelle 2.2 Überblick über die einwertigen Operatoren von C#

`operator a` **(unär)**	**Kurzbeschreibung**
`++, --`	Inkrement, Dekrement (auch möglich: `a operator`)
`-, !, ~`	Vorzeichenumkehr, logisches NOT, bitweises NOT
`(type)`	Typumwandlung

Tabelle 2.3 Überblick über die zweiwertigen Operatoren von C#

<table>
<tr><th><code>a operator b</code> (binär)</th><th>Bedeutung</th></tr>
<tr><td><code>=</code></td><td>Zuweisung</td></tr>
<tr><td><code>+, -, *, /, %, &, ^, |</code></td><td>Arithmetisch: Addition, Subtraktion, Multiplikation, Division, Restwertdivision, bitweises AND, XOR, OR, Links-Shift, Rechts-Shift</td></tr>
<tr><td><code>+=, -=, *=, /=, %=, &=, ^=, |=, <<=, >>=, ??</code></td><td>Arithmetisch mit Zuweisung: Subtraktion, Multiplikation, Division, Restwertdivision, bitweises AND, XOR, OR, Links-Shift, Rechts-Shift</td></tr>
<tr><td><code>==, !=, <, >, <=, >=, is</code></td><td>Logisch: Gleichheit, Ungleichheit, kleiner als, größer als, kleiner gleich, größer gleich, gleich nach Typumwandlung</td></tr>
<tr><td><code>&&, ||</code></td><td>Logisch: AND, OR</td></tr>
</table>

1 Siehe im Bereich *Inhalt / Visual C# Express / C#-Programmierhandbuch / Anweisungen, Ausdrücke und Operatoren / Operatoren* und auf dieser Seite unter dem Link auf *C#-Operatoren*.

Tabelle 2.4 C# kennt auch einen dreiwertigen Operator

a op1 b op2 c **(trinär)**	**Bedeutung**
? :	Bedingter Ausdruck (a ist Vergleichsausdruck)

Tabelle 2.5 Überblick über die elementaren Datentypen von C# und ihre Wertebereiche

Ganzzahltyp	**Wertebereich**
byte	0 ... 255
sbyte	-128 ... 127
short	-32 768 ... 32 767
ushort	0 ... 65.535
int	-2 147 483 648 ... 2 147 483 647
uint	0 ... 4 294 967 295 (explizit: Suffix u oder U)
long	-9 223 372 036 854 775 808 ... 9 223 372 036 854 775 807 (explizit: Suffix l oder L)
ulong	0 ... 18 446 744 073 709 551 615 (explizit: Suffix ul oder UL)
decimal	-79228162514264337593543950335 ... 79228162514264337593543950335 (explizit: Suffix m oder M)
Gleitkommatyp	**Wertebereich**
float	-3.402823e38f ... 3.402823e38F (explizit: Suffix f oder F)
double	-1,79769313486232e308 ... 1,79769313486232e308 (explizit: Suffix d oder D)
Zeichentyp	**Wertebereich**
char	Unicode-Zeichen, Zeichen in Hochkomma (Escape-Sequenzen vgl. Tab. 2.1)
string	Eine Unicode-Zeichenfolge, Zeichenfolge in Anführungszeichen
Zeichentyp	**Wertebereich**
bool	true oder false
object	Jedes beliebige Objekt (Objekt-Literale vgl. Lektion 11)

Zwischenaufgabe

2–1 Versuchen Sie erst durch Überlegung, dann durch Ausprobieren und die Hilfe herauszufinden, warum der Compiler nach Ergänzung der folgenden Zeilen Fehler meldet, und korrigieren Sie diese Fehler nach Möglichkeit:

```
// Compilerfehler
uint ui = -i;
byte b = sb;
float f = 20.12f;
ulong l1 = sb * -i;
float f2 = f / 9.21;
f1 = Math.Tan(f1);
int i1 = (784 - 4) <= 14;
char c3 = "\r";   // Wagenrücklauf
i = l1;
```

2.2.4 DateTime – Zeit- und Datumsangaben

Ein etwas komplexerer Datentyp, der nicht mehr zum Elementaren von C# zählt, ist `System.DateTime`. Seine Instanzen sind vollständige Zeitangaben mit Jahres-, Monats-, Tag-, Stunden-, Minuten-, Sekunden- und Millisekundenanteil. Die statische Eigenschaft `DateTime.Now` liefert die Systemzeit als Instanz dieses Datentyps. Da diese Klasse nicht nur häufig benötigt wird, sondern auch in dem Beispielprogramm dieser Lektion eine (kleine) Rolle spielt, wäre an dieser Stelle eine gute Gelegenheit, wenn Sie sich – am besten auch mit IntelliSense – einen Überblick über die Ausstattung der Klasse einerseits (vgl. Abb. 2.1) und einer einzelnen Instanz andererseits verschaffen würden. Überlegen Sie dazu, wie die Vereinbarung mit Initialisierung dieser Instanz aussehen könnte. Wer das schafft, sollte auch keine Probleme mehr haben, sich einen beliebigen Datentyp wie etwa den des Rückgabewerts der Methode `Console.ReadKey()` auf dieselbe Weise zu erarbeiten; versuchen Sie es einfach, denn dieses Verfahren müssen Sie im Schlaf beherrschen.

2.3 Objektbegriff

Zurück zum Objektbegriff. Was hat man sich unter einem Objekt genau vorzustellen?

Merke

Ein Objekt ist die Verbindung aus einem binären Wert, der einen konkreten Zustand repräsentiert, und einem Datentyp, der die Interpretation des Zustands vornimmt und auch die Operationen für dessen Manipulation bereitstellt.

Dabei bringt die OOP eine neue Sicht ins Spiel: Als dynamische Instanz eines Datentyps hat ein Objekt einen Ich-Bezug. Seine Methoden – auch *Instanzmethoden* genannt – beziehen sich ebenso wie seine Eigenschaften auf den jeweiligen Zustand des Objekts. Was das bedeutet, zeigt der folgende Code recht schön:

```
string name = "Fritz Maier";
Console.WriteLine(name.Length);          // 11
Console.WriteLine(name.Substring(0,5));  // "Fritz"
DateTime dt = DateTime.Now.AddYears(2);  // jetzt in zwei Jahren
```

2.3.1 Literale als Objekte

Der OOP-Gedanke wurde in .NET bis in die letzte Konsequenz durchgehalten. Tatsächlich gilt: Jeder Wert ist ein Objekt. Daher haben auch literale Werte Methoden und Eigenschaften.

```
Console.WriteLine("Fritz Maier".Substring(6));  // "Maier"
string zahl = 17.1f.ToString();                 // 17,1 (Komma!)
```

Dies sei nur des besseren Verständnisses halber erwähnt, in der Praxis kommen solche „Kunstwerke“ eher selten vor, und auch das ansonsten recht aufgeweckte IntelliSense macht hier nicht mehr mit.

Wenn Sie Erfahrungen mit einer anderen Programmiersprache wie Basic, C oder Pascal haben, werden Sie sich spätestens jetzt fragen, was dieser seltsame Luxus soll. Solange man bei den bisher besprochenen elementaren Datentypen bleibt, ist diese Frage mehr als berechtigt, schließlich wurden diese ja eher durch einen Kunstgriff und um der Geschlossenheit des Ansatzes willen „auf Klassen getrimmt" (worauf man bei der OOP-Sprache Java übrigens noch verzichtet hatte) – der Papiertiger lässt grüßen. Ein Schlüssel dafür, warum all das trotzdem Sinn macht, ergibt sich aus dem mächtigsten Konzept der OOP, der Vererbung. Auch wenn dieses Konzept erst in Lektion 5 ausführlicher zu Wort kommt, sei an dieser Stelle schon einmal so viel gesagt, dass es einen allgemeinsten Datentyp gibt, nämlich `object`, der formal den Ausgangspunkt des baumförmig organisierten .NET-Typsystems bildet. Und für direkte Linien entlang der Verästelungen dieses Baums gibt es einen Vererbungszusammenhang. Dadurch erhalten Datentypen eine Art Grundausstattung, die mit zunehmender Verästelung reichhaltiger wird.

2.3.2 Typumwandlung

Bei den vorstehenden Deklarationen wird es Ihnen wahrscheinlich schon aufgefallen sein: Es gibt eine Richtung, in welcher der Compiler Typübergänge duldet, nämlich wenn der Datentyp des Linkswerts (Variable, die Ziel der Zuweisung ist) einen Wertebereich hat, der den des Rechtswerts umfasst, also eine Erweiterung der Darstellung möglich ist. Soll beispielsweise eine `double`-Variable einen `int`-Wert zugewiesen bekommen, geht das problemlos. Der Compiler setzt dann unaufgefordert eine implizite Typumwandlung ein. In der anderen Richtung meckert er dagegen, es sei denn, man teilt ihm – durch eine explizite Typumwandlung – mit, dass die Darstellungsverengung und der damit verbundene möglichen Informationsverlust gewünscht ist. Dazu schreiben Sie den gewünschten Zieldatentyp in Klammern vor den umzuwandelnden Ausdruck:

```
long l = 2;
int i = (int) l;
float f = (float) 13.34;   // f-Suffix fehlt!
```

Dieses Mittel ist in zweierlei Hinsicht mit Vorsicht zu genießen: Erstens funktioniert es nur entlang des Vererbungswegs

```
int i1 = 1;
object o1 = i1;             // implizit wg. Vererbung
int i2 = (int) o1;          // explizit wg. Vererbung
```

oder wenn solche Umwandlungsoperatoren zwischen den beiden beteiligten Datentypen explizit definiert sind, wie etwa im Falle der Ganzzahl- und Fließkommatypen:

```
long l1 = 1;
float f = l1;               // implizit definiert
decimal d = (decimal) f;    // explizit definiert
```

In anderen Fällen sind Sie – sofern verfügbar – auf spezifische Konvertierungsmethoden angewiesen. Um zum Beispiel einen Datums- oder Zahlenwert in einen String zu verwandeln, müssen Sie auf eine Methode wie `DateTime.ToShortDateString()` zurückgreifen oder zur Not auf die für jede Instanz vorhandene, weil von `object` ererbte, `ToString()`-

Methode. Für weitere häufig anfallende Datentypumwandlungen finden Sie in der Klasse `System.Convert` ein umfangreiches Arsenal an statischen Methoden vor, das Sie als eine Art Geheimrezept für lästige Fälle im Hinterkopf behalten und am besten gleich mal kurz erkunden sollten.

Zweitens sind explizite Typumwandlungen, sofern sie notwendig sind (es ist kein Fehler, eine an sich automatische Umwandlung von `int` nach `long` explizit hinzuschreiben), im Allgemeinen mit Genauigkeitsverlusten oder Verlusten von Teilen der Repräsentation verbunden, sodass Sie sich also schon darüber im Klaren sein sollten, was Sie tun.

Zwischenaufgaben

2–2 Probieren Sie doch einmal aus, welche Möglichkeiten der Stringdarstellungen allein die Klasse `DateTime` für die aktuelle Systemzeit bietet, und erarbeiten Sie sich auch die Rückrichtung mit der entsprechenden `Convert.ToDateTime()`-Überladung.

2–3 Womöglich sind Sie angesichts der besonderen Stellung von `object` auf den Gedanken gekommen, ob sich Umwandlungen zwischen beliebigen Datentypen A und B nicht auch im Dreieck vornehmen lassen. Gehen Sie der Frage nach – wie wäre es mit `DateTime` und `float`? –, und versuchen Sie anhand der Reaktionen des Compilers eine Erklärung zu finden, warum das nicht so einfach geht. (Tatsächlich ist der Compiler in diesem Punkt ziemlich gnadenlos – und wann immer es darum geht, die sogenannte *Typsicherheit* aufrechtzuerhalten).

2.4 Kontrollstrukturen

Unter Kontrollstrukturen versteht man Anweisungen, die mit Entscheidungen verbunden sind – bedingte Verzweigungen und Schleifen. Da es in C# keine Sprünge nach dem Muster einer „Goto“-Anweisung gibt, sind Kontrollstrukturen der einzig mögliche Weg, in die ansonsten stur sequenzielle Abfolge der Anweisungen steuernd einzugreifen.

2.4.1 Bedingte Verzweigung – if-Anweisung

Auch wenn die Kleinsten gern mal zu kurz kommen, für `bool` gilt das bei der Programmierung eher nicht. Dieser Datentyp spielt für die Programmlogik eine enorm wichtige Rolle, weil er im Bereich `if`-Konstrukte und als Abbruchkriterium für Schleifen aller Art unverzichtbar ist. Eine bedingte Verzweigung hat in C# die Form:

```
if (Bedingung)
  TrueAnweisungsblock
[else
  FalseAnweisungsblock]
```

Für `Bedingung` setzen Sie einen `bool`-Wert beziehungsweise (wie in den meisten Fällen) einen Ausdruck ein, der ein `bool`-Objekt liefert. Der Wert steuert, welcher der beiden nachfolgenden Anweisungsblöcke zur Ausführung kommt:

```
int i = (int) Math.Sqrt(2);      // 1,4142... wird abgerundet
if (i < 2) ...
```

Anweisungsblöcke von Kontrollstrukturen müssen Sie jeweils in geschweifte Klammern setzen, wenn sie aus mehr als einer Anweisung bestehen. Natürlich dürfen darin weitere verschachtelte `if`-Konstrukte enthalten sein. Die eckigen Klammern in der Syntaxnotation bedeuten „optional", Sie dürfen den `else`-Zweig also komplett weglassen, wenn er nicht gebraucht wird.

Boolesche Ausdrücke

Auch wenn die Formulierung von booleschen Ausdrücken ziemlich „logisch" ist, wenn man sie einmal begriffen hat, die Alltagslogik führt hier oft auch in die Irre. Sollte Ihr Programm nicht so wollen wie Sie, empfiehlt sich meist als Erstes eine Untersuchung, ob die Bedingungen richtig formuliert sind bzw. das Gewünschte liefern – im Zweifel: Gehen Sie einfach Fall für Fall durch. Und wenn das Programm einfach nicht das macht, was es soll, haben Sie ja auch den Debugger, um ihm über die Schulter zu sehen.

Zwischenaufgabe

2–4 Weil C#-Programmierung ohne das ABC der booleschen Logik undenkbar ist, wäre an dieser Stelle ein ganz guter Zeitpunkt erreicht, an dem Sie sich anhand der Hilfe und auch experimentell die Bedeutung der Vergleichsoperatoren (`==`, `<`, `>`, `>=`, `<=`, `!=`) und ebenso wenigstens der wichtigsten logischen Operatoren (!, &&, ||) gründlich erarbeiten sollten (Tab. 2.2 und 2.3 geben einen Kurzüberblick). Ein Tipp dazu: Bei booleschen Ausdrücken sollte man nie mit Klammern geizen. Die jetzt für Experimente aufgewendete Zeit werden Sie später um ein Mehrfaches bei der Fehlersuche wieder einsparen. Versprochen!

2–5 Außerdem: Finden Sie es nicht auch interessant, wie viele Zuweisungsoperatoren die Sprache C# hat? Die meisten Operatoren werden Ihnen bei der praktischen Arbeit mit C# immer wieder begegnen, ein kleiner Überblick kann da ja nicht schaden – wo Sie nun schon mal dabei sind, ein Gefühl für Ausdrücke zu entwickeln.

2.4.2 Bedingte Mehrfachverzweigung – switch-Anweisung

Die `switch`-Anweisung stellt eine Verallgemeinerung der `if`-Anweisung dar. Sie erlaubt die Analyse eines Steuerwerts aus einem größeren, ganzzahligen Wertebereich (`int`, `ConsoleKey`, ...), der mehr als nur die beiden Fälle `true` und `false` hergibt:

```
switch (Steuerwert)
{
  case Fall1:
    Anweisungsblock;
```

```
      break;
    [case Fall2:
      Anweisungsblock;
      break;
    ...]
    [default:
      Anweisungsblock;
      break;]
}
```

Ein `switch`-Konstrukt kann eine beliebige Zahl von Fällen explizit unterscheiden, und der optionale `default`-Zweig deckt den Fall „alle übrigen Fälle" ab. Bis auf die Klammern für den Steuerwert bzw. -ausdruck und den Körper der `switch`-Kontrollstruktur selbst müssen Sie keine weiteren Klammern setzen. Beachten Sie aber, dass der Compiler bluternst am Ende jeder Anweisungsfolge eine `break`-Anweisung erwartet.

Entgegen der einleitenden Aussage, dass es in C# kein Goto gäbe, ist es innerhalb einer `switch`-Anweisung erlaubt, von einem Fall auf einen anderen per `goto`-Schlüsselwort weiterzuleiten. Ein Beispiel dazu finden Sie in der Hilfe.

2.4.3 Schleifen

Damit fehlen Ihnen nur noch die Schleifen für den Übergang zum Fortgeschrittenenstadium. Traditionell unterscheidet man zwischen bedingten Schleifen und Zählschleifen.

Bedingte Schleifen ...

... gibt es in zwei Varianten: Die `while`-Schleife prüft *vor* jedem Eintritt in den Schleifenkörper `Anweisungsblock`, ob der logische Ausdruck `Bedingung` den Wert `true` liefert. Die `do...while`-Schleife tut dies erst *nach* Durchlaufen des Schleifenkörpers. Abgesehen von dem feinen Unterschied, dass der Körper einer `do...while`-Schleife in jedem Fall einmal durchlaufen wird, nehmen sich die beiden eigentlich nichts:

```
while (Bedingung)
  Anweisungsblock;
```

und

```
do
  Anweisungsblock;
while (Bedingung);
```

Wenngleich für `do...while`-Schleifen nicht unbedingt einsehbar, gilt für alle Schleifen dieselbe Klammerregel wie für `if`-Anweisungsblöcke: Ein Anweisungsblock mit mehr als einer Anweisung muss in Klammern gefasst sein.

Zählschleifen

Bei Zählschleifen sieht nur der Steuerteil nach dem Schlüsselwort `for` etwas komplizierter aus, weil er dreiteilig ist:

```
for (Initialisierung; Bedingung; Aktualisierung)
  Anweisungsblock;
```

Was die drei Teile für eine Funktion haben, sollte das folgende kleine Programm *Wurzeltabelle* zeigen, das die Quadratwurzeln zwischen 2 und 20 ausgibt:

```
for (int i = 2; i <= 20; i++)
{
  Console.Write("Wurzel aus " + i.ToString() + " = ");
  Console.WriteLine(Math.Sqrt(i));
}
```

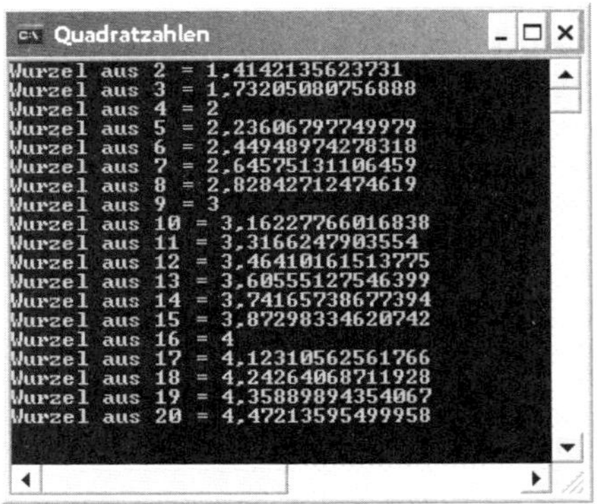

Abbildung 2.3 Für Wertetabellen und andere sich wiederholenden Aufgaben sind Schleifen das Mittel der Wahl. Bei Zählschleifen steht eine Zählvariable zur Verfügung, die sich gut in das Geschehen einbeziehen lässt.

Alle drei Elemente im Steuerteil dürfen übrigens auch fehlen, selbst einzeln. Die Schleife

```
for(;;)Anweisungsblock;
```

entspricht dann der Schleife

```
while(true) Anweisungsblock;
```

bzw.

```
do Anweisungsblock while (true);
```

Was hier steht, sind sogenannte Endlosschleifen, die sich nach einem Programmstart oft nur noch mit der Autorität des Debuggers oder des Task-Managers erschlagen lassen. Weniger offensichtliche Endlosschleifen sind solche, deren Abbruchkriterium zwar aufwendig formuliert ist, dieses aber nie `false` ergibt, etwa eine Schleife, die zwar nach oben begrenzt ist, aber unten zählt. (Sie sind ja vorgewarnt, dass ein Vaterunser das Verständnis boolescher Logik nicht ersetzen kann, egal mit welcher Inbrunst man es vorträgt.) Alternativ lassen sich Schleifen zur Not auch außer der Reihe über bedingte `break`- oder `return`-Anweisungen im Schleifenkörper unterbrechen – und per `continue` auch mal abkürzen, wenn nicht der gesamte Schleifenkörper ausgeführt werden soll (mehr darüber finden Sie in der Hilfe).

Die Anweisung `Initialisierung` wird nur einmal ausgeführt, und zwar vor dem ersten Schleifendurchlauf. Sie bietet Raum, um eine Zählvariable zu deklarieren und gleich zu initialisieren. Obwohl selten benötigt, ermöglicht die Kommaschreibweise der Initialisierungssyntax auch mehrere Zählvariablen gleichen Typs:

```
for (int i = 2, j = 100; i <= 20; i++; j--) // 2 Zählvariablen
```

Beachten Sie, eine hier eingeführte Zählvariable ist nur in der Schleife selbst bekannt. Ihr Wert steht also nach Beendigung der Schleife nicht mehr zur Verfügung (falls das gewünscht ist, muss die Zählvariable außerhalb der `for`-Anweisung deklariert sein). Dennoch dürfen Sie ihr keinen Namen geben, den Sie noch woanders im selben Methodenkörper für eine gewöhnliche lokale Variable verwendet haben oder verwenden wollen, das moniert der Compiler.

Es ist jedoch zulässig (und auch sinnvoll), denselben Variablenbezeichner in mehreren `for`-Schleifen zu verwenden, wenn diese nicht verschachtelt sind. Verschachtelte Schleifen sind natürlich erlaubt, wobei sich `break` und `continue` immer auf die innerste Schleife beziehen. `return` beendet übrigens unabhängig von der Schleifenebene die Methode selbst und verlässt damit implizit alle darin enthaltenen Kontrollstrukturen.

Die vor jedem Eintritt in den Schleifenkörper geprüfte `Bedingung` ist ein beliebiger logischer Ausdruck, der im Prinzip nicht für die Zählvariable formuliert sein muss, auch wenn es in der Praxis meist so sein wird.

Die nach jedem Schleifendurchlauf ausgeführte Aktualisierung ist im Programm *Wurzeltabelle* wunderbar kurz geraten: `i++`. Das liegt an dem wirklich faszinierenden Inkrementoperator, dessen Gegenstück der Dekrementoperator `--` in abwärts zählenden Schleifen verwendet wird. `++` inkrementiert die Zählvariable, `--` dekrementiert sie. Das zweite Geheimnis dieses Operators ist, dass er auch vor der Variablen stehen darf – also `++i` –, was im vorliegenden Fall übrigens keinerlei Unterschied macht. Den Unterschied finden Sie aber leicht selbst heraus, wenn Sie den folgenden Code erst durchdenken und dann ausprobieren:

```
int i = 1, j = 1;
Console.WriteLine(i++);  // 1
Console.WriteLine(i);    // 2
Console.WriteLine(++j);  // 2
Console.WriteLine(j);    // 2
```

Wenn Sie sich schon mit den C#-Zuweisungsoperatoren beschäftigt haben, werden Sie vielleicht erraten, dass sich ein Inkrement der Variablen `i` um `2` auch als `i += 2` schreiben lässt. Eine Alternative wäre `i++++` (was bereits bei Inkrementen ab `3` nicht mehr wirklich Spaß macht). Ausgeschrieben sieht die nur gerade Zahlen zählende Zählschleife so aus:

```
for(int i = 0; i < 20; i = i + 2)
```

Codeausschnitte für Kontrollstrukturen

Um Ihnen den stupiden Teil der Tipparbeit abzunehmen, die für Kontrollstrukturen anfällt, hat IntelliSense Codeausschnitte dafür im Angebot. Wenn Sie davon profitieren wollen, reicht es, wenn Sie die ersten ein bis zwei Buchstaben der gewünschten Kontrollstruktur tippen, also `if`, `for`, `forr`, `while`, `switch` usw., und dann zweimal die Tabulatortaste betätigen. Natürlich informiert Sie IntelliSense darüber, wenn ein Codeausschnitt für ein Schlüsselwort verfügbar ist und was er macht. (Abb. 2.4).

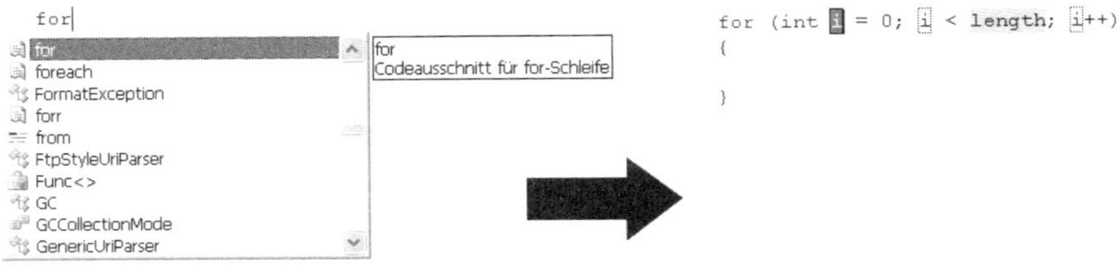

Abbildung 2.4 Codeausschnitte sparen jede Menge Tipparbeit. Und das Beste daran: Wenn Sie einen vorgeschlagenen Variablenbezeichner ändern, der mehrmals vorkommt, reicht es, dies einmal an der grün unterlegten Stelle zu tun. Mit TAB springen Sie von einer unterlegten Stelle zur nächsten.

Tipp

Es besteht auch die Möglichkeit, eigene Codeausschnitte für IntelliSense zu definieren. Wenn Sie das interessiert, können Sie sich den Codeausschnitt-Manager (Extras / Code-Ausschnitt-manager) etwas genauer ansehen und die Hilfe dazu studieren.

2.5 Beispielprogramm – BildschirmTennis

Nach diesem – zugegeben nicht gerade kurzen – Vorgeplänkel sei Ihnen zur Vertiefung der Lektion ein erstes richtiges Programm vorgestellt, frei nach dem Motto: Sie haben es sich verdient. Von der Konzeption her ist es ein kleines Spiel, eine auf einen Spieler und auch sonst etwas abgespeckte Variante des uralten TV-Tennis.

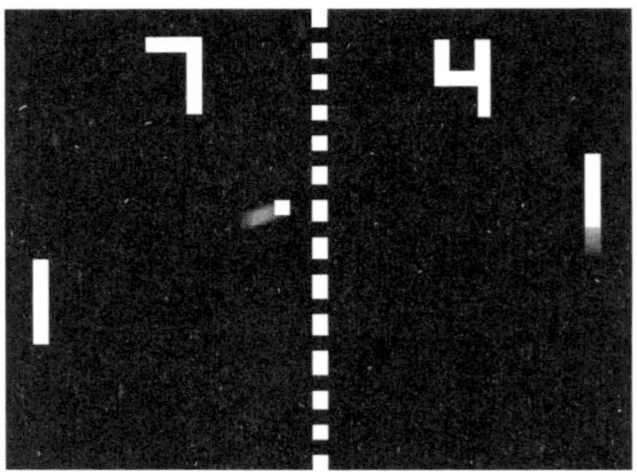

Abbildung 2.5 Nicht jede Revolution sieht auch aus wie eine: Das grafisch Komplexeste am Urmodell des Videospiels *Pong* waren die Punktezähler.

Die dazugehörige Geschichte – den meisten Quellen zufolge eh nur gut erfunden – ist aber zu schön, um einfach ausgelassen zu werden: Der Legende nach lötete der damals bei Hewlett-Packard angestellte Nolan Bushnell im Jahre 1972 mit einem Kollegen ein Videospiel namens *Pong* zusammen, kombinierte das Ganze spaßeshalber mit einem Münzschlucker, stellte es in einer nahe gelegenen Kneipe auf und wurde wenige Tage später vom Wirt angerufen: Das Gerät sei recht beliebt, aber leider wohl schon kaputt, es nehme irgendwie keine Münzen mehr an. Der entsetzt herbeieilende Erfinder stellte als Fehler fest, dass der Münzspeicher bis zum Platzen gefüllt war, und tat das, was Amis in diesen Goldgräberzeiten der Computerei nun einmal taten, nämlich bei HP zu kündigen und seinen eigenen Laden aufzumachen, dem er den Namen Atari gab.

Unser Spiel gibt sich mit der Animation eines Schlägers und eines Balls zufrieden. Der Ball wird durch ein „O“ repräsentiert und bewegt sich mit konstanter Geschwindigkeit wie eine Billardkugel auf einer Bahn, die an der Seite und dem oberen Rand der Konsole reflektiert wird. Am unteren Rand ist ein horizontal über die Cursortasten zu bewegender Schläger für die Reflexion zuständig. Aufgabe des Spielers ist es, den Ball mit dem Schläger im Spiel zu halten. Trifft er auf den Boden, hat er verloren. Das Programm piept dann und gibt noch standesgemäß die Meldung „Game over (Enter)“ in der Bildschirmmitte aus.

2.5.1 Implementierungsdetails

Der Quelltext besteht aus einem Initialisierungsteil, der Konsolenfenster, Ball- und Schlägerposition sowie die Ballgeschwindigkeit einrichtet, darauf folgt eine Spielschleife, in der die Animation von Ball und Schläger sowie die Tastaturauswertung stattfinden. Zur Steuerung der Animationsgeschwindigkeit des Balls ermittelt das Programm bei jedem Schleifendurchlauf die Systemzeit und aktualisiert die Position des Balles alle 100 Millisekunden:

```
...
t1 = DateTime.Now;
// Zeitmessung
int ms = (t1.Millisecond - t0.Millisecond + 1000) % 1000;
if (ms > 100)
{
  t0 = t1;     // Zeitwert für nächste Intervallmessung speichern
...
```

Der Eindruck der Bewegung ergibt sich, indem das Programm in jeder Animationsphase den Ball an der alten Position durch ein Leerzeichen überschreibt und dann an der neu errechneten Position wieder ausgibt:

```
Console.SetCursorPosition(x0, y0);
Console.Write(" ");
Console.SetCursorPosition(x1, y1);
Console.Write("O");
```

Fast genauso, jedoch mit einer etwas anderen Idee dahinter, erfolgt die Animation des Schlägers. Da dieser immer nur um eine Zeichenposition nach rechts oder links rücken kann, reicht es, wenn der den Schläger darstellende String am Anfang und Ende je ein Leerzeichen enthält. Das Programm hat daher übrigens einen kleinen Fehler: Der Ball kann in der linken Ecke nicht gespielt werden.

Die Berechnung der Schlägerposition erfolgt nur, wenn eine Tastatureingabe ansteht. In diesem Fall liefert die statische Eigenschaft `Console.KeyAvailable` den Wert `true`, und die `switch`-Anweisung übernimmt die weitere Auswertung der Eingabe samt Berechnung und Ausgabe der Schlägerposition.

Der „Game over"-Test ist indirekt. Wurde der Ball nicht durch den Schläger reflektiert,

```
if (y1 == 0 ||
    (y1 == posY - 1 && x1 > posX && x1 < posX + Racket.Length))
   vy = -vy;
```

erreicht er die Zeile unterhalb des Schlägers, sonst nicht.

```
if (y1 > posY) ...
```

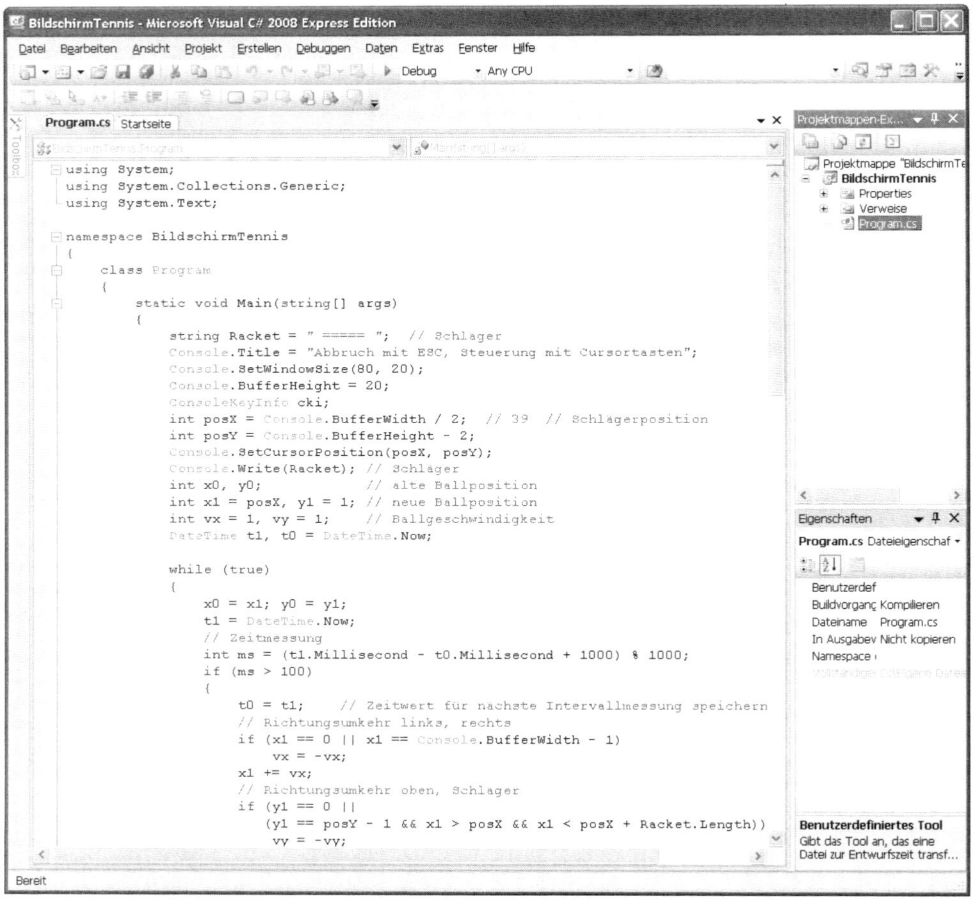

Abbildung 2.6 Im Editor sieht das Programm schön bunt aus. Die Einrückungen im Quelltext zeigen auf den ersten Blick, welche Anweisungen welchen untergeordnet sind. Der Editor unterstützt diese Art der Formatierung und macht es Ihnen leicht, sie für Ihre eigenen Programme zu übernehmen.

Listing 2.1 zeigt das vollständige Programm. Obwohl es für den Anfang sicher keine schlechte Idee ist, ein solches Programm einfach mal abzuschreiben, um die schicken Features der IDE und auch die einzelnen Anweisungen zusammen mit den möglichen Eingabefehlern hautnah kennenzulernen, können Sie sich den vollständigen Quelltext natürlich auch von der zum Buch gehörigen Website kopieren oder gar das gesamte Projekt als Zip-Datei downloaden. Jedenfalls brauchen Sie eine lauffähige Fassung, wenn Sie die Aufgaben am Ende der Lektion lösen wollen.

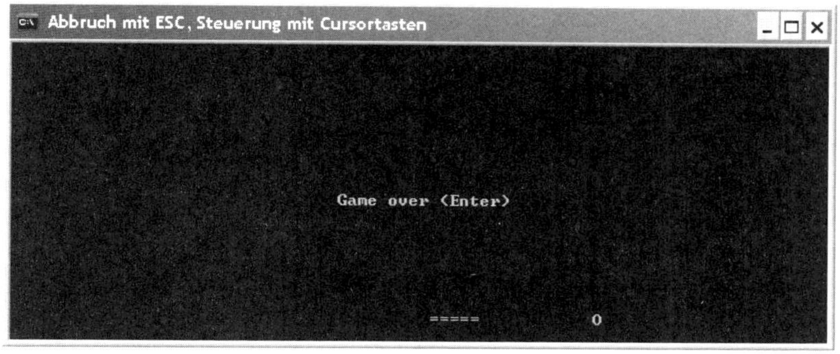

Abbildung 2.7 Das Programm animiert einen Schläger und einen Ball. Erreicht der Ball die unterste Zeile, hat der Spieler verloren.

Listing 2.1 Einst eine Revolution, heute keine 50 Zeilen: Das Programm *Bildschirmtennis*, eine vereinfachte Einspielerversion von *Pong*, demonstriert grundlegende Funktionen und Kontrollstrukturen.

```
using System;
using System.Collections.Generic;
using System.Text;

namespace BildschirmTennis
{
  class Program
  {
    static void Main(string[] args)
    {
      string Racket = " ===== ";  // Schläger
      Console.Title = "Abbruch mit ESC, Steuerung mit Cursortasten";
      Console.SetWindowSize(80, 20);
      Console.BufferHeight = 20;
      ConsoleKeyInfo cki;
      int posX = Console.BufferWidth / 2;  // 39  // Schlägerposition
      int posY = Console.BufferHeight - 2;
      Console.SetCursorPosition(posX, posY);
      Console.Write(Racket); // Schläger
      int x0, y0;            // alte Ballposition
      int x1 = posX, y1 = 1; // neue Ballposition
      int vx = 1, vy = 1;    // Ballgeschwindigkeit
      DateTime t1, t0 = DateTime.Now;

      while (true)
      {
        x0 = x1; y0 = y1;
        t1 = DateTime.Now;
        // Zeitmessung
        int ms = (t1.Millisecond - t0.Millisecond + 1000) % 1000;
        if (ms > 100)
        {
          t0 = t1;    // Zeitwert für nächste Intervallmessung speichern
          // Richtungsumkehr links, rechts
          if (x1 == 0 || x1 == Console.BufferWidth - 1)
            vx = -vx;
          x1 += vx;
```

```
          // Richtungsumkehr oben, Schläger
          if (y1 == 0 ||
              (y1 == posY - 1 && x1 > posX && x1 < posX + Racket.Length))
            vy = -vy;
          y1 += vy;
          // Spielende?
          if (y1 > posY)
          {
            string mess = "Game over (Enter)";
            Console.SetCursorPosition(Console.BufferWidth / 2 -
            mess.Length/2, Console.BufferHeight / 2);
            Console.WriteLine(mess);
            Console.Beep(280, 500);        // Piepen
            Console.ReadLine();            // Auf Enter warten
            return;                        // Fertig
          }
          Console.SetCursorPosition(x0, y0);
          Console.Write(" ");
          Console.SetCursorPosition(x1, y1);
          Console.Write("O");
        }
        if (Console.KeyAvailable)
        {
          cki = Console.ReadKey(); // Zeichen lesen
          switch (cki.Key)         // Zeichen analysieren
          {
            case ConsoleKey.Escape:  // Abbruchkriterium
              return; break;
            case ConsoleKey.LeftArrow:
              if (posX > 0)
                posX--;
              break;
            case ConsoleKey.RightArrow:
              if (posX < Console.BufferWidth - Racket.Length - 2)
                posX++;
              break;
          }
          Console.SetCursorPosition(posX, posY);
          Console.Write(Racket); // Schläger
        }
      }
    }
  }
}
```

2.6 Aufgaben

Wenn Sie die im Listing wiedergegebene Basisversion ausreichend studiert haben, werden Sie vielleicht Lust auf ein paar interessante Aufgaben haben, die den in der Lektion behandelten Stoff und Ihre Programmierkünste weiter einüben:

2–6 Verändern Sie die Programmlogik so, dass die Eingabetaste ein neues Spiel startet.

2–7 Überlegen Sie sich zwei Maßnahmen, wie man den kleinen Fehler beheben könnte, dass der Ball in der linken Ecke nicht spielbar ist, und probieren Sie diese aus.

2–8 Erweitern Sie das Programm dahingehend, dass der Auftreffpunkt des Balles auf dem Schläger den Reflexionswinkel und damit den Geschwindigkeitsvektor des Balls verändert.

3

3 Klassen und ihre Operationen

Diese Lektion legt den Grundstein für das objektorientierte Design. Sie lernen, wie man eigene Strukturen und Klassen programmiert, Objekte generiert und ausstattet und welche Möglichkeiten damit verbunden sind.

Der Knackpunkt beim objektorientierten Design ist das Modell: Es muss die Aufgabenstellung auf weitgehend selbstständig agierende Akteure abbilden, die jeweils gut voneinander abgegrenzte, übersichtliche Teile des Gesamtproblems lösen. Dabei gilt: Je mehr Klasse eine Modellierung hat, desto selbstverständlicher sind die Rollen der Akteure und ihre Interaktionen.

3.1 Klassen und Strukturen

Auch wenn der Objektbegriff in der vorherigen Lektion bereits aufgetaucht ist, ging es dabei primär um die elementaren Datentypen (`bool`, `int`, `float` und so weiter), die überwiegend als sogenannte *Werttypen* implementiert sind. Nur `string` und `object` zählen zu den *Referenztypen*, den eigentlichen OOP-Typen des ausgeklügelten .NET-Objektmodells – wobei `string` eine spezielle und hoch optimierte Implementierung zugrunde gelegt ist, die dem Datentyp rein äußerlich das Auftreten eines Werttyps verleiht (an späterer Stelle mehr dazu).

Da Werttypen mit dem Schlüsselwort `struct`, Referenztypen hingegen mit `class` vereinbart werden, sollte man korrekterweise zwischen `struct`- und `class`-Klassen beziehungsweise zwischen `struct`- und `class`-Objekten unterscheiden.

Tipp
Verwenden Sie die Codeausschnitte *class* und *struct*, um Schreibarbeit zu sparen.

In der Dokumentation werden Werttypen und deren Instanzen allerdings meist vereinfachend als „Strukturen" bezeichnet, während mit „Klassen" und „Objekten" gewöhnlich Referenztypen und deren Instanzen gemeint sind. Tatsächlich findet man in C#-Programmen auch überwiegend `class`-Klassen, für die Implementierungsvererbung, das

Salz in der Suppe der OOP, möglich ist. `struct`-Klassen fehlt dieses Feature, dafür sind sie in der Ausführung etwas schneller, was Vorteile bei der Datenmodellierung bietet.

3.1.1 Anschauungsmaterial

Aus formaler Sicht gibt es zwischen `struct`-Klassen und `class`-Klassen kaum Unterschiede. Die Definition beider Klassenarten folgt demselben Schema, es stehen im Wesentlichen dieselben Elemente (Datenfelder, Konstruktoren, Methoden, Eigenschaften usw.) zur Verfügung, und auch der Gebrauch der Objekte folgt demselben Muster.

```
public struct Point     // Werttyp
{
    // Datenfelder: werden vom Compiler mit 0 vorinitialisiert
    public int x, y;

    // Konstruktor: muss für struct-Klasse mind. einen Parameter haben
    // selber Name wie Klasse, kein Funktionswert
    public Point(int px, int py)
    {
        x = px;         // Initialisierung der Datenfelder
        y = py;
    }

    // Methode: liefert Stringrepräsentation eines Objekts der Klasse
    public string ToString()
    {
        return "Point(" + x.ToString() + "," + y.ToString() + ")";
    }
}
public class Speed      // Referenztyp
{
    // Datenfelder: werden vom Compiler mit 0 vorinitialisiert
    public int x, y;

    // Konstruktor: darf für class-Klasse auch parameterlos sein
    // selber Name wie Klasse, kein Funktionswert
    public Speed(int vx, int vy)        {
        x = vx;         // Initialisierung der Datenfelder
        y = vy;
    }

    // Methode: liefert Stringrepräsentation eines Objekts der Klasse
    public string ToString()        {
        return "Speed(" + x.ToString() + "," + y.ToString() + ")";
    }
}
```

Der Gebrauch, beispielsweise im Körper der Methode `Main()` oder irgendeiner anderen Methode, sieht so aus.

```
Point p = new Point(10, 20);    // Instanziierung durch Konstruktoraufruf
Speed s = new Speed(2,1);       // Instanziierung durch Konstruktoraufruf
Console.WriteLine(p.ToString() + "\n" + s.ToString());
```

Abb. 3.1 zeigt die Wirkung dieses Codes. Zu den Einzelheiten gleich noch mehr. Fürs erste Verständnis nur so viel:

1. Eine Objektvariable erhält ihren Wert, indem eine Objektinstanz an sie gebunden wird.
2. Um eine neue Objektinstanz mit einer bestimmten Initialisierung zu erzeugen, ist der `new`-Operator in Verbindung mit einem Konstruktoraufruf erforderlich.

3. Methoden eines Objekts beziehen sich im Allgemeinen auf den Zustand des Objekts, operieren also über seinen Datenfeldern. Um ein Member (Datenfeld, Methode oder Eigenschaft) eines Objekts anzusprechen, verwendet man die Punktnotation.

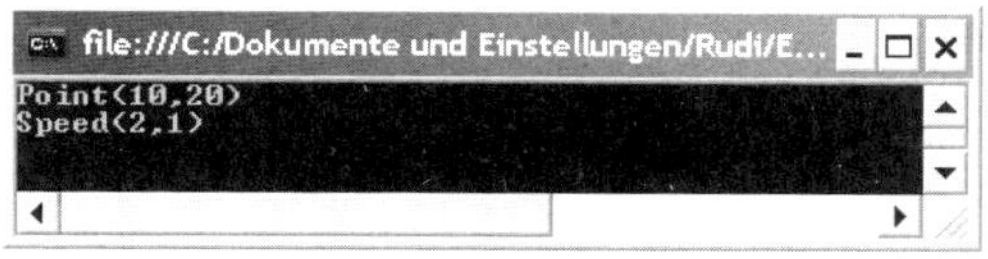

Abbildung 3.1 Die *ToString()*-Methode liefert eine textuelle Darstellung des Objekts, die sinnvollerweise seinen Zustand wiedergibt. Für das Format gibt es keine besondere Vorschrift.

3.1.2 Unterschiede zwischen struct- und class-Klassen

Die Designentscheidung für die eine oder andere Art lebt natürlich nicht von den Gleichheiten, sondern von den Unterschieden. Die größten Unterschiede gibt es hinsichtlich der:

- Lebensdauer der Objekte
- Natur der Objektvariablen
- Auswirkung der Wertzuweisung

Diese Unterschiede rühren im Wesentlichen daher, dass `struct`-Objekte und `class`-Objekte nicht nur verschiedene, sondern auch höchst unterschiedlich verwaltete Speicherorte haben.

struct-Objekte

Der Wert eines `struct`-Objekts landet auf dem *Stack*, einem von der Programmausführung nach dem Prinzip *last in, first out* (LIFO) völlig in Eigenregie verwalteten Speicherbereich. Diese besondere Organisationsform ermöglicht es, die gesamte im Verlauf eines Funktionsaufrufs anfallende Information in einem Block, genannt *Stapelrahmen* bzw. *Stack Frame*, zu speichern und nach dem Rücksprung wieder zu verwerfen. Ein Stapelrahmen besteht aus: der Rücksprungadresse, den Aufrufparametern, den Werten aller lokalen Variablen (in der Reihenfolge, wie sie im Funktionskörper vereinbart werden) und schließlich dem Funktionswert, den die aufrufende Methode als Ergebnis des Funktionsaufrufs schlussendlich in ihrem Stapelrahmen vorfindet (Abb. 3.3, 3.4). Als Stack-„Bewohner" sind die Werte von `struct`-Objekten demnach flüchtig – und müssen kopiert werden, wenn sie über Methodengrenzen hinweg bekannt sein sollen.

Die Instanziierung eines `struct`-Objekts sieht formal so aus:

```
Point p = new Point();          // Instanziierung durch Standardkonstruktor
Point p1 = new Point(10, 20); // überladener Konstruktor
```

Der `new`-Operator einer `struct`-Klasse schreibt den Wert in den Stack und liefert den Offset dafür. Demnach sind die lokalen Variablen `p` und `p1` also benannte Stack-Offsets für Speicherbereiche vom Umfang je zweier `int`-Werte. Der für `struct`-Objekte immer verfügbare, parameterlose Standardkonstruktor initialisiert alle Datenfelder mit Null, während der überladene Konstruktor eine spezifische Initialisierung vornimmt. (Falls Sie sich fragen, wie nun der Zugriff auf die einzelnen Datenfelder berechnet wird: per weiteren Offsets, die der Compiler schlicht aus der Vereinbarungsreihenfolge in der Klassendefinition ermittelt.)

Merke

Ein `struct`-Objekt ist ein Wert auf dem Stack und damit Teil des Stapelrahmens des aktuellen Funktionsaufrufs. Objektvariablen für `struct`-Objekte sind benannte Stack-Offsets für solche Werte.

class-Objekte

Für `class`-Objekte muss man um eine Ecke weiter denken. Die Werte von Referenztypen liegen nämlich im sogenannten *verwalteten Heap*. Hierbei handelt es sich um einen Speicherblock, den die zur .NET-Infrastruktur gehörige *Freispeicherverwaltung* exklusiv für die Referenztypinstanzen des Programms reserviert und während des Programmlaufs dynamisch (re-)organisiert. Heap-Werte haben eine (von der Speicherveraltung virtualisierte) Adresse, die irgendwo gespeichert sein muss, um darauf zugreifen zu können. Dieser Speicherort ist wiederum der Stack. Eine Objektvariable für ein Referenzobjekt ist demnach ein benannter Stack-Offset, unter dem eine Referenz auf den Wert gespeichert ist. Trotz der formal gleichen Schreibweise

```
Speed s = new Speed(2,1);        // Referenzobjekt
```

passiert hier hinter den Kulissen etwas völlig anderes: Der `new`-Operator legt die Instanz (Wert) im Heap an und schreibt nur deren Adresse in den Stack. Diese Referenz kann jederzeit kopiert werden, sodass auch mehrere Objektvariablen auf ein und dasselbe Objekt verweisen können (Abb. 3.2, 3.3), was bei `struct`-Objekten naturgemäß nicht möglich ist. Zudem kann ein Referenzobjekt auch den Rücksprung aus der Methode, in der es instanziiert wurde, überdauern, da nur seine Adresse, nicht der Wert selbst kopiert werden muss.

Merke

Ein `class`-Objekt ist ein Wert auf dem Heap. Objektvariablen für `class`-Objekte sind benannte Stack-Offsets für Werte, die Adressen von Heap-Werten sind.

Wie Sie sicher bereits richtig vermuten, können als Datenfelder von `class`-Objekten auch `struct`-Objekte vorkommen (`int` ist ja nichts anderes) und umgekehrt. Denkt man den Mechanismus weiter, sollte aber klar sein, was passiert: Der `new`-Operator reserviert so viel Platz im jeweiligen Speicherbereich, dass die Werte aller Datenfelder darin Platz haben. Hat ein Datenfeld einen Referenztyp, ist der Wert eben vom Typ „Adresse". Auf diese Weise können `struct`-Werte umgekehrt also auch im Heap landen. Denken Sie aber daran, dass es sich hier um Kopien von Werten handelt, die ursprünglich auf dem Stack angelegt wurden.

```
static void Main(string[] args)
{
    Point p = new Point(10, 20);
    Speed s = new Speed(2, 1);
    Point p1 = p;
    Speed s1 = s;
    p1.x = 5;
    s1.x = 4;
    Console.WriteLine("p = " + p.ToString());
    Console.WriteLine("s = " + s.ToString());
    Console.ReadKey();
}
```

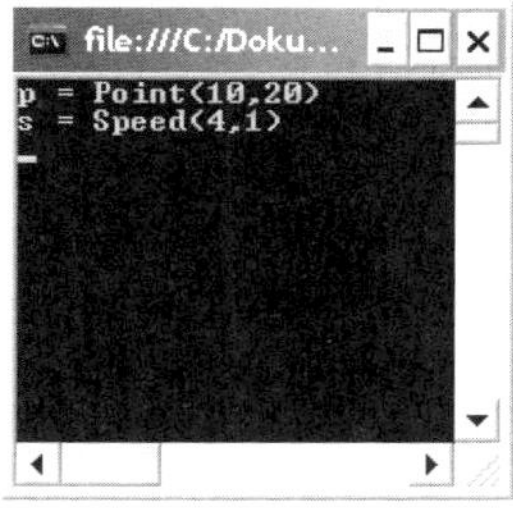

Abbildung 3.2 Das kleine Programm demonstriert den Unterschied zwischen *struct*-Objekten (*Point*) und *class*-Objekten (*Speed*). Der Zuweisungsoperator fertigt bei *struct*-Objekten eine echte Kopie des Wertes an, bei *class*-Objekten lediglich eine Kopie der Referenz. Als Ergebnis haben *p* und *p1* voneinander unabhängige Werte, *s* und *s11* verweisen hingegen auf dasselbe Objekt. Ändert man das Objekt über *s1*, zeigt auch der Zugriff über *s* den veränderten Wert.

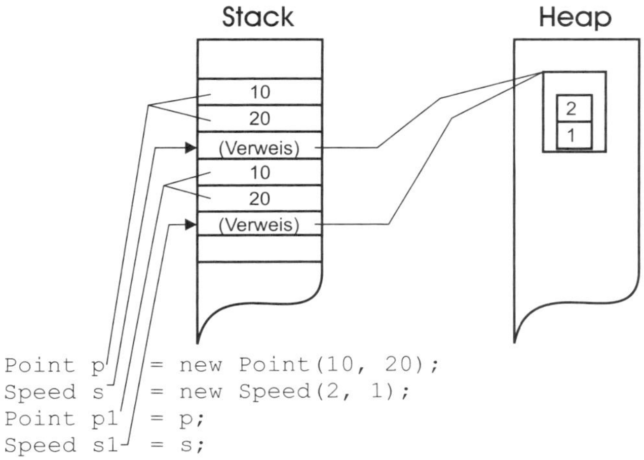

Abbildung 3.3 Lokale Variablen für *struct*-Objekte haben keine eigene Repräsentation, sondern stellen aus Sicht des Compilers nur Verweise (Offsets) auf die im Stack direkt untergebrachten Werte dar, während Variablen für *class*-Objekte ihrerseits als *struct*-Objekte auf dem Stack repräsentiert sind. Ihre Werte sind Adressen, Referenzen auf *class*-Objekte im Heap oder *null*, wenn noch keine Zuweisung erfolgt ist. Der Unterschied: Mehrere *class*-Variablen können auf ein und dasselbe Objekt verweisen, das geht bei *struct*-Variablen nicht.

Codeausführung

Jeglicher ausgeführter Code ist Code einer Methode – die direkt oder indirekt von `Main()` aufgerufen wird. Methoden arbeiten Anweisungen ab und können dabei weitere Methoden von Klassen oder Objekten aufrufen. Wird in einer Methode zum Beispiel ein neues Objekt erzeugt, kommt der entsprechende Konstruktor zum Aufruf, der seinerseits weitere Methoden aufrufen oder Objekte erzeugen kann usw. Auf diese Weise kommt ein *Aufrufstapel* zustande, der mit jedem Methodenaufruf wächst und mit jedem Rücksprung schrumpft. Für die Zeit ihrer Ausführung wird jeder Methode wie erwähnt ein Stapelrahmen (*Stack Frame*) auf dem Stack zugeteilt, in dem sie die beim Aufruf für sie hinterlegten Parameter vorfindet und auch die Werte ihrer lokalen Variablen speichern kann (Abb. 3.4). Eine als lokale Variable einer Methode vereinbarte Objektvariable lebt daher maximal so lange, wie die Ausführung der Methode dauert. (Da es auch gestattet ist, lokale Variablen in Kontrollstrukturen zu vereinbaren, ist die Sichtbarkeit und Lebensdauer einer Variablen allgemeiner auf den Körper der sie umgebenden Struktur beschränkt.)

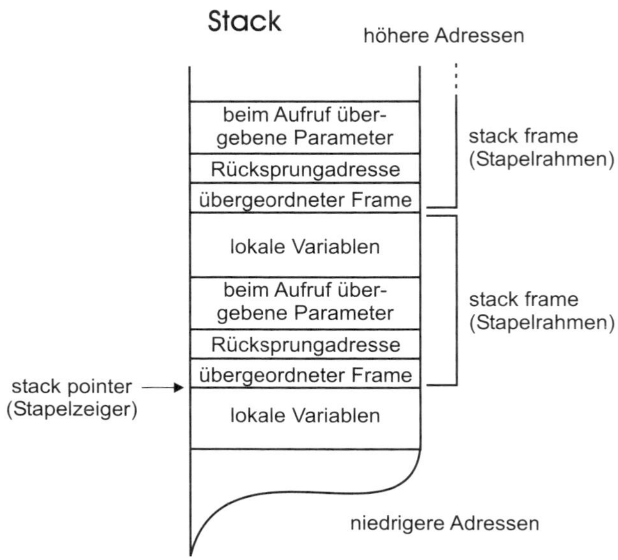

Abbildung 3.4 Stack Frames und die dazugehörigen Rückverweise erlauben dem Garbage Collector eine vollständige Analyse des Stacks. Er sammelt alle Objekte, zu denen vom Stack ausgehend kein direkter oder indirekter Verweis führt, und zerstört sie.

Garbage Collector

Um die Ausführungssicherheit und Zuverlässigkeit von .NET-Anwendungen bereits auf formalem Weg – sprich durch den Compiler – garantieren zu können, arbeitet .NET streng nach dem Konzept der Typsicherheit. Es beinhaltet unter anderem, dass ein Programm keine direkten, sondern nur noch vermittelte (virtualisierte) Zugriffe auf den verwalteten Heap durchführen kann. Um die Ordnung auf dem Heap aufrechtzuerhalten, stellt die .NET-Infrastruktur Programmen eine automatische Müllabfuhr, genannt GAC (Garbage Collector), zur Verfügung. Aufgabe des im Hintergrund und nur bei Bedarf (z.B. Speicherplatzmangel) ausgeführten GAC ist es, nicht mehr benötigte `class`-Objekte unauffällig einzusammeln, den durch sie belegten Platz freizugeben und den Heap entsprechend zu reorganisieren, um eine zunehmende „Durchlöcherung" zu vermeiden. Ein Objekt ist Kandidat für den GAC, wenn es keine Objektvariable auf dem Stack mehr gibt, die eine direkte oder – über ein Datenfeld eines anderen Objekts – indirekte Referenz darauf hält. Das wirft natürlich die Frage auf, wie lange eine Objektvariable lebt bzw. in welchen Codeteilen sie bekannt ist. Dazu eine kurze Betrachtung, welchen Weg die Codeausführung in einem C#-Programm nimmt.

Unterschiedliche Art der Wertzuweisung

Eine Methode kommuniziert mit ihrem Aufrufer über ihre Parameter und den Rückgabewert. Dabei werden Referenzen auf *class*-Objekte gegebenenfalls von äußeren auf innere Objektvariablen bzw. umgekehrt (Funktionswert) kopiert (Call by Value) oder schlicht durchgereicht (Call by Reference), mit dem Effekt, dass ein übergebenes Objekt auch über Methodengrenzen hinweg an Objektvariablen gebunden bleibt und dem GAC frühestens dann anheimfällt, wenn die Lebensdauer auch der letzten darauf referierenden Objektvariablen abgelaufen ist.

Vor diesem Hintergrund sollte die unterschiedliche Wirkung des Zuweisungsoperators für die beiden Arten von Objektvariablen verständlich werden. Das in Abbildung 3.2 gezeigte Programm samt Programmlauf zeigt den Unterschied nach dieser Vorbereitung recht deutlich. In Abbildung 3.3 ist zu sehen, wie Stack und Heap für dieses Programm aussehen.

Zwischenaufgabe

3–1 Überlegen Sie sich das LIFO-Szenario für das Programm *Hello Fritz* der ersten Lektion, ausgehend vom `Main()`-Aufruf.

String, der etwas ungewöhnliche Referenztyp

Es ist nicht alles Gold, was glänzt. Im Falle des elementaren Datentyps `string` mag man sich darüber streiten, ob die an sich sehr komfortable Implementierung der Klasse ein Segen ist oder nicht. Sie birgt nämlich einen Nachteil: Ihre Effizienz lässt zu wünschen übrig, wenn es um die exzessivere Manipulation (Verketten, Beschneiden und so weiter) von Strings geht. Das liegt daran, dass ein `string`-Objekt als solches unveränderlich ist – Operationen zum Verändern eines bestehenden `string`-Werts sucht man also vergebens. Jegliche Wertänderung führt immer über mindestens einen weiteren, neuen String, was nur mit echten Wertkopien zu bewerkstelligen ist.

Der Hintergrund: Die `string`-Implementierung verwaltet einen internen Pool, in dem nur eindeutige Stringwerte gespeichert werden. Ist ein als Rechtswert berechneter Stringwert darin bereits vorhanden, erzeugen Zuweisungen schlicht eine weitere Referenz auf den bereits bestehenden Wert, andernfalls wird der Wert als echte Kopie neu in den Pool aufgenommen. Leider liegt es in der Natur der Sache, dass der zweite Fall wesentlich häufiger auftritt: Bei nahezu jeder Stringoperation wird also ein neues `string`-Objekt generiert.

Bei der kombinierten Zuweisung über den Operator += besteht die Aufgabe darin, zwei Werte in einen dritten zu kopieren, der (soweit noch nicht vorhanden) als neuer Wert im Pool landet, der alte Wert (falls nicht anderweitig noch benutzt) ist danach ein Kandidat für die Müllabfuhr. Ein `string`-Objekt mit einer Länge von 200.000 Zeichen für Zeichen aufzubauen, gerät damit schnell zum Staatsakt, wie das folgende Codebeispiel unerfreulich eindrucksvoll vor Augen führt – nämlich mit einer Laufzeit im Bereich einiger Minuten:

```
string s = "";
Console.WriteLine("Beginn: " + System.DateTime.Now.ToString());
for (int x = 0; x < 200000; x++)
  s += " ";
Console.WriteLine("Ende   : " + System.DateTime.Now.ToString());
```

Es ist daher nicht verwunderlich, dass die .NET-Klassenbibliothek in Form der Klasse `System.Text.StringBuilder` eine zweite Stringklasse bereitstellt, die insbesondere auf die Stringmanipulation hin optimiert ist und deren Operationen nicht nur auf die Repräsentation selbst wirken, sondern auch wesentlich schneller über die Bühne gehen. Ein `StringBuilder`-Objekt wird für gewöhnlich (es stehen sechs Konstruktoren zur Auswahl) unter Angabe eines Kapazitätswertes konstruiert, der den anfänglichen Speicherbedarf des Objekts in Zeichen einigermaßen gut vorgeben sollte. Je realistischer dieser Wert ist, desto besser ist das Verhältnis von Laufzeit zu Speichernutzung. (Allzu viele Gedanken um den „richtigen" Kapazitätswert muss man sich allerdings nicht machen: Das zuvor angeführte Horrorbeispiel ist mit einem `StringBuilder`-Objekt auch dann in Sekundenbruchteilen erledigt, wenn das Objekt eine Anfangskapazität von 16 hat.) Der Kapazitätswert kann nachträglich (manuell oder automatisch) vergrößert werden, falls dies erforderlich ist. Das `StringBuilder`-Äquivalent der `string`-Operation += ist `Append()`. Diese Methode versucht, das `StringBuilder`-Objekt zunächst im bestehenden Puffer zu „verlängern". Falls der Puffer nicht ausreicht, vergrößert sie (automatisch) dessen Kapazität und „verlängert" dann erst den String – wenn erforderlich per Wertkopie.

Zwischenaufgabe

3–2 Versuchen Sie die Umrüstung des vorgestellten Beispiels auf `StringBuilder` selbst, um ein Gefühl für diese Klasse zu bekommen.

3.2 Klassendefinition aus der Nähe

Zurück zu den Formalien. Die folgenden Abschnitte erläutern die im Beispiel zu findenden formellen Elemente einer Klassendefinition. Es gibt noch weitere, die werden Sie aber erst im weiteren Kursverlauf kennenlernen – alles zu seiner Zeit.

3.2.1 Zugriffsmodifizierer

Das Schlüsselwort `public` ist ein sogenannter *Zugriffsmodifizierer*. Es bewirkt, dass das unmittelbar folgende Element (Klassen- oder Member-Definition) nach außen hin sichtbar ist – also für Code „außerhalb der umschließenden Klammern", der die Klasse beziehungsweise Objekte dieser Klasse in irgendeiner Form verwendet. Fehlt ein Zugriffsmodifizierer, setzt der Compiler implizit ein `private` und schränkt so die Sichtbarkeit des Elements für den rein internen Gebrauch durch das unmittelbar übergeordnete Element ein.

Merke

`private`-Member sind nur dem Code der jeweiligen Klasse bekannt.

Es gibt noch zwei weitere Zugriffsmodifizierer, `internal` und `protected`, welche die „Distanz" zwischen `private` und `public` weiter abstufen, aber erst an späterer Stelle für Sie interessant werden.

3.2.2 Datenfelder

Als Member in den Klassendefinitionen von `Point` und `Speed` gibt es je zwei Datenfelder des Typs `int` und einen Konstruktor. *Datenfelder* sind benannte Klassenelemente und haben deshalb denselben Speicherort (Stack oder Heap) wie das jeweilige Objekt. Das stimmt auch für Datenfelder mit Referenztyp, da deren Wert ja eine Adresse ist.

Der C#-Compiler initialisiert die Datenfelder einer Klasse automatisch mit dem Nullwert des vereinbarten Datentyps. Tabelle 3.1 gibt einen Überblick.

Tabelle 3.1 Initialisierungswerte für Datenfelder

Datentyp	Wert
numerisch (`int, long, float, ...`)	`0` bzw. `0.0`
logisch (`bool`)	`false`
Zeichen (`char`)	`'\0'`
String (`string`)	`""` bzw. `string.Empty`
Werttyp (`struct ...`)	0-Bits
Referenztyp (`class ...`)	`null`

Im Gegensatz dazu sind die schon erwähnten lokalen Variablen benannte Datenfelder von Methoden, die ausschließlich auf dem Stack beheimatet sind und einer expliziten Initialisierung vor dem ersten Gebrauch als Rechtswert bedürfen.

3.2.3 Konstruktor

Konstruktoren sind besondere Methoden, die den Namen der Klasse tragen und (als einzige Methodenart) ohne Ergebnistyp deklariert werden. Ihre Aufgabe ist das Anlegen und die korrekte Initialisierung eines Objekts dieser Klasse. Die C#-Syntax verlangt, dass ein Konstruktor immer in Kombination mit dem `new`-Operator aufgerufen wird, der seinerseits ein neues, noch anonymes Objekt vom Datentyp des Konstruktors liefert.

Im gegebenen Anschauungsbeispiel erwarten die Konstruktoren der Klassen `Point` und `Speed` für den Aufruf je zwei Parameter vom Typ `int` und initialisieren damit die beiden Datenfelder des neuen Objekts.

Merke

Ein Konstruktor ist nur dann aufrufbar, wenn er für den jeweiligen Code sichtbar ist; das erfordert gewöhnlich eine `public`-Vereinbarung. Der Codeausschnitt *ctor* liefert ein Methodengerüst dafür.

Von Spezialfällen abgesehen, geschieht die Konstruktion neuer Objekte gewöhnlich mit dem Ziel der Zuweisung an eine Objektvariable, die ihrerseits lokale Variable, Parameter einer Methode oder Datenfeld eines anderen Objekts sein kann. Weitere Zugriffe auf die Objektinstanz geschehen dann über diese Variable, die Sie sich am besten als Benennung des Objekts vorstellen:

```
Point p = new Point(10, 20);
Speed g = new Speed(11, 12);
```

Dass neue Objekte immer per Konstruktor ins Leben gerufen werden, fiel im Zusammenhang mit Objekten elementarer Datentypen bisher gar nicht auf, da der Compiler Literale und konstante Ausdrücke durch einen impliziten Konstruktoraufruf in ein instanziiertes Objekt des jeweiligen Zieldatentyps verwandelt. Abgesehen davon, dass die Initialisierung per Konstruktor allgemeiner ist, gibt es für komplexere Datentypen gar keine Literale. Im Falle von `string` geht beides – und wer einen String mit 80 Leerzeichen haben will, wählt sinnvollerweise den Weg über einen Konstruktoraufruf anstelle einer Initialisierung per Literal:

```
string s = new string(' ', 80);
```

Boxing

Die Frage nach dem Hin und Her zwischen Wert- und Referenztypen stellt sich im Prinzip nur im Zusammenhang mit dem allgemeinsten Datentyp `object`, der Basis aller Datentypen. Aus dem in der übernächsten Lektion vorgestellten Mechanismus der Vererbung ergibt sich die Forderung, dass eine Objektvariable mit diesem Typ in der Lage sein sollte, Instanzen aller anderen Datentypen – also auch der von Werttypen – zu binden.

Der vermittelnde Mechanismus trägt den Namen *Boxing* und wird vom Compiler automatisch eingesetzt, um ein `struct`-Objekt in den Heap zu verfrachten – als Datenfeld eines implizit darum herum generierten `class`-Objekts. Im Prinzip ist Boxing also nichts weiter als eine Konstruktion, die eine Werttypinstanz geeignet (per Umhüllung) als Referenztypinstanz verpackt.

```
int i = 7;          // literale Konstruktion
object o = i;       // Boxing eines Werttyps
object o1 = 7;      // Boxing eines int-Literals
object o2 = 1.4;    // Boxing eines double -Literals
```

Unboxing

Die Umkehrung von Boxing ist das *Unboxing*. Ein Auspacken des Werts erfordert eine explizite Typumwandlung in den ursprünglichen Datentyp, der für Zahlenliterale standardmäßig `int` oder `double` ist. Dieser Vorgang sieht im Prinzip so aus:

```
int i = (int) o;          // Unboxing eines int-Wertes
int j = (int) o1;         // Unboxing eines ehemaligen int-Literals
float f = (float) o2;     // Unboxing eines ehemaligen double-Literals (!)
                          // zu float.
```

Die letzte Zeile zeigt, dass der Compiler (ab C# 2.0) weitere implizite Typumwandlungen ggf. selbst vornimmt. Ausgeschrieben müsste hier stehen:

```
float f = (float) (double) o2;    // Unboxing eines ehemaligen double-
                                  // Literals (!) zu float.
```

Überladung von Konstruktoren

Wie schon angeklungen, darf ein Konstruktor auch *überladen* (lies: in Alternativen mit unterschiedlichen Parameterlisten implementiert) werden, um die Instanziierung so bequem wie möglich und so vielfältig wie nötig zu gestalten. Eine beispielhafte Überladung des Konstruktors für `Point` wäre:

```
public Point(int init)
{
   x = y = init;
}
```

Offensichtlich erlaubt C# auch Zuweisungsketten, wobei die Auswertung (erwartungsgemäß) von rechts nach links geschieht. Im gegebenen Beispiel bekommt zunächst `y` den als `init` übergebenen Wert zugewiesen, dann `x` den Wert von `y`.

Standardkonstruktor

Für beide Klassenarten ist ein *parameterloser* Konstruktor, auch Standardkonstruktor genannt, implizit vordefiniert, der alle Datenfelder mit Nullbits initialisiert. Dieser darf in `class`-Klassen *überschrieben* (lies: durch eine eigene Variante ersetzt) werden und wird dies auch meist – in `struct`-Klassen hingegen nicht. Der folgende Code kann daher nicht als `struct`-Klasse implementiert werden. Probieren Sie es aus.

```
public class Point3D
{
   public int x, y, z;
   public Point3D()
   {
      x = y = z = 1;
   }
}
```

Alternativ kann die Initialisierung auch gleich bei Vereinbarung erfolgen, was implizit einen parameterlosen Konstruktor vereinbart und somit nur in `class`-Klassen zulässig ist:

```
public class Point3D
{
   public int x = 1, y = 1, z = 1;
}
```

Wird die Initialisierungssyntax verwendet *und* ein Konstruktor implementiert, hat dieser das letzte Wort – wird also als Zweites ausgeführt. Für `class`-Klassen geht die parameterlose Instanziierung im Übrigen nur dann, wenn ein parameterloser Konstruktor explizit definiert ist oder überhaupt keine Konstruktordefinition vorliegt.

Zwischenaufgabe

3–3 Gehen Sie der Frage nach, ob man eine `Point`- mit einer `Speed`-Instanz und umgekehrt initialisieren könnte und, wenn ja, wie.

3.2.4 Methoden

Um Objektwerte gut ausgeben zu können, verfügen die beiden Beispielklassen noch über eine „echte" Methode:

```
public string ToString()
{
    return "Point(" + x.ToString() + "," + y.ToString() + ")";
}
```

`ToString()` liefert eine String-Repräsentation der Instanz – als Objekt vom Typ `string`. Wie die im Einzelnen aussieht, bleibt ganz Ihren Vorstellungen überlassen. In der angegebenen Form liefert sie ein geklammertes, durch ein Komma getrenntes Wertepaar, dem der Datentyp des Objekts vorangestellt ist: „Point(x,y)".

Der Compiler bedenkt diese Methode übrigens mit einer Warnung. Der Hintergrund: In .NET stammt jede Klasse von `object` ab und erbt dadurch vier Methoden, darunter auch eine Methode `ToString()` mit derselben Signatur.

Merke

Unter der *Signatur* einer Methode versteht man die Kombination aus Methodenbezeichner und der Abfolge der Typen in der Parameterliste. Sie charakterisiert eine Methode und liefert das Kriterium für die Unterscheidung von Überladungen.

Die Basisklassenvariante von `ToString()`, also die von `object` ererbte Methode, liefert im Gegensatz zur eigenen Variante keine Darstellung der Datenelemente (wie sollte sie diese und deren Bedeutung auch kennen), sondern nur den Klassennamen – probieren Sie es aus, indem Sie z.B. `ToString()` schlicht umbenennen und den Code aus Abb. 3.2 ohne weitere Veränderungen verwenden.

Das Schlüsselwort `new` nach dem Zugriffsmodifizierer teilt dem Compiler explizit mit, dass die klasseneigene Variante bewusst als *Überschreibung* einer ererbten Methode gleicher Signatur konzipiert ist:

```
public new string ToString()
...
```

Das Ergebnis ist Ruhe im Beschwerdekasten.

3.2.5 Parameterübergabe und Wertrückgabe

Das in Abbildung 3.5 samt Lauf gezeigte Programm *TestParams* gibt allgemeinen Aufschluss über die Parameterübergabe für `struct`- und `class`-Objekte. Die Testmethoden sind hier neutral als statische Methoden der Hauptklasse `Program` implementiert. Dieses Design hat den Vorteil, dass diese Methoden in `Main()` unabhängig von einem Objekt der

Klasse `Program` aufgerufen werden dürfen. Wie schon erwähnt, kennzeichnet der Rückgabetyp `void` Methoden, die kein direktes Ergebnis zurückliefern. (Andere Programmiersprachen bezeichnen `void`-Funktionen als Prozeduren.)

```
static void TestParams1(Point p, Speed s)
{
    p.x += 100;
    s.x += 100;
}
static void TestParams2(Point p, Speed s)
{
    p = new Point(1, 1);
    s = new Speed(1, 1);
}
static void TestParams3(ref Point p, ref Speed s)
{
    p = new Point(1, 1);
    s = new Speed(1, 1);
}
static void Main(string[] args)
{
    Point p = new Point(10, 20);
    Speed s = new Speed(10, 20);
    TestParams1(p, s);
    Console.WriteLine("TestParams1");
    Console.WriteLine("p = " + p.ToString());
    Console.WriteLine("s = " + s.ToString());
    TestParams2(p, s);
    Console.WriteLine("TestParams2");
    Console.WriteLine("p = " + p.ToString());
    Console.WriteLine("s = " + s.ToString());
    TestParams3(ref p, ref s);
    Console.WriteLine("TestParams3");
    Console.WriteLine("p = " + p.ToString());
    Console.WriteLine("s = " + s.ToString());
    Console.ReadKey();
}
```

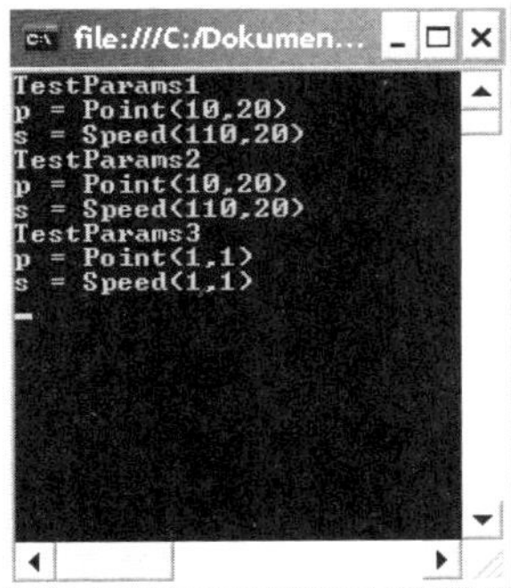

Abbildung 3.5 Das Programm *TestParams* demonstriert die Unterschiede zwischen Parametern mit *struct-* und *class*-Typen sowie zwischen der Call-by-Value- und der Call-by-Reference-Übergabe.

Call by Value

Da die Parameterübergabe (ebenso die Wertrückgabe) in C# standardmäßig nach dem sogenannten *Call-by-Value*-Prinzip erfolgt, findet eine Methode bei ihrem Aufruf Wertkopien aller Parameter auf dem Stack vor und kann damit arbeiten wie mit geeignet initialisierten lokalen Variablen. In Analogie zur Zuweisung ist das bei einem `struct`-Parameter eine echte Kopie des übergebenen Objekts, bei einem `class`-Parameter eine Kopie des Verweises (Adresse) auf das übergebene Objekt. Abgesehen davon, dass `class`-Parameter im Allgemeinen weniger Laufzeit benötigen, weil weniger zu kopieren ist, bieten sie einer Methode anders als `struct`-Parameter die Möglichkeit, Manipulationen an Objekten vorzunehmen, die auch außerhalb des Methodenkörpers noch wirksam sind. (Überlegen Sie genau, warum das so ist.)

Weist eine Methode hingegen einem ihrer Parameter ein anderes Objekt zu, ist keine „Außenwirkung" zu bemerken. Im `struct`-Fall sollte das ohnehin klar sein, im `class`-Fall erhält die innere Objektvariable schlicht die Referenz auf ein anderes Objekt, während die äußere Objektvariable ihre Bindung auf das ursprüngliche Objekt behält.

Call by Reference

Schön und gut, was aber, wenn genau diese Außenwirkung gewünscht ist? Für diesen Fall gibt es die sogenannte *Call-by-Reference*-Übergabe, die der Methode die äußeren Objektvariablen schlicht durchreicht, sieht man von der formellen Umbenennung durch die Parameterdeklaration einmal ab. Damit der Compiler diese eher selten benötigte Art der Übergabe einsetzt, müssen Sie dem Parameter bei der Deklaration und beim Methodenaufruf das Schlüsselwort `ref` voranstellen. Per `ref` übergebene Objektvariablen sind sogenannte Ein- und Ausgabeparameter, das heißt, der Compiler besteht darauf, dass die Variable vor dem Aufruf initialisiert wurde, und gestattet im Gegenzug ihren sofortigen Einsatz als Rechtswert. Für reine Ausgabeparameter (vergleiche auch Funktionswert) gibt es das Schlüsselwort `out`. Der Compiler setzt dann nur die Initialisierung der Variablen vor ihrer ersten Verwendung als Rechtswert beziehungsweise vor dem Rücksprung durch.

Methoden, die nicht als `void` deklariert sind, müssen hingegen, wie im Falle von `ToString()`, mit einer `return`-Anweisung einen Wert zurückgeben, der dem deklarierten Rückgabetyp entspricht (oder implizit in diesen konvertierbar ist). Auch die Rückgabe stellt vom Prinzip her eine Zuweisung dar, weshalb `struct`-Typen per Wertkopie und `class`-Typen per Referenzkopie zurückgegeben werden. Methoden mit `class`-Rückgabetypen können Objekte also auch auf diesem Wege herausreichen.

3.2.6 Operatoren

Womöglich haben Sie sich schon gefragt, welches Geheimnis hinter den Operatoren steckt, die bisher wie selbstverständlich zur Bildung von arithmetischen, logischen und Stringausdrücken verwendet wurden – einen Überblick über alle in C# verfügbaren Operatoren geben die Tabellen 2.2 bis 2.4. Tatsächlich ist ein Operator nichts anderes als eine statische Methode von einem der als Operanden beteiligten Datentypen, deren „Bezeichner“ laut Spezifikation ohne Klammern notiert werden darf. Bei *unären* Operatoren wie ++, die nur einen Operanden regieren, spielt die Position (vor- oder nachgestellt) eine Rolle. *Binäre* Operatoren werden immer zwischen den beiden Operanden notiert. Mit der bedingten Zuweisung `? :` kennt C# sogar einen trinären Operator, dessen Anwendung in Abbildung 3.6 gezeigt ist.

Die an sich sehr recht lesefreundliche Notation mit Operatoren hat allerdings ein Problem: Sie ist ein unerschöpflicher Quell für die typischen „Oh Gott, ja“-Fehler, da rein intuitiv nicht immer gleich klar ist, in welcher Reihenfolge Operatoren ausgewertet werden, wenn Klammern fehlen. Die „Punkt geht vor Strich“-Regel ist da noch am einsichtigsten. Ansonsten ist es natürlich kein Fehler, mal ein Klammerpaar mehr als notwendig zu setzen, wenn Unsicherheiten bezüglich der Auswertungsreihenfolge bestehen.

Obwohl die Operator-Rangfolge Teil der Sprachspezifikation ist, gibt die Hilfe zu Visual C# Express interessanterweise nicht allzu viel Brauchbares dazu her. Einen Überblick gibt Tabelle 3.2.

Tabelle 3.2 Die Rangfolge der Operatoren bestimmt, in welcher Reihenfolge der Compiler die Glieder von Ausdrücken auswertet.

Operator-Prioritätsebene	Operatoren
Primär (höchster Rang)	`x.y f(x) a[x] x++ x-- new typeof checked unchecked`
Unär	`+ - ! ~ ++x --x (T)x`
Multiplikativ	`* / %`
Additiv	`+ -`
Shift	`<< >>`
Relational und Typvergleich	`< > <= >= is as`
Gleichheit	`== !=`
Bitweises AND	`&`
Bitweises XOR	`^`
Bitweises OR	`|`
Logisches AND	`&&`
Logisches OR	`||`
Bedingter Ausdruck	`?:`
Zuweisung	`= *= /= %= += -= <<= >>= &= ^= |=`
Anweisung (niedrigster Rang)	`, ;`

Eigene Operatoren überladen

Die meisten der für die elementaren Datentypen vordefinierten Operatoren lassen sich auch für eigene Datentypen „überladen“, wobei diese in der Dokumentation verwendete Bezeichnung etwas irreführend ist. Gemeint ist: *implementieren*, denn auch Überladung im üblichen Sinne ist erlaubt. Hier ein Beispiel, wie man das Skalarprodukt und das skalare Produkt für eine Klasse `Vektor2D` als *-Operatoren implementieren würde:

```
class Vektor2D
{
  public double x, y;
  public Vektor2D(double newx, double newy)         // Konstruktor
  {
    x = newx; y = newy;
  }
  public static double operator *(Vektor2D v1, Vektor2D v2) // Operator
  {
    return v1.x * v2.x + v1.y * v2.y;
  }
  public static Vektor2D operator *(double k, Vektor2D v) // Operator
  {
```

```
        return new Vektor2D(k * v.x, k * vy);
    }
}
```

Der erste Operator verheiratet zwei Instanzen des Typs `Vektor2D` zu einem `double`-Wert, der zweite eine `Vektor2D`-Instanz mit einem `double`-Wert zu einer neuen `Vektor2D`-Instanz. Der Aufruf sieht dann nicht anders als gewohnt aus:

```
Vektor2D a = new Vektor2D(1.4, 1.2), b = new Vektor2D(-2.32, -3.34);
double skalar = a * b;
Vektor2D s = skalar * a;
```

Operatoren müssen als `public static` deklariert werden; die Rangfolge ist nicht veränderbar. Bei der Bedeutung, die Sie für Ihre Operatoren implementieren, haben Sie aber völlig freie Hand (Abb. 3.6).

```
class Program
{
    static void Main(string[] args)
    {
        MyType mt = new MyType(10);
        Console.WriteLine(true * mt);
        Console.WriteLine((mt.Wert == 11) * mt);
        Console.ReadKey();
    }
}
class MyType
{
    public int Wert;
    public MyType(int i)
    {
        Wert = i;
    }
    public static int operator *(bool b, MyType i)
    {
        return b ? ++i.Wert : 0; // Trinärer Operator
    }
}
```

Abbildung 3.6 Überladene Operatoren können eine beliebige Semantik haben. Was dieses Programm liefert, probieren Sie am besten selbst aus.

Der Compiler hält Sie lediglich dazu an, bei zusammengehörigen Operatorpaaren wie < und > beide Operatoren zu implementieren. Sinnvoll ist es natürlich, die „übliche" Semantik beizubehalten, um Verwirrung bei der Verwendung zu vermeiden.

Typumwandlungsoperatoren ...

... stellen eine Unterart von Operatoren dar, die spezifisch für das Miteinander der Datentypen sehr förderlich sind. Implizite Typumwandlungsoperatoren – sofern verfügbar – setzt der Compiler unaufgefordert ein, explizite Typumwandlungsoperatoren enthalten die Implementierung für das standardmäßige Typumwandlungsschema von C#, bei dem der Klassenname in Klammern dem umzuwandelnden Wert vorangestellt wird. Der folgende Code zeigt das Implementierungsschema für eine Umwandlung zwischen den in dieser Lektion schon vorgestellten Klassen `Vektor2D` und `Point`.

```
public static explicit operator Point(Vektor2D v)
{
  return new Point((int)v.x, (int)v.y); // verlustbehaftet
}
public static implicit operator Vektor2D(Point p)
{
  return new Vektor2D(p.x, p.y);     // ohne Informationsverlust
}
```

Beachten Sie, dass der implizite Operator in der Regel keine verlustbehaftete Umwandlung vornimmt – der explizite Operator hingegen schon. Mit diesen Operatoren lässt sich nun der folgende Code schreiben:

```
Vektor2D v = new Point(10, 20);
Point p = (Point)v;
```

3.2.7 Statische Elemente

Wie bereits anhand der Klasse `Console` in Lektion 2 erläutert, sind die statischen Elemente einer Klasse auf Klassenebene angesiedelt und bilden die Ausstattung der nur einmal je Klasse (pro Prozess bzw. Anwendungsdomäne) existierenden Datentypinstanz. Die statischen Elemente sind unabhängig von den dynamischen Instanzen (Objekten) der Klasse und lassen sich ausschließlich (Achtung, bei Java ist das anders) mit vorangestelltem Klassennamen notieren – der im klasseneigenen Code auch fehlen darf.

Die statische Datentypinstanz „sieht" die Objekte der Klasse und deren Member nicht, umgekehrt kann der Code der Objektinstanzen aber nach Belieben von statischen Elementen Gebrauch machen. Abbildung 3.7 zeigt den Quelltext eines kleinen Testprogramms samt Ausgabe, in dem ein buntes Miteinander von statischen und nichtstatischen Elementen herrscht. Das Besondere an der Klasse `Statix` ist, dass sie ein statisches Datenfeld für die Instanzzählung verwendet.

Zwischenaufgabe

3–4 Versuchen Sie nachzuvollziehen (gegebenenfalls mit dem Debugger), wie die Ausgabe des Programms in Abbildung 3.7 zustande kommt.

```
class Program
{
    static void Main(string[] args)
    {
        Statix a = new Statix();
        a.WriteLine();
        new Statix().WriteLine();          // anonyme Instanz
        Statix.StaticWriteLine();          // statische Methode
        new Statix().WriteLineStatic(); // Instanzmethode
        Statix c = new Statix();
        c.SyncWithStatic();
        c.WriteLine();
        Statix.StaticWriteLine();
        Console.ReadKey();
    }
}
class Statix
{
    static uint StaticCounter; // statisches Datenfeld
    public uint Counter = 0;    // Instanzdatenfeld
    public Statix()
    {
        StaticCounter++;
        Counter++;
    }
    public static void StaticWriteLine()
    {
        Console.WriteLine("StaticCounter= " + StaticCounter.ToString());
    }
    public void WriteLine()
    {
        Console.WriteLine("Counter= " + Counter.ToString());
    }
    public void SyncWithStatic()
    {
        Counter = StaticCounter;  // Zugriff auf statisches Datenfeld
    }
    public void WriteLineStatic()
    {
        StaticWriteLine();        // Zugriff auf statische Methode
    }
}
```

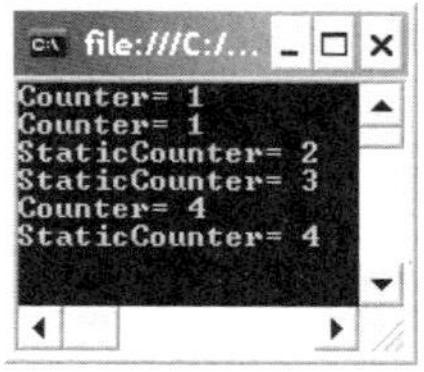

Abbildung 3.7 Statische versus dynamische Elemente – jeder Konstruktoraufruf zählt das Datenfeld *StaticCounter* hoch. Instanzen eines Datentyps haben uneingeschränkten Zugriff auf dessen statischen Elemente.

Statischer Konstruktor

Das .NET-Laufzeitsystem legt die Datentypinstanz zu einem Datentyp ungefragt an, und zwar dann, wenn der Datentyp in einem Programm erstmals benötigt wird – also entweder bei Aufruf eines statischen Members oder bei Instanziierung eines Objekts des Datentyps. Dabei werden statische Datenfelder automatisch mit Nullbits initialisiert. Für beide (!) Klassenarten (`class` und `struct`) besteht aber die Möglichkeit, einen parameterlosen statischen Konstruktor zu implementieren, der ggf. eine anderslautende Initialisierung vornimmt. Für die Klasse, die `Main()` implementiert, führt das zu einem lustigen Effekt, wie das Programm in Abbildung 3.8 zeigt.

```
class Program
{
    static Program() // statischer Konstruktor
    {
        Console.WriteLine("Erster");
    }
    static void Main(string[] args)
    {
        Console.WriteLine("Leider Zweiter");
        Console.ReadKey();
    }
}
```

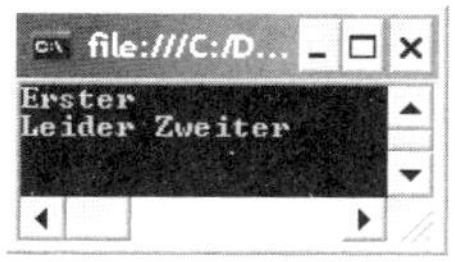

Abbildung 3.8 Implementiert man einen statischen Konstruktor, gibt es sogar ein Leben vor *Main()*. Wer hätte das gedacht?

Erläuterung

Verständnisschwierigkeiten bereitet vielen die Vorstellung, dass in `Main()` auch Instanzen der Klasse `Program` angelegt und verwendet werden können. Das ist aber wirklich keine Besonderheit. Eine jede Methode darf Objekte eines jeden beliebigen Datentyps (auch des eigenen) anlegen und über lokale Variablen verwalten. Die Methode `Main()`, die ja nur ein einziges Mal – zu Programmbeginn – aufgerufen wird, bildet dabei keine Ausnahme.

Der folgende Code ist natürlich Quatsch, auch wenn ihn der Compiler klaglos übersetzt.

```
class MyType
{
   public MyType()
   {
      MyType mt = new MyType();
...
```

Zwischenaufgabe

3–5 Probieren Sie den Code aus, und analysieren Sie, was passiert.

3.2.8 Erweiterte Objektinitialisierungssyntax bei Konstruktion

Mit C# 3.0 wurde eine Neuerung im Bereich der Konstruktoren eingeführt, die einen recht hohen Praxiswert hat. Wenn Sie von einer anderen Sprache wie C++ her kommen, werden Sie in C# wahrscheinlich die Möglichkeit vermissen, implizite Vorgabewerte für Methodenparameter definieren zu können, die immer dann gelten, wenn die entsprechende Parameterposition beim Aufruf leer bleibt. Besonders wertvoll wäre ein Feature dieser Art im Bereich der Konstruktoren, da es den Schreibaufwand und die Anzahl der zu implementieren Überladungen drastisch reduzieren kann. Da leer gelassene Parameterpositionen umgekehrt aber die Lesbarkeit des Codes verschlechtern würden, präsentierte C# 3.0 als praktikable Lösung eine vereinfachte Initialisierungssyntax für Datenfelder im Zuge der Objektkonstruktion. Ausgehend von einer beliebigen Klasse mit `public`-Datenfeldern

```
public class MyType
{
  public int Datenfeld1 = 1;
  public float Datenfeld2;
```

```
    ...
}
```

kann die Konstruktion mit nachfolgender expliziter Initialisierung statt

```
MyType var = new MyType();
var.Datenfeld1 = 3;
var.Datenfeld2 = 14.3f;
```

neuerdings auch so geschrieben werden:

```
MyType var = new MyType(){ Datenfeld1 = 3, Datenfeld2 = 14.3f };
```

Zwischenaufgabe

3–6 Probieren Sie diese Art der Konstruktion selbst aus, und finden Sie (auch unter Verwendung des Debuggers) heraus, welche Werte die beiden Datenfelder mit dieser Art der Konstruktion tatsächlich erhalten, wenn für `MyType()` auch noch der folgende Konstruktor definiert ist:

```
public MyType(int i)
{
  Datenfeld1 = i;
  Datenfeld2 = 11f;
}
```

3.3 Beispielprogramm – BildschirmTennisOOP

Nach diesem doch wieder recht umfangreichen sprachtheoretischen Teil wird es Zeit, die vorgestellten Konzepte in einen größeren Zusammenhang zu stellen. Dafür bietet es sich an, das Beispielprogramm Bildschirmtennis aus der letzten Folge ein wenig OOP-gerechter zu designen.

3.3.1 Programmdesign

Das größte Augenmerk beim objektorientierten Programmdesign sollten Sie darauf legen, welche Aspekte der Problemstellung Sie als Klassen bzw. Objekte modellieren. Beim Bildschirmtennis bieten sich der Ball und Schläger als je eigene Klassen an, dazu kommt eine Hauptklasse, die den Spielablauf steuert, also Ball und Schläger anlegt, und sich um die Tastatureingabe sowie die Animation kümmert. Welches „Wissen" und wie viel Eigenständigkeit Ball und Schläger erhalten, ist eine Designentscheidung, die nicht unbedingt leicht zu treffen und schon gar nicht eindeutig ist. Wenn klar ist, dass es später wirklich nur einen Schläger und einen Ball geben wird, könnte man eine statische Implementierung à la `System.Console` vornehmen. Im vorliegenden Fall ist es das aber nicht – denn Sie werden eine Multiballversion des Programms unter den Aufgabenstellungen finden.

Ball

Nicht zuletzt deshalb fiel die Entscheidung auf einen recht radikalen OOP-Ansatz, in dem der Ball bei seiner Konstruktion „erfährt", wie seine Darstellung ist, welche Anfangsposition und Geschwindigkeit er hat und wie das Spielfeld aussieht. Ansonsten kennt er seine Physik und auch ein paar Spielregeln: Er „weiß", dass das Spielfeld rechteckig ist und wie ihn dessen Wände und auch der Schläger reflektieren.

```
public Ball(char b, Point p0, Speed v0, Point feld){...}
```

Schläger

Für den Schläger sieht die Geschichte nicht viel anders aus: Bei seiner Konstruktion erfährt er seine Darstellung, seine Anfangsposition und die Abmessungen des Spielfelds. Beide Objekte „wissen" weiterhin, wie sie sich zu bewegen haben, und sind auch in der Lage, ihre Darstellung auf der Konsole zu „zeichnen" und zu aktualisieren.

```
public Schläger(string s, Point start, Point feld){...}
```

Position und Geschwindigkeit

Da Position und Geschwindigkeit auf einer Ebene zweidimensionale Größen sind, wurden diese der besseren Anschauung halber kurzerhand mit den bereits diskutierten Klassen `Point` und `Speed` modelliert und auch ein passender Operator für ihre Addition bereitgestellt.

Operatoren von Ball und Schläger

Zur Nutzung des „geballten" und „geschlägerten" Wissens durch den übergeordneten Code der Hauptklasse erhielten die Objekte eine öffentliche Schnittstelle bestehend aus wenigen `public`-Methoden: Der Schläger bietet die recht einfach zu implementierenden Kommandos `Links()`, `Rechts()` und `Zeichne()` an.

Das Ball-Kommando `Animate()` ist etwas kniffliger. Erstens muss es dem aufrufenden Code über einen `bool`-Rückgabewert mitteilen, ob der Ball im Aus (also am unteren Bildschirmrand) gelandet oder noch im Spiel ist. Zweitens braucht der Ball zur Berechnung seiner Position Informationen darüber, ob er den Schläger getroffen hat oder nicht. Diese Information liefert die Methode `Treffer()` des Schlägers: Sie prüft, ob der als Parameter übergebene Punkt in Zeile und Spalte mit der Schlägerdarstellung kollidiert, und liefert das Ergebnis in Form eines Rückgabewertes vom Typ `bool`. Außerdem zeichnet sie die Schlägerdarstellung gegebenenfalls neu, damit der Ball bei unbewegtem Schläger keine sichtbaren Lücken hinterlässt.

Der Ball könnte im Prinzip auch einen Verweis auf den Schläger speichern, die Design-Entscheidung fiel aber darauf, dem Ball bei jedem `Animate()`-Aufruf einen Verweis auf das Schlägerobjekt zu übergeben, das den Aufruf von `Treffer()` möglich macht.

Was auf den ersten Blick wie überflüssiger Ballast aussieht – nämlich immer wieder denselben Schläger zu übergeben –, macht zum einen grundsätzlich Sinn, weil der Umfang der von der Klasse repräsentierten Daten dadurch klein bleibt, ohne die Schnittstelle aufzublasen. Zum anderen bleibt der Entwurf flexibel gegenüber nachträglichen Änderungen und Erweiterungen wie der bereits angedeuteten eventuellen Einführung zusätzlicher Schläger.

Das wäre es bereits gewesen. Der Rest der Logik deckt sich weitgehend mit dem Beispiel aus der vorigen Lektion. Nun liegt es an Ihnen, die Prosa am Code nachzuvollziehen und die vorgestellten theoretischen Konzepte darin wiederzufinden oder gar das Programm erst einmal ohne Blick auf den Code, allein anhand der Prosa, selbst zu entwickeln.

Nehmen Sie sich dabei auf jeden Fall Zeit dafür, die in der Lektion vorgestellten Konzepte ausreichend zu vertiefen – das heißt: Spielen und experimentieren Sie nach Herzenslust damit, sie sind das A und O der Programmierung mit C#. Den Quellcode und auch das fertige Projekt können Sie auf der Website zum Buch kopieren bzw. von ihr downloaden.

Listing 3.1 In der OOP-Version des Bildschirmtennis haben Ball und Schläger ein gehöriges Eigenleben.

```
using System;
using System.Collections.Generic;
using System.Text;
namespace BildschirmTennisOOP
{
  class Program
  {
    static void Main(string[] args)
    {
      Console.Title = "Abbruch mit ESC, Steuerung mit Cursortasten";
      Console.SetWindowSize(80, 20);
      Console.BufferHeight = 20;

      Point spos = new Point(Console.WindowWidth / 2 - 2,
                             Console.WindowHeight - 2);
      Point feld = new Point(Console.WindowWidth, Console.WindowHeight);
      Schläger schläger = new Schläger("====", spos, feld);
      Point bpos = new Point(Console.WindowWidth / 2, 0);
      Ball ball = new Ball('O', bpos, new Speed(1, 1), feld);
      DateTime t1, t0 = DateTime.Now;
      while (true)
      { // Zeitmessung
        t1 = DateTime.Now;
        int ms = (t1.Millisecond - t0.Millisecond + 1000) % 1000;
        if (ms > 100)
        {
          t0 = t1;  // Zeitwert für nächste Intervallmessung speichern
          if (ball.Animate(schläger))
          {
            string mess = "Game over (Enter)";
            Console.SetCursorPosition(
              Console.BufferWidth / 2 - mess.Length / 2,
              Console.BufferHeight / 2);
            Console.WriteLine(mess);
            Console.Beep(280, 500);  // Piepen
            Console.ReadLine();     // Auf Enter warten
            return;       // Fertig
          }
        }
        if (Console.KeyAvailable)
          switch (Console.ReadKey().Key)
          {
            case ConsoleKey.LeftArrow:
              schläger.Links(); break;
            case ConsoleKey.RightArrow:
              schläger.Rechts(); break;
```

```
          case ConsoleKey.Escape:
            return; break;
        }
    }
  }
  public class Ball
  {
    Point Pos, Feld;
    Speed v;
    char ball;
    public Ball(char b, Point p0, Speed v0, Point feld)
    {
      ball = b;
      Pos = p0;
      v = v0;
      Feld = feld;
      // TODO: testen, ob Ball in Feld?
    }
    public bool Animate(Schläger sl)
    {
      if (Pos.x + v.x < 0 || Pos.x + v.x >= Feld.x)
        v.x = -v.x;
      if (Pos.y + v.y < 0 || sl.Treffer(Pos))
        v.y = -v.y;
      Console.SetCursorPosition(Pos.x, Pos.y);
      Console.Write(" ");
      Pos = Pos + v;
      if (Pos.y == Feld.y)
        return true;  // verloren
      Console.SetCursorPosition(Pos.x, Pos.y);
      Console.Write(ball);
      return false;
    }
  }
  public class Schläger
  {
    string Schläger0; // Schläger
    string Schläger1; // Maske zum Überzeichnen des Schlägers
    Point Pos0, Pos1;
    Point Feld;
    public Schläger(string s, Point start, Point feld)
    {
      Schläger1 = s;
      Schläger0 = new string(' ', s.Length);
      Pos0 = Pos1 = start;
      Feld = feld;
      Console.SetCursorPosition(Pos1.x, Pos1.y);
      Console.Write(Schläger1);
    }
    public void Links()
    {
      if (Pos1.x > 0)
      {
        Pos1.x--;
        Zeichne();
      }
    }
    public void Rechts()
    {
      if (Pos1.x + Schläger0.Length + 1 < Feld.x)
      {
        Pos1.x++;
        Zeichne();
      }
    }
    private void Zeichne()
    {
      Console.SetCursorPosition(Pos0.x, Pos0.y);
      Console.Write(Schläger0);
      Console.SetCursorPosition(Pos1.x, Pos1.y);
```

```
        Console.Write(Schläger1);
        Pos0 = Pos1;
      }
      public bool Treffer(Point p)
      {
        if (p.y == Pos0.y && Pos0.x <= p.x &&
          Pos0.x + Schläger0.Length > p.x)
          return true;
        Zeichne();
        return false;
      }
    }
    public struct Point
    {
      public int x, y;
      public Point(int px, int py)
      {
        x = px;
        y = py;
      }
      static public Point operator +(Point p, Speed g)
      {
        return new Point(p.x + g.x, p.y + g.y);
      }
    }
    public class Speed
    {
      public int x, y;
      public Speed(int vx, int vy)
      {
        x = vx;
        y = vy;
      }
    }
  }
}
```

3.4 Aufgaben

Studieren Sie den Code des Beispielprogramms *BildschirmTennisOOP* ausführlich, denn die folgenden Aufgaben haben es in sich:

3–7 Implementieren Sie eine Möglichkeit, den Schläger zweidimensional im Raum zu bewegen, natürlich unter Beachtung der Ränder.

3–8 Die Designentscheidung, das Spielfeld bei Konstruktion zu speichern, ist einschränkend. Implementieren Sie über die BILD-AUF- und BILD-AB-Tasten eine Größenveränderung des Spielfelds, und ändern Sie das Programm dahingehend, dass Ball und Schläger diese Änderung mitbekommen. Ergänzen Sie die Funktionalität erstens durch eine zusätzliche Methode je Klasse und zweitens durch ein verändertes Design, das auf ein Speichern des Spielfelds durch `Ball` und `Schläger` verzichtet.

3–9 Führen Sie einen zweiten Ball ein, und initialisieren Sie ihn so, dass beide Bälle über den Schläger auch spielbar sind.

4

4 Klassen und ihre Datenelemente

In dieser Lektion lernen Sie die Datenseite der Klassendefinition besser kennen. Rein thematisch ist die Klassendefinition weiterreichend als dies im Moment vermittelbar ist. Das liegt an der verblüffenden Geschlossenheit des objektorientierten Ansatzes, dessen wichtigster Mechanismus, die Vererbung, noch bis zur nächsten Lektion warten muss. Scheuen Sie also nicht, an späterer Stelle zu diesen Themen wieder zurückzublättern und sie für sich in komplexeren Zusammenhang zu stellen.

Wie bei jedem Handwerk ist auch in der Programmierung noch kein Meister vom Himmel gefallen. Ohne eine gehörige Portion Arbeit von Ihrer Seite aus, ohne stunden- und tagelange *eigene* Beschäftigung mit der Materie wird Ihr Wunsch, mit C# richtig gut programmieren zu können, ein Wunsch bleiben.

Tipp

Lesen Sie die Programme anderer, nutzen Sie die Möglichkeiten der Online-Hilfe und der Community und vor allem das Internet. Die Antworten für die meisten Probleme lassen sich schlicht und einfach nach Eingabe weniger Suchbegriffe ergoogeln.

4.1 Datenfelder

Für die Datenspeicherung in einem Objekt sind die in Lektion 3 kurz angesprochenen Datenfelder zuständig. Um das bereits Gesagte noch einmal zusammenzufassen: Datenfelder sind im Klassenrumpf vereinbarte Objektvariablen (mit Bezeichner und Dtentyp), deren Werte zusammen den Zustand einer gegebenen Instanz der Klasse verkörpern. Mit dem Zusatz `static` deklarierte Datenfelder sind der Datentypinstanz zugeordnet, also auf Klassenebene angesiedelt, alle anderen statten die Objekte der Klasse aus. Somit erhält jedes Objekt einer Klasse seinen eigenen Satz an Datenfeldern und kann zudem auf die gemeinsam genutzten statischen Datenfelder, die nur einmal vorhanden sind, zugreifen und diese manipulieren.

4.1.1 Zugriffsbeschränkungen

Die Lebensdauer eines Datenfelds entspricht der Lebensdauer seines Objekts, der Zugriff darauf ist also möglich, solange das Objekt an eine Objektvariable gebunden ist. Ohne Zugriffsmodifizierer bzw. als `private` vereinbarte Datenfelder sind allerdings nur für den Code der Klasse sichtbar. Das schließt immerhin mit ein, dass ein Objekt auf die Datenfelder anderer Objekte derselben Klasse zugreifen und diese auch manipulieren kann, wie das folgende Codebeispiel zeigt:

```
class vektor2D
{
  double x, y;
  public vektor2D(double newx, double newy)
  {
    x = newx; y = newy;
  }
  // sklarer Abstand zu anderem vektor2D-Objekt
  public double DistanceTo(vektor2D v)
  {
    return Math.Sqrt((x - v.x) * (x - v.x) + (y - v.y) * (y - v.y));
  }
}
```

Die Instanzmethode `DistanceTo()` ermöglicht es einem Objekt der Klasse `vektor2D`, den Abstand zu jedem beliebigen Artgenossen auszurechnen – beachten Sie die für Instanzmethoden typische Ich-Perspektive.

`public`-Datenfelder sind für Code, der mit Objekten der Klasse hantiert, sicht- und manipulierbar, was jedoch nicht immer im vollen Umfang erwünscht ist. Um eine nach außen sichtbare Objektvariable vor Manipulation zu schützen, gibt es in C# die drei Konzepte `const`-Konstanten, `readonly`-Variablen und Zugriffsmethoden (auch: Eigenschaften).

const-Variablen

Konstanten sind Variablen, deren Wert nach der ersten Zuweisung (im Rahmen ihrer Initialisierung) nicht mehr geändert werden kann – darüber wacht der Compiler. Es gibt sie in zwei Geschmacksrichtungen. Als `const`-Variablen lassen sie sich in der Praxis nur für elementare Datentypen sinnvoll verwenden, da ihre Initialisierung bei Vereinbarung unter Angabe eines literalen (!) Werts oder Ausdrucks erfolgen muss:

```
const int MaxAnzahl = 1000;
const long MinAnzahl = MaxAnzahl / 2;
const string Meldung = "Wert zu groß";
```

`const`-Vereinbarungen für andere Referenztypen als `string` sind zwar zulässig, müssen aber mit `null` initialisiert werden, was nicht wirklich einen Fortschritt bedeutet.

readonly-Variablen

Für solche und alle anderen Fälle bieten sich `readonly`-Variablen an, für die selbst nach einer Vereinbarung mit Initialisierung noch eine Wertzuweisung erlaubt ist – aber ausschließlich in einem der Konstruktoren der jeweiligen Klasse:

```
class MeineKlasse
{
  public readonly DateTime Ultimatum;
  public void MeineKlasse()
  {
     Ultimatum = DateTime.Now + new TimeSpan(10, 0, 0, 0);
...
```

Zwischenaufgabe

4–1 Konstanten-Deklarationen sind auch für lokale Variablen von Methoden zulässig, finden allerdings vorwiegend in Klassenrümpfen Anwendung. Schreiben Sie Code, der diese Aussage bestätigt.

4–2 Die `readonly`-Kennzeichnung einer Objektvariablen mit einem Referenztyp schützt nur die Variable, nicht das Objekt selbst – die Variable kann also nur das zuerst zugewiesene Objekt binden, kein anderes. Schreiben Sie Code, der diese Aussage bestätigt.

Zugriffsmethoden

Der Nur-Lesen-Schutz, den `const`- und `readonly`-Deklarationen bieten, hat einen gehörigen Nachteil: Er gilt auch für den Code der Klasse selbst. Eine wirksame Trennung des Zugriffsrechts in eine Innen- und eine Außensicht lässt sich nur über ein anderes Mittel erzielen: den vermittelten Zugriff per Methoden.

Der Ansatz dafür ist: Sie vereinbaren ein Datenfeld als `private` und implementieren je eine Methode für den Schreib- und den Lesezugriff darauf. Vergleichbar mit einer Firewall können solche Methoden dann im Prinzip sogar noch einiges mehr: Lesezugriffsmethoden können auf Grundlage eines oder mehrerer Datenfelder Werte berechnen, die als solche gar nicht explizit gespeichert sind, denken Sie nur an die Methode `ToString()`. Schreibzugriffsmethoden können mehrere, wechselseitig abhängige Datenfelder versorgen, die Einhaltung von Wertebereichen und Gültigkeitsregeln überprüfen und bei Verletzungen auch entsprechend reagieren.

Da eine derartige Feinkontrolle über die Werte der Datenfelder in der OOP nicht nur wünschenswert, sondern auch extrem wichtig ist, unterstützt C# in Form der *Eigenschaften* sogar ein spracheigenes Methodenkonzept, das die beiden Zugriffsfunktionen unter ein gemeinsames Dach zusammenführt.

Mehr dazu gleich, denn es gibt noch eine weitere Spielart von Konstanten, die sich zu eigenständigen Datentypen zusammenfassen lassen.

4.2 Aufzählungstypen – enum

Aufzählungstypen, neudeutsch auch Enumerationen genannt, sind aus der Programmierung schon lange nicht mehr wegzudenken. Im Prinzip nichts anderes als eine endliche Aufzählung von Bezeichnern mit (nullbasierter) Abbildung auf einen Ganzzahltyp (Vorgabe ist `int`, aber auch mit `long` deklarierbar), sind Aufzählungstypen mit .NET zu eigenständigen Datentypen avanciert, die der vollen Typkontrolle durch den Compiler unterworfen sind: Objektvariablen für einen Aufzählungstyp können daher nur Werte annehmen, die Elemente der Aufzählung sind.

Die Syntax für die Vereinbarung eines gewöhnlichen Aufzählungstyps lautet:

```
enum Wochentag { Sonntag, Montag, Dienstag, Mittwoch, Donnerstag,
   Freitag, Samstag};
```

Wenn Sie mit Elementen eines Aufzählungstyps hantieren, müssen Sie immer die Punktnotation mit Klassennamen verwenden. Hier die Vereinbarung einer Objektvariablen mit Initialisierung:

```
Wochentag tag = Wochentag.Dienstag;
```

Aufzählungstypen eignen sich bestens zur Modellierung von Wertebereichen (bzw. allgemeiner: Mengen) mit einer festen Anzahl von Elementen. Damit sind sie ein probates Mittel für:

- die Benennung diskreter Zustände – beispielsweise für Zustandsvariablen (Stichwort: endlicher Automat)
- die Benennung von Kategorien – beispielsweise zur Dimensionsbenennung in mehrdimensionalen Arrays
- die Benennung von Fällen – zur Fallbenennung in symbolischen Fallunterscheidungen (`switch`)
- die Vereinbarung von Konstanten – beispielsweise für Farben, Nachrichten und Ähnliches.

Bei der Definition von Konstanten ist manchmal auch wichtig, dass man festlegen kann, auf welchen Wert ein Aufzählungselement abgebildet wird:

```
enum farbe { blau = 0xffff00, rot = 0x00ffff, grün = 0xff00ff9 };
```

Um mit dem Wert an späterer Stelle tatsächlich zu arbeiten, ist eine explizite Typumwandlung in den Ganzzahltyp `int` oder `long` definiert:

```
int blau = (int) farbe.blau;  // 0xffff00
```

4.2.1 Bitvektoren

Ein weiteres, eng mit Aufzählungstypen verbundenes Konzept sind die sogenannten *Bitvektoren*. Der Wertebereich für ein Bitvektor-Objekt über einem Aufzählungstyp ergibt sich als Oder-Kombination der Elemente des Aufzählungstyps. Um einen Aufzählungstyp als Bitvektortyp zu definieren, ist der Vereinbarung der Zusatz `[Flags]` voranzustellen. (Mehr über das hier stillschweigend verwendete Attributkonzept erfahren Sie in Lektion 7.)

```
[Flags] enum MyBitVektor {reich, schön, gesund};
...
MyBitVektor mygirl = MyBitVektor.schön | MyBitVektor.gesund;
```

Eine Objektvariable des Typs `MyBitVektor` kann $2^3 = 8$ unterschiedliche Zustände ausdrücken. Erwartungsgemäß sind alle drei bitweisen Operatoren | (OR), & (AND) und ^ (XOR) für Bitvektoren definiert. Dies nur der Vollständigkeit halber. Was es mit Bitvektortypen weiter auf sich hat, entnehmen Sie der MSDN-Hilfe.

4.3 Eigenschaften

Unter einer *Eigenschaft* stellen Sie sich am besten eine Art besseres Datenfeld in einer Klasse beziehungsweise einem Objekt vor, das eine umfassende Kontrolle bei Schreib- und Lesezugriffen auf den Wert bietet. Erreicht wird diese Kontrolle über den Code eines speziellen Methodenpaars, das diese Zugriffe verkapselt. C# fasst dieses Paar zu einer einzigen Methode mit sogenanntem `get`- und `set`-Accessor zusammen und schreibt eine eigene Syntax dafür vor. Wie die aussieht, zeigt am besten der einfachste Fall, in dem eine Eigenschaft den Zugriff auf ein `private`-Datenfeld schlicht durchreicht:

```
class MeineKlasse
{
  int m_Prop; // private
  public int Prop
  {
    get
    {
      return m_Prop;
    }
    set
    {
      m_Prop = value;
    }
  }
  ...
}
```

Die Bezeichner für Datenfeld und Eigenschaft müssen sich unterscheiden, was häufig über ein Präfix wie `m_` oder – fehlerträchtiger – nur per Groß- und Kleinschreibung geschieht. Neben der Binnengliederung in einen `set`- und einen `get`-Körper sollten zwei Dinge auffallen: Es gibt keine runden Klammern, dafür aber ein neues C#-Schlüsselwort im `set`-Accessor. Da dieser Accessor für den Fall zuständig ist, dass die Eigenschaft als Linkswert auftritt, braucht der Rechtswert mangels eines entsprechenden (formalen) Parameters einen Namen: `value`.

Für den gezeigten trivialen Fall der reinen Verkapselung eines privaten Datenfelds ist seit C# 3.0 auch eine Kurzschreibweise zulässig:

```
public int Prop
{ get; set; }
```

Der Compiler vereinbart das `private`-Datenfeld hier implizit.

Tipp

Die Codeausschnitte *prop* und *propg* liefern geeignete Codegerüste dafür.

Es versteht sich, dass die seit C# 3.0 verfügbare erweiterte Objektinitialisierungssyntax auch für Eigenschaften verwendbar ist:

```
MeineKlasse mk = new MeineKlasse(){ Prop = 17 };
```

4.3.1 Erweiterte Möglichkeiten von Eigenschaften

Um eine Nur-Lesen- bzw. Nur-Schreiben-Eigenschaft zu erhalten, lassen Sie einfach den `set`- bzw. `get`-Accessor weg. Für den Klassencode stellt dies keine Einschränkung dar, denn dieser kann ja das zugrunde liegende Datenfeld immer noch direkt ansprechen.

Das Tolle am Eigenschaftenkonzept ist: In der Außensicht gibt es zwischen Datenfeldern und Eigenschaften keine Unterschiede. Code, der ein Objekt dieser Klasse verwendet, kann faktisch nicht unterscheiden, ob er auf ein Datenfeld oder eine Eigenschaft zugreift – die Syntax ist identisch:

```
MeineKlasse mk = new MeineKlasse();
mk.Prop = 10;
int i = mk.Prop;
```

Seit C# 2.0 darf einer der beiden Accessoren einen eigenen Zugriffsmodifizierer erhalten, wodurch sich auch unterschiedliche Sichtbarkeiten der Eigenschaft für Schreib- und Lesezugriffe festlegen lassen. Für eine `public`-Eigenschaft mit privatem `set`-Accessor erlaubt der Compiler nur im klasseneigenen Code eine Verwendung als Linkswert:

```
public int Prop
{  get;  private set; }
```

Jenseits des vorgestellten trivialen Falls lassen sich mit den Accessoren, wie schon angesprochen, natürlich beliebige Anforderungen implementieren. Insbesondere muss einer Eigenschaft nicht zwingend nur *ein* Datenfeld unterlegt sein:

```
class vektor2D
{
  public double x, y;
  public double Length
  {
    get { return Math.Sqrt(x * x - y * y); }
  }
}
```

Ihr Wert darf prinzipiell auch rein rechnerisch ermittelt werden – über eine klasseneigene Logik oder als Ergebnis irgendeiner anderen Form von Abfrage, ja selbst einer Datenbankabfrage.

Zwischenaufgaben

Wenn Sie die folgenden Aufgaben lösen, sollten Sie eine Idee davon bekommen, wie Eigenschaften funktionieren:

4–3 Lesen Sie die Dokumentation zur Klasse `DateTime`. Worin unterscheiden sich die Eigenschaften `Millisecond` und `Now`?

4–4 Implementieren Sie eine Klasse, deren Objekte die Schreib- und Lesezugriffe auf eine `string`-Eigenschaft zählen, und schreiben Sie Testcode dafür.

4–5 Implementieren Sie die beiden Zähler als Nur-Lesen-Eigenschaften, damit Manipulationen des Zählerstands nur durch das Objekt selbst, nicht aber durch Clientcode möglich sind. Welche Alternative zu der bereits vorgestellten Möglichkeit gibt es noch? Testen Sie beide Möglichkeiten.

4–6 Implementieren Sie die `string`-Eigenschaft so, dass sie nach zwölf Lese- und/oder Schreibzugriffen nur noch den String "Das Dutzend ist voll" liefert.

4.4 Weitere Klassenelemente

Mit Konstruktoren, Methoden, Operatoren, Datenfeldern und Eigenschaften haben Sie nun bereits die meisten Klassenelemente kennengelernt. Da die gerade im Bereich der Windows- und Webprogrammierung recht wichtigen Ereignisse erst in den Lektionen 6 und 7 zu ihrem Recht kommen und Destruktoren bis Lektion 10 warten müssen, bleiben für diese Lektion nur noch die verschachtelten Klassendefinitionen, die letztlich im Dienste der Datenfelder stehen.

4.4.1 Verschachteltes Klassendesign

Eine Klassendefinition darf ihrerseits verschachtelte Klassendefinitionen enthalten und die Operationen sowie die Objekte dieser Klassen auch nach Belieben einsetzen. Handelt es sich bei der verschachtelten Klassendefinition um eine `private`-Vereinbarung, fungiert die Klasse als innerer Datentyp und ist für die Außensicht nicht existent. `public`-Vereinbarungen liegt im Allgemeinen die Absicht zugrunde, eigene Datentypen für `public`-Datenfelder oder Eigenschaften zu exportieren. Solche Datentypen sind in ihrer Logik meist recht speziell auf die Bedürfnisse der übergeordneten Klasse zugeschnitten und ergeben folglich nur im Zusammenspiel damit einen Sinn:

```
class Haupt
{
  public class UnterPub
  { ... }
  class UnterPriv
  { ...}
  public UnterPub uPub = new UnterPub();
  UnterPriv uPriv = new UnterPriv();  // private
...
```

Während sich die Sichtbarkeit der verschachtelten `private`-Klasse `UnterPriv` hier auf den `private`-Bereich der Klasse `Haupt` beschränkt, darf die verschachtelte `public`-Klasse `UnterPub` unter Verwendung der Punktnotation auch außerhalb von `Haupt` instanziert und wie eine eigenständige Klasse genutzt werden:

```
Haupt h = new Haupt();
Haupt.UnterPub hu = new Haupt.UnterPub();
h.uPub = hu;
```

Das verschachtelte Klassendesign ist vom Prinzip her eine reine Strukturierungsmaßnahme, die keine Auswirkungen auf die Objekte der beteiligten Klassen hat. Man verwendet es, um den Aufgabenbereich einer Klasse weiter zu untergliedern. Für das Programm *BildschirmTennis* ist es beispielsweise durchaus sinnvoll, die Klassen `Ball` und `Schläger` in die Hauptklasse `Program` zu verschachteln. Das Beispielprogramm *BildschirmTennisOOP* in Lektion 3 arbeitet bereits damit. Haben Sie es bemerkt?

4.5 Arrays

Zurück zur Datenspeicherung. Wer mit vielen Objekten gleichen Typs arbeiten oder einfach nur größere Mengen von Objekten kollektiv verwalten muss, stößt mit einzelnen Objektvariablen nach dem Schema a01, a02, a03 schnell an Grenzen. In der .NET-Klassenbibliothek gibt es deshalb eine Reihe sogenannter *Containerklassen*, die speziell auf die Verwaltung größerer Objektmengen ausgerichtet sind, angefangen von irgendwelchen allgemeinen oder typisierten `Collection`-Klassen, die Ihnen in späteren Lektionen noch ausführlicher begegnen werden, über Listen bis hin zu Bäumen. Abgesehen von unterschiedlichen Ausstattungsgraden, Zugriffsstrategien und Verwaltungskonzepten hat jede ihren eigenen Charme und ist auf einen bestimmten Einsatzbereich zugeschnitten.

Die prominenteste und auch vielseitigste Organisationsform stellen aber nach wie vor die aus der traditionellen Programmierung bekannten *Arrays* dar, die in einer Sprache wie C# natürlich nicht fehlen dürfen.

4.5.1 Was sind C#-Arrays?

Wie alles und jedes sind in .NET auch Arrays Objekte und als solche Instanzen von Klassen, deren `class`-Implementierung wie die der elementaren Datentypen in der .NET-Klassenbibliothek steckt – und somit im Unterschied zu traditionellen Programmiersprachen wie C/C++ und Pascal nicht sprachspezifisch ist.

4.5.2 Umgang mit Arrays

Dass man als C#-Programmierer davon kaum etwas merkt, liegt an der nahtlosen Integration der .NET-Arrays in die Sprachsyntax, und der von C/C++ her gewohnten Notation mit eckigen Klammern. Das einschränkende „kaum" steht hier deshalb, weil das OOP-Modell von .NET natürlich trotzdem durchschimmert: Als Referenztypen müssen Arrays nämlich wie gewohnt per Konstruktor instanziiert werden, und ihre Handhabung erfolgt nach dem üblichen Muster – über Objektvariablen.

Vereinbarung und Instanziierung

Da C#-Arrays typisierte Arrays mit einer festen Anzahl von Arrayelementen eines bestimmten Datentyps sind, müssen diese Anzahl und der Elementdatentyp bei der Konstruktion bekannt sein. Die Syntax für die Vereinbarung eines Arrays mit zehn `int`-Elementen sieht so aus:

```
int[] iArr = new int[10];
```

Die Objektvariable `iArr` trägt somit den Datentyp `int[]`. Da der vereinbarte Elementtyp zu den Werttypen zählt, wäre das Array nach diesem Schritt für die weitere Verwendung fertig – und alle Elemente sind mit 0 initialisiert.

Als eigenständige Datentypen lassen sich Arrays in Methoden- und Klassenkörpern gleichermaßen und unter Verwendung der Initialisierungssyntax vereinbaren. Der Code für die Bevölkerung eines Arrays mit Werten ist natürlich in einer Methode, beispielsweise dem Konstruktor, zu platzieren.

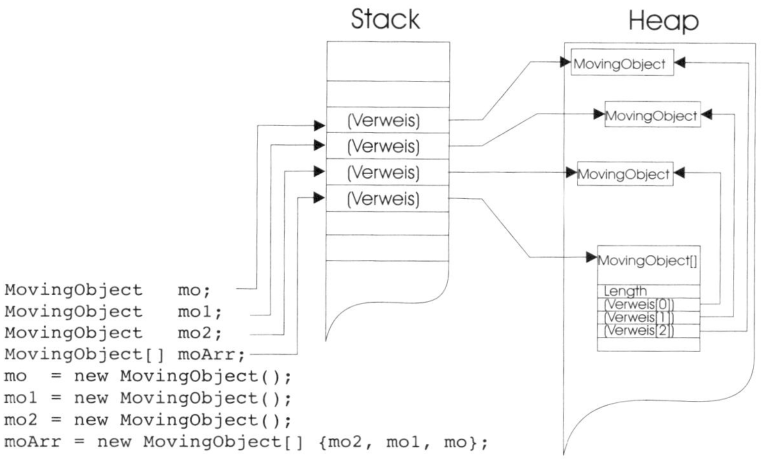

Abbildung 4.1 Ein Array ist speichertechnisch nichts anderes als ein Objekt, das seinerseits eine Elementliste verwaltet. Ist der Elementdatentyp ein Referenztyp, verweisen die Elemente dieser Liste ihrerseits auf Objekte.

Elementzugriff

Der Elementzugriff erfolgt unter Angabe eines Elementindex in eckigen Klammern, wobei das erste Arrayelement in C# grundsätzlich den Index 0 hat und die Zählung bei einem zehnelementigen Array somit nur bis 9 geht:

```
for(int i = 0; i < 10; i++)
  iArr[i] = i*i;
```

Ist als Elementdatentyp ein Referenztyp vereinbart, müssen Sie sich die Arrayelemente als Objektvariablen des Elementdatentyps vorstellen, die unmittelbar nach Konstruktion des Arrays noch den Wert `null` haben, also ungebunden sind. Um beispielsweise hundert Objekte des Typs `Ball` zu generieren, müssen Sie somit ein 100-elementiges Array mit dem Elementtyp `Ball` anlegen, die entsprechende Anzahl an `Ball`-Objekten in einer Schleife instanziieren und den Arrayelementen als Wert zuweisen:

```
Ball[] bArr = new Ball[100];
for(int i = 0; i < 100; i++)
  iArr[i] = new Ball();
```

Rein hypothetisch könnte man auch allen 100 Arrayelementen ein und dasselbe Ball-Objekt zuweisen – mit natürlich fraglichem praktischen Nutzen.

Arraykopien

Nachdem Arrays `class`-Objekte sind, erzeugt die gewöhnliche Zuweisung zwischen Arrayvariablen nur eine Referenzkopie, die bewirkt, dass eine weitere Objektvariable auf dasselbe Array verweist. Eine Arraykopie erfordert hingegen den Einsatz der `Clone()`-Methode des zu kopierenden Arrayobjekts. Sie liefert eine neue Instanz, die allerdings – eine Schwäche der generischen Implementation – noch den *generischen* Elementtyp `object` trägt und eine explizite Typumwandlung in den ursprünglichen Elementtyp erfordert:

```
int[] iArr1 = iArr; // Referenzkopie
int[] iArr2 = (int[])iArr.Clone();
```

Um ein Array zu vergrößern, bleibt kein anderer Weg, als den gesamten Arrayinhalt in ein Array mit größeren Abmessungen zu kopieren. Dies kann explizit per Schleife passieren oder besser mit der Instanzmethode `CopyTo()`. Der Königsweg ist allerdings `Copy()`, die wichtigste statische Methode – neben `Sort()` und `Clear()` – der (abstrakten Basis-)Klasse `Array`, deren Implementierung C# allen Arrays zugrunde legt:

```
int[] iArr3 = new int[100];
Array.Copy(iArr3, iArr, iArr.Length);
```

Mit seinen vier Überladungen eröffnet `Copy()` auch Wege, Arrays zu verkleinern oder umzustrukturieren.

Initialisierungssyntax

Anstatt feste Arraygrenzen anzugeben und die Elemente einzeln per Zuweisung zu initialisieren, unterstützt C# auch eine Initialisierungssyntax, bei der Sie eine Elementliste (mit Literalen oder Objekten) in geschweiften Klammern angeben können und der Compiler die Elementanzahl anhand der Liste selbst ermittelt:

```
float[] = new float[] { 1.4f, 2.3f, 0,2, 3.3f };
string s = "null";
string[] sArr = new string[] {s, "eins", "zwei", "drei"};
```

Die Anzahl der Elemente in einem Array lässt sich über die Array-Eigenschaft `Length` in Erfahrung bringen:

```
void ToConsole(string[] sArr)
{
  for(int i = 0; i < sArr.Length; i++)
    Console.WriteLine(sArr[i]);
}
```

Arrays durchlaufen – die foreach-Schleife

Zum Durchlaufen von Arrays (und anderer Containerklassen) unterstützt C# auch eine besondere Schleifenart, die `foreach`-Schleife, damit könnte man `ToConsole()` auch so formulieren:

```
void ToConsole(string[] sArr)
{
  foreach (string s in sArr)
    Console.WriteLine(s);
}
```

Im Kopf der `foreach`-Schleife benennen Sie das zu durchlaufende Array (Containerklasse) und vereinbaren dafür eine Objektvariable mit passendem Elementdatentyp. Den Rest erledigt der Compiler. Wie `for`- und `while`-Schleifen, lassen sich auch `foreach`-Schleifen über die Schlüsselwörter `break` und `continue` aus dem Schleifenkörper heraus steuern und mittels `return` sofort abbrechen.

4.5.3 Mehrdimensionale Arrays

Selbstverständlich unterstützt C# auch mehrdimensionale und aus rein formalen Gründen sogar Arrays von Arrays. Ein mehrdimensionales Array mit drei Dimensionen und 5 • 3 • 3, also 45 Elementen, wäre:

```
int[ , , ] iArr3D = new int[5, 3, 3];
for (int x = 0; x < 5; x++)
  for (int y = 0; y < 3; y++)
    for (int z = 0; z < 3; z++)
      iArr3D[x, y, z] = x*5 + y*3 + z;
```

Arrays von Arrays, in der Hilfe als „verzweigte Arrays" bezeichnet, sind Arrays, deren Elementdatentypen Objektvariablen sind, die selbst wieder einen Array-Datentyp tragen: Dabei dürfen die als Elemente zugewiesenen Arrays auch unterschiedliche Dimensionen haben. Bei Referenztypen sind sogar unterschiedliche Elementtypen zulässig, wenn gewährleistet ist, dass der für das verzweigte Array vereinbarte Elementarraytyp nach den Gesetzen der Vererbung die gemeinsame Abstammung aller Elementarrays bildet (mehr dazu in Lektion 5):

```
object[][] oArrMD = new object[2][];
oArrMD[0] = new string[] {"eins", "zwei"};
oArrMD[1] = new System.Text.StringBuilder[100];
for (int i = 0; i < 100; i++)
  oArrMD[1][i] = new System.Text.StringBuilder();
```

Zwischenaufgaben

4–7 Schreiben Sie eine Klasse `DecimalN` für die Repräsentation ganzzahliger Dezimalzahlen beliebiger Länge. Die Anzahl N der Stellen ist bei Instanziierung anzugeben.

4–8 Implementieren Sie zwei Überladungen einer statischen Methode `ToDecimalN()`, die `long`- bzw. und `string`-Werte in `DecimalN`-Objekte konvertiert, sowie eine `ToString()`-Methode.

4–9 Implementieren Sie einen +-Operator für zwei Objekte dieses Typs, der richtig rechnet.

4–10 Testen Sie die korrekte Arbeitsweise der Klasse anhand kurzer und längerer Beispiele.

4.6 Codeperspektiven

Vor einer weitergehenden Untersuchung, inwieweit sich der mit Arrays mögliche Elementzugriff per Klammerschreibweise auch für eigenen Code verwenden lässt, sollten Sie sich noch einmal durch den Kopf gehen lassen, welche Perspektiven Ihnen die OOP für Ihren Code auferlegt:

4.6.1 Die vier möglichen Sichten bei der Programmierung

Wenn Sie eine Klasse schreiben – und das tun Sie, wenn Sie in C# programmieren, eigentlich immer –, müssen Sie vier Perspektiven unterscheiden, die sich als Kombination der Kontexte *statisch/dynamisch* und der Sichten *innen/außen* ergeben.

Statische Außensicht

Diese Perspektive nehmen Sie ein, wenn Sie Code schreiben, der mit statischen Datentypobjekten anderer Klassen hantiert. Die Sicht beschränkt sich auf statische Member, für die eine `public`-Vereinbarung vorliegt. Um sie anzusprechen, verwenden Sie die Punktschreibweise mit vorangestelltem Klassennamen:

```
Console.WriteLine();
```

Dynamische Außensicht

In dieser Perspektive hantieren Sie mit Objekten anderer Klassen und verwenden dafür (im Allgemeinen) Objektvariablen mit passendem Datentyp. Die Sicht umfasst die `public`-Member des jeweiligen Objekts, und um diese anzusprechen, verwenden Sie die Punktschreibweise mit vorangestellter Objektvariablen:

```
MyClass mc = new MyClass();
string s = mc.ToString();
```

Die Einschränkung „im Allgemeinen“ findet sich hier deshalb, weil sich die Member eines frisch instanziierten Objekts auch direkt ansprechen lassen, sofern kein weiterer Zugriff darauf mehr erforderlich ist:

```
string s = new Speed(17,12).ToString())
```

Statische Innensicht

Mit dieser Sicht arbeiten Sie, wenn Sie die statischen Methoden einer Klasse implementieren und dabei auf die statischen Elemente der Klasse referieren. Obgleich nicht falsch, brauchen Sie den Klassennamen dann nicht zu notieren. Er wird normalerweise nur notiert, um Bezeichnerkonflikte zu umgehen:

```
public class MyClass
{
  static int x;
  public void ResetX()
  { x = 0; }
  public void SetX(int x)
  { MyClass.x = x; }          // Bezeichnerkonflikt
}
```

Dynamische Innensicht – this

Diese auch als Ich-Perspektive bezeichnete Sicht ist vom Blickwinkel der Sprache her die interessanteste, weil sie am meisten zu bieten hat, am häufigsten eingenommen wird und den Geist der OOP gewissermaßen von innen heraus beleuchtet. Sie ist für Code zuständig, mit dem Sie das Innenleben der Objekte einer Klasse implementieren. Auch hier dürfen Sie die Bezeichner der (statischen und dynamischen) Klassenelemente ohne Punktschreibweise direkt notieren.

Da in der Innensicht keine gewöhnliche Objektvariable für das Objekt selbst vorhanden ist, verwendet C# ersatzweise das Schlüsselwort `this`, um die ich-Referenz auszudrücken. Damit ist `this` rein formal eine Objektvariable, die den Datentyp der Klasse trägt, in deren Rumpf sie vereinbart ist. Als solche lässt sich `this` auch wie jede andere Objektvariable verwenden – oft auch nur, um Namenskonflikte aufzulösen:

```
public class MyClass
{
  ...
  int x;
  MyClass(int x)
  {
    this.x = x;
  }
}
```

Unverzichtbar ist `this` bei Methodenaufrufen, die eine Referenz auf das aufrufende Objekt erwarten. Stellen Sie sich eine Klasse vor, deren Objekte sich im Verlauf ihrer Konstruktion bei einem anderen Objekt registrieren, beispielsweise als Nachfolger:

```
public class ListElem
{
  public object value;
  public ListElem next;
  public ListElem(ListElem previous, object Value)
  {
     if(previous != null)
       previous.next = this;
     value = Value;
  }
}
```

4.6.2 Indexer

Auch wenn die Klammerschreibweise für Arrays die Sicht auf die Objektnatur etwas verschleiert, ist sie unbenommen ausgesprochen praktisch. Sie müssen einfach im Hinterkopf behalten, dass Elementzugriffe hinter den Kulissen ganz gewöhnliche Methodenaufrufe darstellen – und im Prinzip auch so notierbar sind. Die entsprechenden Methoden sind achtfach überladen und tragen die Namen `SetValue()` und `GetValue()`. Statt

```
int[] iArr = new int[] {1,2,3,4};
iArr[0] = iArr[1];
```

könnte man den Elementzugriff in der zweiten Zeile auch so schreiben:

```
iArr.SetValue(iArr.GetValue(1), 0);
```

Da ist die Klammerschreibweise doch um einiges lesbarer, finden Sie nicht?

Natürlich wirft dies sofort die Frage auf, ob sich diese Schreibweise nicht auch für eigene Klassen nutzen lässt. Die Antwort ist: Ja. Tatsächlich bietet C# einen Weg dafür, der über die Implementation einer speziellen Klasseneigenschaft, genannt *Indexer*, führt. Die folgende einfache Klasse, die nichts anderes als ein Array in einem privaten Datenfeld verkapselt, verdeutlicht das Prinzip und auch gleich die Syntax:

```
class MyArray
{
  int[] iArr = new int[] { 1, 2, 3, 4 };
  public int this[int i]
  {
    set
    { iArr[i] = value;}
    get
    { return iArr[i]; }
  }
}
```

`MyArray`-Objekte verfügen demnach über eine Eigenschaft namens `this`, für die mit Klammerschreibweise ein Parameter vereinbart ist. Das reicht bereits. Die Syntax für den Zugriff sieht nun tatsächlich wie erwartet aus:

```
MyArray ma = new MyArray();
ma[2] = ma[1];
```

Tipp

Sie können den Codeausschnitt *indexer* verwenden, um das Methodengerüst zu erhalten.

Liste

Ein etwas gehaltvolleres Beispiel für eine Klasse mit Indexer ist die Implementierung einer Containerklasse nach dem Prinzip der einfach verketteten Liste, die einen indizierten Elementzugriff im Angebot hat. Die Klasse verwendet den eben vorgestellten Datentyp `ListElem` als verschachtelte Klasse:

Listing 4.1 Implementierung einer Containerklasse nach dem Prinzip der einfach verketteten Liste. Die Indexer-Eigenschaft ermöglicht den indizierten Elementzugriff wie bei einem Array.

```
public class MyList
{
  public class ListElem
  { ... }
  ListElem start;
  public void Add(object newelem)
  {
    ListElem le = start;
    if (le == null)
      start = new ListElem(null, newelem);  // Erstes Element?
    else
    {
      while (le.next != null)  // letztes Element finden
        le = le.next;
      new ListElem(le, newelem);  // verkettet sich selbst
    }
  }
  public object this[int idx]  // liefert null, wenn Index zu groß
  {
    get
    {
      ListElem le = start;
      for (int i = 0; i < idx; i++)
        if (le == null)
          return null;
        else
          le = le.next;
      return le.value;

    }
  }
}
```

Hier der Testcode für die Klasse:

```
MyList ml = new MyList();
ml.Add("Eins");
ml.Add("Zwei");
ml.Add("Drei");
ml.Add("Vier");
Console.WriteLine( ml[2]);  // sollte "Drei" ausgeben
```

Weitere Informationen über die Konzeption und den Einsatz finden Sie in der Hilfe.

Zwischenaufgabe

4–11 Implementieren Sie eine Klasse `Logarithmus` mit Indexer-Methode, welche den Unterbau für folgenden Code liefert:

```
Logarithmus log = new Logarithmus (2.2);
double l =  log[3.4];  // liefert Logarithmus von 3.4 zur Basis 2.2
                       // = 1,55211...
```

4.7 Beispielprogramm – FallendeBälle

Das Beispielprogramm für diese Lektion ist eine Mehrballversion der Animation *BildschirmTennisOOP* aus Lektion 3, die Ihnen zeigt, wie einfach sich durch kleine Veränderungen ein nahezu völlig neues Spiel realisieren lässt. Wie Abbildung 4.2 vage zu entnehmen ist, fallen vom oberen Fensterrand des etwas anders dimensionierten Konsolenfensters zufällig platzierte Bälle im gemessenen zeitlichen Abstand senkrecht herunter. Diese muss der Spieler mit dem Schläger auffangen. Anders als bisher reflektiert der Schläger die Bälle nicht, sondern schluckt sie. Das Spiel ist vorbei, wenn einer der Bälle am Schläger vorbei den unteren Fensterrand erreicht.

Der Fettdruck in Listing 4.2 markiert die Zeilen, in denen Veränderungen passiert sind.

4.7.1 Die Klasse Bälle

Wichtigste Neuerung ist natürlich die Klasse `Bälle`, eine auf die Belange des Spiels spezialisierte Containerklasse für `Ball`-Objekte. Container ist hier ein Datenfeld des Typs `ArrayList` aus der NET-Klassenbibliothek. Im Gegensatz zu gewöhnlichen Arrays ist `ArrayList` als Liste implementiert und stellt daher so praktische Operationen wie `Add()` und `RemoveAt()` zur Verfügung, mit denen sich die Belange des Programms gut umsetzen lassen. Ein Objekt der Klasse `Bälle` kennt zwei Methoden, im Kern eine Einfüge- und eine Löschoperation.

Einfügeoperation – NeuerBall

Anstelle der für Containerklassen üblichen `Add()`-Methode verwendet ein `Bälle`-Objekt die Eigenschaft `NeuerBall`, um sich neue Bälle einzuverleiben. Das aber nur, um Ihnen zu zeigen, wie vielfältig sich Eigenschaften verwenden lassen. Eine `Add()`-Methode, die ihren Parameter schlicht an die `Add()`-Methode des ArrayList-Objekts weiterreicht, wäre sicherlich die „konformere" Lösung.

Für das Anlegen neuer Bälle ist eine kleine Logik innerhalb der Animationsschleife in `Main()` zuständig. Sie misst die Zeit nach bekanntem Muster und instanziiert im Sekundenrhythmus neue Bälle mit senkrechtem Geschwindigkeitsvektor und zufälliger Position am oberen Fensterrand. Zufallsgenerator ist eine Instanz der `Random`-Klasse, deren Methode `Next()` gleichverteilte und praktischerweise bereits richtig skalierte Zufallszahlen zwischen 0 und einer als Parameter anzugebenden oberen Intervallgrenze liefert.

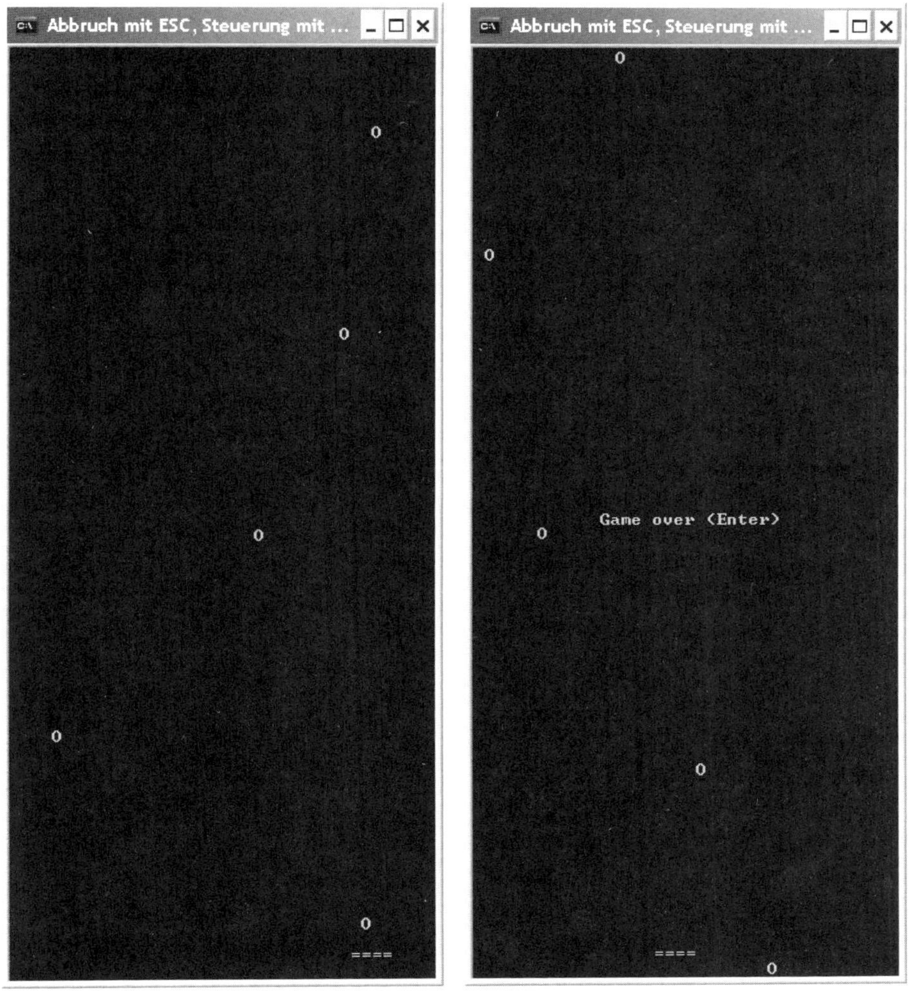

Abbildung 4.2 Die fallenden Bälle verschwinden, wenn sie auf den Schläger auftreffen. Schafft es einer durchzukommen, ist das Spiel vorbei.

Löschoperation – Animate()

Um möglichst viel von der bestehenden Implementierung zu erhalten, erhielt `Bälle` schlicht eine `Animate()`-Methode nach dem Muster der Klasse `Ball`, in der die gesamte Mehrball-Animation steckt. Somit reicht es, in der Animationsschleife das `Ball`-Objekt gegen ein `Bälle`-Objekt auszutauschen, um Bewegung in die Geschichte zu bringen.

Die neue `Animate()`-Methode ruft ihrerseits die `Animate()`-Methoden aller im Container befindlichen `Ball`-Objekte auf (ein typisches OOP-Vorgehen) und wertet deren Ergebnisse aus. Da der Schläger aufgrund der veränderten Spielregel die Bälle schluckt, muss die `Animate()`-Methode eines Balls nun drei in der Aufzählungsklasse `Zustand` definierte Zustände (`fallend`, `tot` und `durchgekommen`) unterscheiden und auch zurückliefern, damit die `Animate()`-Methode der Klasse `Bälle` passend reagieren kann. Das erforderte unausweichlich ein paar kleinere Veränderungen im bestehenden Code der Klasse `Ball`. Liefert ein Ball `Zustand.tot`, löscht ihn das `Bälle`-Objekt aus dem Container – und damit aus der Animation, das Spiel geht aber weiter. `Zustand.durchgekommen` beendet hingegen das Spiel.

Listing 4.2 So ein Klassendesign bietet einen tollen Ausgangspunkt für Veränderungen. Eine zusätzliche Klasse, ein paar gezielte Eingriffe in den bestehenden Code, und schon wird aus dem eher langweiligen Einball-Szenario ein packendes Mehrballspiel – alle Änderungen sind fett gedruckt.

```
using System;
using System.Collections;
using System.Text;
namespace FallendeBälle
{
  class Program
  {
    class Bälle
    {
      ArrayList balls = new ArrayList();
      public Ball NeuerBall  // Eigenschaft
      {
        set
        { balls.Add(value);}
      }
      public bool Animate(Schläger sl)
      {
        for(int i = 0, tote = 0; i < balls.Count - tote; i++)
        {
          Ball b = (Ball)balls[i];
          switch (b.Animate(sl))
          {
            case Ball.Zustand.tot:
              balls.RemoveAt(i);
              i--; tote++; break;
            case Ball.Zustand.durchgekommen:
              return true;
          }
        }
        return false;
      }
    }
    static void Main(string[] args)
    {
      const int Zeilen = 60;
      const int Spalten = 40;
      Console.Title = "Abbruch mit ESC, Steuerung mit Cursortasten";
      Console.SetWindowSize(Spalten, Zeilen);
      Console.BufferHeight = Zeilen;
      Console.BufferWidth = Spalten;

      Point spos = new Point(Console.WindowWidth / 2 - 2,
        Console.WindowHeight - 2);
      Point feld = new Point(Console.WindowWidth, Console.WindowHeight);
      Schläger schläger = new Schläger("====", spos, feld);
      Bälle balls = new Bälle();

      DateTime t1, t0 = DateTime.Now;
      DateTime t2 = t0;       // Zeitmessung für Balleinwurf
      Random r = new Random();    // Zufallszahlen für Ballpositionen
      while (true)
      {
        t1 = DateTime.Now;
        int ms = (t1.Millisecond - t0.Millisecond + 1000) % 1000;
        int sec = (t1.Second - t2.Second + 60) % 60;  // Zeitmessung
```

```
      if (sec > 1)   // neuer Ball?
      {
        t2 = t1;   // Zeitwert für nächste Intervallmessung speichern
        int x = r.Next(Console.WindowWidth);
        Point bpos = new Point(x, 0);
        balls.NeuerBall = new Ball('O', bpos, new Speed(0, 1), feld);
      }
      if (ms > 100)
      {
        t0 = t1;  // Zeitwert für nächste Intervallmessung speichern
        if (balls.Animate(schläger))
        {
          string mess = "Game over (Enter)";
          Console.SetCursorPosition(Console.BufferWidth / 2 -
             mess.Length / 2, Console.BufferHeight / 2);
          Console.WriteLine(mess);
          Console.Beep(280, 500);  // Piepen
          Console.ReadLine();    // Auf Enter warten
          return;      // Fertig
        }
      }
      if (Console.KeyAvailable)
        switch (Console.ReadKey().Key)
        {
          case ConsoleKey.LeftArrow:
            schläger.Links(); break;
          case ConsoleKey.RightArrow:
            schläger.Rechts(); break;
          case ConsoleKey.Escape:
            return; break;
        }
    }
  }
  public class Ball
  {
    Point Pos, Feld;
    Speed v;
    char ball;
    public Ball(char b, Point p0, Speed v0, Point feld)
    {
      ball = b;
      Pos = p0;
      v = v0;
      Feld = feld;
      // TODO: testen ob Ball in Feld?
    }
    public enum Zustand { fallend, tot, durchgekommen };
    public Zustand Animate(Schläger sl)
    {
      if (Pos.x + v.x < 0 || Pos.x + v.x >= Feld.x)
        v.x = -v.x;
      if (Pos.y + v.y < 0)
        v.y = -v.y;
      if (sl.Treffer(Pos))
        return Zustand.tot;
      Console.SetCursorPosition(Pos.x, Pos.y);
      Console.Write(" ");
      Pos = Pos + v;
      if (Pos.y == Feld.y)
        return Zustand.durchgekommen;  // verloren
      Console.SetCursorPosition(Pos.x, Pos.y);
      Console.Write(ball);
      return Zustand.fallend;
    }
  }
  public class Schläger
  {
    string Schläger0; // Schläger
    string Schläger1; // Maske zum Überzeichnen des Schlägers
    Point Pos0, Pos1;
```

```
            Point Feld;
            public Schläger(string s, Point start, Point feld)
            {
              Schläger1 = s;
              Schläger0 = new string(' ', s.Length);
              Pos0 = Pos1 = start;
              Feld = feld;
              Console.SetCursorPosition(Pos1.x, Pos1.y);
              Console.Write(Schläger1);
            }
            public void Links()
            {
              if (Pos1.x > 0)
              {
                Pos1.x--;
                Zeichne();
              }
            }
            public void Rechts()
            {
              if (Pos1.x + Schläger0.Length < Feld.x)
              {
                Pos1.x++;
                Zeichne();
              }
            }
            private void Zeichne()
            {
              Console.SetCursorPosition(Pos0.x, Pos0.y);
              Console.Write(Schläger0);
              Console.SetCursorPosition(Pos1.x, Pos1.y);
              Console.Write(Schläger1);
              Pos0 = Pos1;
            }
            public bool Treffer(Point p)
            {
              if (p.y == Pos0.y &&
                Pos0.x <= p.x &&
                Pos0.x + Schläger0.Length > p.x)
                return true;
              Zeichne();
              return false;
            }
          }
          public struct Point
          {
            public int x, y;
            public Point(int px, int py)
            {
              x = px;
              y = py;
            }
            static public Point operator +(Point p, Speed g)
            {
              return new Point(p.x + g.x, p.y + g.y);
            }
          }
          public class Speed
          {
            public int x, y;
            public Speed(int vx, int vy)
            {
              x = vx;
              y = vy;
            }
          }
        }
      }
```

4.8 Aufgaben

4–12 Ergänzen Sie in der im Abschnitt „Indexer" vorgestellten Klasse `MyList` einen `set`-Accessor, der den Wert des i-ten Elements der Liste setzt und nach folgender Logik arbeitet, falls das Element nicht existiert: Der Accessor fügt so lange Elemente mit dem Wert `null` ein, bis es ein i-tes-Element gibt.

4–13 Verändern Sie das Spiel dahingehend, dass die Bälle nicht senkrecht fallen, sondern auch eine horizontale Geschwindigkeitskomponente mit zufälliger Richtung erhalten.

4–14 Schneiden Sie die Klasse `MyList` speziell auf den Elementtyp `Ball` und die Belange der Klasse `Bälle` zu, und setzen Sie sie anstelle der Klasse `ArrayList` ein.

4–15 Versuchen Sie, die Klasse `Bälle` mit einem gewöhnlichen Array als Container zu implementieren.

5

5 Vererbung

Eines der erklärten Ziele der OOP ist es, auf Bewährtem aufzubauen, bereits geschriebenen Code mehrfach zu verwenden und evolutionär weiterzuentwickeln. Mit seiner integrierten Unterstützung für die einfache Implementierungsvererbung bereitet .NET nicht nur den passenden Boden dafür, die als Programmierschnittstelle zum System fungierende .NET-Klassenbibliothek macht selbst massiv davon Gebrauch und bietet große Teile ihres enormen Funktionsumfangs ausschließlich über Vererbung an.

In dieser Lektion geht es um den Mechanismus der Vererbung – der gut und gerne als die größte Errungenschaft der OOP bezeichnet werden darf. Sie erfahren, was Vererbung ist, welche Spielarten es gibt, wie sie funktioniert und was man damit Faszinierendes anstellen kann.

Vorausgeschickt sei: Vererbung definiert einen Abstammungszusammenhang zwischen einer *Basis* und einer *Ableitung* auf der Typebene, der strengen Regeln unterliegt und die Grundlage für ein Objektmodell mit einer Reihe recht interessanter Mechanismen bildet.

Merke
Eine abgeleitete Klasse erbt die gesamte Struktur und Implementierung (Member) ihrer Basisklasse und erweitert diese.

5.1 Schnittstellenvererbung

Grundsätzlich unterscheidet die OOP zwischen den zwei Vererbungsarten *Schnittstellen-* und *Implementierungsvererbung*, .NET lässt aber auch eine Kombination zwischen beiden zu. Lassen Sie uns mit der weniger interessanten, historisch älteren (vgl. COM) und zugleich abstrakteren Form der Vererbung beginnen.

Schnittstellenvererbung spielt in zwei Bereichen der Programmierung eine wichtige Rolle:

- bei der sogenannten *generischen* (lies: datentypübergreifenden) Programmierung und den abstrakten Datentypen. Generischer Code ist so geschrieben, dass er für möglichst viele Datentypen verwendbar ist. Das geht meist nur, wenn diese Datentypen eine Art

Mindestausstattung in Form bestimmter Methoden bereitstellen, auf die der generische Code zurückgreifen kann. So kommt ein datentypübergreifendes Sortierverfahren beispielsweise nicht ohne eine Vergleichsoperation aus, deren Implementierung nur der betroffene Datentyp selbst bereitstellen kann. Über Schnittstellenvererbung ist es nun möglich, eine solche Vergleichsoperation auf strukturellem Wege – also vom Compiler bereits prüfbar – zu fordern, damit es zur Laufzeit keine bösen Überraschungen gibt. Lektion 10 wird sich näher damit beschäftigen.

- bei der verteilten Programmierung, die mit der Remote-Aktivierung von Objekten (SAO, CAO) arbeitet. Hier kommuniziert eine Clientanwendung über ein Netzwerk mit einer Serveranwendung und hantiert dabei mit serverseitig instanziierten Objekten, deren Ausstattung (Methoden) es aber vorher kennen muss.

Beide Programmierarten können Sie vorerst unbekümmert außen vor lassen; sie gehören inhaltlich zu den stark fortgeschrittenen Konzepten. Da viele der Klassen aus der .NET-Klassenbibliothek aber mit Schnittstellenvererbung arbeiten, sollten Sie zu deren Verständnis aber zumindest das Konzept schon mal kennen.

5.1.1 Leeres Erbe mit Verpflichtung

Der Schnittstellenvererbung ist vermutlich jeder schon mal begegnet, der sich näher mit COM beschäftigt hat. Hier „erbt" eine abgeleitete Klasse von einer oder mehreren Basen eine sogenannte Schnittstelle. Diese Schnittstelle können Sie sich als fixe Aufzählung von `public`-Methoden mit vorgeschriebenen Prototypen (Signatur + Rückgabetyp) vorstellen, für die eine abgeleitete Klasse Code bereitstellen muss.

In C# stellen Schnittstellen einen eigenen Klassentyp dar, für den das Schlüsselwort `interface` zuständig ist. Die Instanziierung einer Schnittstellenklasse ist natürlich nicht möglich – als reiner „Papiertiger" hat sie selbst keinerlei Code.

Merke

Wie bei einem verschuldeten Erblasser erbt die abgeleitete Klasse bei der Schnittstellenvererbung keinen Code, sondern geht die Verpflichtung ein, die in der Schnittstelle festgelegten Methoden ihrerseits zu implementieren, was der Compiler wiederum genau überwacht.

5.1.2 Die IComparable-Schnittstelle ...

... ist im .NET Framework wie folgt definiert:

```
public interface IComparable
{
  int CompareTo(object o);
}
```

Wie Sie sehen, enthält die Definition nur den Methodenkopf, keinen Körper. Zugriffsmodifizierer sind nicht erlaubt, und das `I` zu Anfang des Bezeichners ist zwar nicht vorgeschrieben, jedoch eine Benennungskonvention mit hohem Praxiswert; so erkennt jeder sofort am Namen, dass er es mit einer Schnittstellenklasse zu tun hat. Den Methodenkörper hat die abgeleitete Klasse beizusteuern, wobei die Methode grundsätzlich als `public` und mit der vorgegebenen Signatur samt Rückgabetyp vereinbart werden muss.

5.1.3 Eine von IComparable abgeleitete Klasse ...

... hat somit die Pflicht, die Methode `CompareTo()` zu implementieren, und würde also im Minimalfall so aussehen:

```
class MyComp : IComparable
{
  public int CompareTo(object o)
  { ... }
...
}
```

Merke

Der Ableitungszusammenhang zwischen zwei Klassen wird formal durch den Doppelpunkt ausgedrückt, wobei die Basis hinter die Ableitung notiert wird.

Wie der Rückgabewert im Einzelnen auszusehen hat, dafür gibt es übrigens keine Vorschrift. Die konventionelle Semantik für die Schnittstelle ist: Ein negativer Funktionswert bedeutet „Instanz ist kleiner als das übergebene Vergleichsobjekt `o`", 0 drückt die „Gleichheit" aus und ein positiver Wert steht für „Instanz ist größer als `o`".

Zwischenaufgaben

Definieren Sie:

5–1 eine Aufzählung `TriState` mit den Elementen „kleiner", „gleich" und „größer",

5–2 eine Schnittstelle `ICompTriState` analog `IComparable`, die von `TriState` Gebrauch macht,

5–3 eine Klasse `CompTriState`, die `ICompTriState` implementiert,

5–4 Testcode, der mit `CompTriState`-Instanzen hantiert und diese vergleicht.

5.1.4 Mehrfachvererbung

Erlaubt ist auch eine Ableitung von mehreren Schnittstellen, die dann als kommaseparierte Liste zu notieren sind:

```
class MyDictClass : IComparable, IList, IDictionary
{
  public int CompareTo(object o)
  { ... }
... // weitere Pflichtmethoden
}
```

Die Klasse muss in diesem Fall alle Methoden aller in der Basis aufgelisteten Schnittstellen implementieren.

5.1.5 Der tiefere Sinn von Schnittstellen

Die Klärung der Sinnfrage ermöglicht ein kleiner Ausflug in das Typsystem und die dafür geltende Vererbungslehre: Objektvariablen dürfen einen beliebigen Datentyp tragen. Sie dürfen daher auch eine Schnittstelle als Datentyp vereinbaren. Da Schnittstellenklassen jedoch nicht instanziierbar sind, stellt sich die Frage: Wie sieht die Wertzuweisung für eine Schnittstellenvariable aus?

Die Antwort: Im .NET-Objektmodell ist eine implizite Typumwandlung definiert, die zunächst zwar harmlos klingt, aber enorme Auswirkungen auf das Gesamtgeschehen hat:

> **Merke**
>
> Einer Objektvariablen vom Typ A kann ein Wert mit Typ B zugewiesen werden, wenn gilt: „A ist Basis von B“ bzw. „B ist Ableitung von A“.

Spezielle Konsequenz dieser Regel ist der schon mehrfach angesprochene Fall, dass einer Variablen vom Typ `object` jeder Wert zugewiesen werden darf. Denn: `object` ist Basisklasse jeder anderen Klasse.

Beispiel: Liste mit allgemeinem Elementtyp

So könnte die Implementierung einer sortierten Liste für irgendeinen Elementtyp zum Beispiel für ihre `Add()`-Methode fordern, dass dieser nur Objekte mit Vergleichsoperation übergeben werden, indem sie `IComparable` als Basisdatentyp für solche Objekte vorschreibt:

```
class SortedList
{
...
  Add(IComparable newElem) {...}
...
}
```

Die erwähnte Vererbungsregel ermöglicht, dass einer Objektvariablen nicht nur Objekte mit passendem Datentyp, sondern auch solche mit davon abgeleiteten Datentypen zugewiesen werden dürfen. Der Compiler nimmt dann eine implizite Typumwandlung vor:

```
class MeineKlasse : IComparable{...}
...
IComparable ic = new MeineKlasse();
```

Und da die Parameterübergabe, wie schon ausgeführt, im Prinzip nichts anderes als eine Zuweisung ist, gilt das auch für den Parameter von `Add()`:

```
SortedList sl = new SortedList();
sl.Add(new MeineKlasse());
```

Eine Typumwandlung in der anderen Richtung ist übrigens gleichfalls über die Vererbungsregeln vordefiniert, aber explizit zu notieren:

```
MeineKlasse mc = (MeineKlasse) ic;
```

Auch hierüber wacht der Compiler und sortiert untergeschobene „Wahlverwandtschaften" zielsicher aus.

5.2 Implementierungsvererbung

Die Implementierungsvererbung ist nicht nur etwas griffiger, sie begründet auch den eigentlichen Fortschritt, der in .NET steckt. Hier geht die abgeleitete Klasse nicht leer aus – vielmehr erbt sie die gesamte Ausstattung der Basisklasse, den statischen und den Instanzteil. Anders als in C++, wo eine Klasse auch die Implementierung mehrerer Basisklassen erben kann, beschränkt sich .NET generell auf die Einfachvererbung: Bei der Implementierungsvererbung darf daher immer nur eine `class`-Klasse in der Basis notiert werden.

```
class A
{
  static int i;        // private
  public    int i1;
  protected int i2;
  int i3;              // private
  protected static int I
  { get{...} set {...} }
  public string Method()
  { ... }
}

class B : A
{...}
```

Darüber hinaus dürfen zusätzlich auch noch beliebig viele Schnittstellen in der Basis aufgelistet werden – was der Klasse dann natürlich die bereits erläuterten Implementierungsverpflichtungen der Schnittstellenvererbung auferlegt:

```
class B : A, IComparable, IList
{...}
```

5.2.1 Innere Objekte

Jedes Objekt der Klasse `B` erbt ein Objekt der Klasse `A` – als *inneres Objekt* bezeichnet – und kann dessen Elemente so ansprechen, als seien es seine eigenen – vorausgesetzt, sie sind nicht als `private` gekennzeichnet. Haben Sie den neuen Zugriffsmodifizierer `protected` bemerkt? Er stuft das .NET-Sichtbarkeitsmodell weiter ab.

Merke

Der Modifizierer `protected` besagt, dass das entsprechende Element für den Code abgeleiteter Klassen sichtbar ist, nicht jedoch für Clientcode (= Code, der mit Objekten der Klasse `A` oder `B` hantiert und nicht zu `A` oder `B` gehört):

```
class B : A
{
  public static int ib = I + 1;  // statische Eigenschaft I ist vererbt
  public B(int i)
  {
```

```
    i2 = i+1;
...
```

Das Datentypobjekt von `B` hat daher, im Gegensatz zu Clientcode, Zugriff auf die statische Eigenschaft `I`; eine Instanz von `B` sieht die Datenfelder `i1`, `i2` und die Methode `Method()`, nicht aber die Datenfelder `i` und `i3`, diese sind `private`. Für Clientcode sind dagegen sowohl `i2` und `i3` als auch `i` und `I` unsichtbar.

Die Klasse B kann ihrerseits wiederum Basisklasse weiterer Ableitungen sein:

```
class C : B
{
  public C(int i)
  {
    i2 = i + 1;
...
```

5.2.2 Besonderheiten

Falls für eine Klasse keine Ableitungen erwünscht sind (vgl. `System.String`), besteht die Möglichkeit einer `sealed`-Deklaration:

```
sealed class MySealedClass {...}
//Nicht möglich: class MyDerived : MySealedClass {...}
```

Ist für eine Klasse keine Basisklasse notiert, setzt der Compiler implizit `object` ein, mit dem Effekt, dass `object` automatisch zur Basisklasse aller Klassen wird und die Wurzel des gesamten .NET-Klassensystems bildet. Das Erbe von `object` umfasst vier `public`-Methoden, darunter `GetType()`, die eine Typbeschreibung des Objekts liefert, sowie die `protected`-Methode `MemberwiseClone()`, mit der ein Objekt eine bitweise Kopie seiner selbst erzeugen kann.

Ausgeschrieben würde die Vereinbarung von `A` also lauten:

```
class A : object
{... }
```

Die bei der Schnittstellenvererbung angeführten Regeln für die Wertzuweisung an Objektvariablen mit Basisdatentyp gelten selbstredend auch für die Implementierungsvererbung. Logisch, aber dennoch erwähnenswert: Die explizite Typumwandlung in Ableitungsrichtung funktioniert maximal bis zum tatsächlichen Datentyp des referenzierten Objekts.

Zwischenaufgabe

5–5 Durchdenken Sie die folgenden Anweisungen, und erklären Sie sich, warum die letzte Zuweisung im folgenden Code einen Laufzeitfehler ergibt:

```
object o = new A();
o = new B();
o = new C();
A a = new A();
a = new B();
o = a;
B b = (B)o;
C c = (C)o; //Fehler
```

struct-Klassen

Wenn es um Vererbung geht, wird der Unterschied zwischen `class`- und `struct`-Klassen am allerdeutlichsten:

> **Merke**
> *struct*-Klassen sind nicht als Basisklassen verwendbar.

Für sie bleibt nur die Schnittstellenvererbung. Der formale Hintergrund: Der Compiler setzt bei ihrer Vereinbarung implizit die spezielle Basisklasse `ValueType` und den `sealed`-Modifizierer ein. Nachdem diese einen für Clientcode nicht sichtbaren `protected`-Konstruktor definiert (und auch als `abstract` vereinbart ist), kann sie nur über abgeleitete Klassen instanziiert werden und vererbt diesen all das, was einen Werttyp ausmacht. (Für eigene `class`-Ableitungen wäre das natürlich kein Hindernis. Die unterbindet der Compiler aber per „Sonderregel" – ein Kunstgriff im Gebälk der Sprachdefinition. Wer von `ValueType` ableiten will, vereinbare eine `struct`-Klasse, Punkt!)

5.2.3 Modifikation ererbter Elemente

Abgeleitete Klassen dürfen mit ihrem für sie sichtbaren Erbgut (`public`- oder `protected`-Deklaration erforderlich) nach Belieben verfahren. Dazu zählt insbesondere die Erweiterung bestehender Operationen (Methoden) durch Überladung, aber auch die Ersetzung durch Überschreiben.

Überladung

Die Klasse `B` könnte also etwa eine weitere `public`-Variante von `Method()` definieren, und ein Client könnte für `B`-Instanzen beide Varianten nutzen:

```
class B : A
  public string Method(int i)
  {
    i2 = i;
    return "Klasse B";
  }
}
```

Diese Variante von `Method()` agiert hier zudem wie ein `set`-Accessor für das geschützte Datenfeld `i2` der Basisklasse `A`.

> **Merke**
> Überladung funktioniert auch über Klassengrenzen hinweg.

Zwischenaufgabe

5–6 `B` könnte problemlos auch eine Eigenschaft zum Setzen dieses (inneren) Datenfelds definieren. Versuchen Sie es.

Überschreibung

Im Falle der Überschreibung, die Sie bereits im Zusammenhang mit `ToString()` in Lektion 3 kennengelernt haben, ersetzt die abgeleitete Klasse ein Element der Basisklasse durch ein eigenes neues Element mit gegebenenfalls anderem Datentyp (bei Methoden: Rückgabetyp) und anderer Funktionalität. Um dem Compiler mitzuteilen, dass hier keine Nachlässigkeit mit möglichen schwer auffindbaren Folgen vorliegt, müssen Überschreibungen mit dem Modifizierer `new` gekennzeichnet sein, andernfalls moniert er die wiederholte Definition eines bereits definierten Bezeichners durch eine Warnung. Wie so manch anderes Schlüsselwort hat `new` in C# also noch eine zweite Bedeutung:

```
class C : B
{
  public new string Method(int i)
  {
    return "Klasse C";
  }
}
```

Zwischenaufgaben

5–7 Prüfen Sie folgende Aussage, indem Sie eine Implementierung vornehmen: Vereinbart man `Method()` in Klasse `C` als `private`, findet eine von `C` abgeleitete Klasse die ursprüngliche `B`-Variante in ihrem Erbe.

5–8 Überschreibung birgt die Möglichkeit für einen Typwechsel von Datenfeldern bei Vererbung. Finden Sie heraus, wie das geht, und schreiben Sie Code, um das Prinzip zu testen.

5.3 Virtuelle Vererbung

Nun die Preisfrage: Welche Ausgabe erzeugt der folgende Code?

```
C c = new C();
B b = c;
Console.WriteLine(b.Method(0));
Console.WriteLine(c.Method(0));
```

Es mag Sie überraschen, aber die Ausgabe lautet:

```
Klasse B
Klasse C
```

Das liegt daran, dass hier nicht das tatsächlich referenzierte Objekt, sondern der Typ der Objektvariablen bestimmt, welche Methode zum Aufruf kommt – der Preis für die implizite Typumwandlung bei der Zuweisung. Anders gesagt: Eine Objektvariable vom Typ `B` referiert auf das innere Objekt vom Typ `B` des zugewiesenen Objekts und spricht damit auch dessen Methoden an – was in den meisten Szenarien nicht wirklich der Weisheit letzter Schluss darstellt. Wünschenswert wäre vielmehr eine Möglichkeit, auch über `b` die Methoden des tatsächlich zugewiesenen (äußeren) Objekts aufrufen zu können.

5.3.1 Polymorphie

Eine solche Möglichkeit gibt es, sie wird als *virtuelle Vererbung* bezeichnet und begründet das Konzept der *Polymorphie*. Dazu definiert die Klasse `B` über das Schlüsselwort `virtual` eine virtuelle Methode, `VirtMethod()`, die den Ausgangspunkt der virtuellen Vererbung darstellt:

```
class B : A
{
  public virtual string VirtMethod()
  { return "virtuell B"; }
...
```

Von `B` abgeleitete Klassen können nun jederzeit Überschreibungen dieser virtuellen Methode unter Angabe des `override`-Modifizierers definieren:

```
class C : B
{
  public override string VirtMethod()
  { return "virtuell C"; }
...
class D : B
{
  public override string VirtMethod()
  { return "virtuell D"; }
...
```

Merke

Um sicherzustellen, dass unabhängig vom Datentyp der Objektvariablen immer die Methoden des äußeren Objekts zum Aufruf kommen, müssen Sie virtuelle Methoden vereinbaren.

Der Testcode für die drei Klassen

```
B b = new B();
Console.WriteLine(b.VirtMethod());
b = new C();
Console.WriteLine(b.VirtMethod());
b = new D();
Console.WriteLine(b.VirtMethod());
```

liefert die gewünschte Ausgabe:

```
virtuell B
virtuell C
virtuell D
```

Merke

Unabhängig vom Datentyp der Objektvariablen kommen bei der virtuellen Vererbung immer Methoden des äußersten Objekts zum Aufruf.

Wie Abbildung 5.1 verdeutlicht, verhält sich die Variable `b` hier polymorph. In Abhängigkeit vom Objekttyp ihres Wertes bringt dieselbe Formulierung unterschiedliche virtuelle Methoden zum Aufruf.

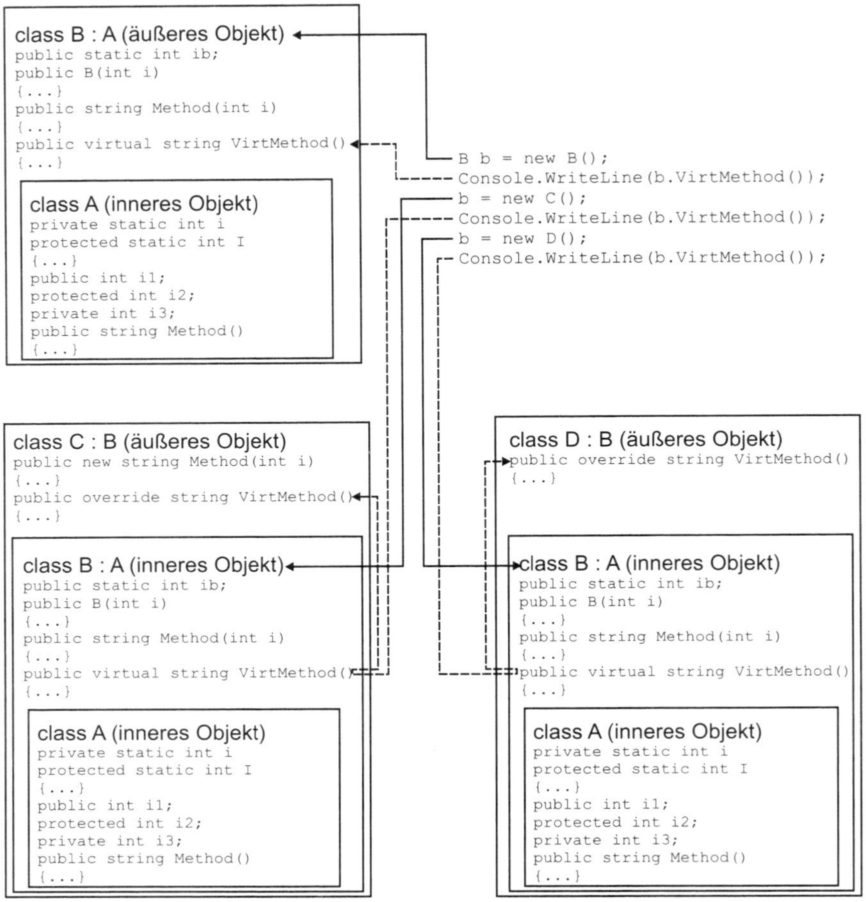

Abbildung 5.1 Verhältnisse bei der virtuellen Vererbung

In manchen Fällen, beispielsweise in sicherheitskritischen Implementierungen wie Kennwortabfragen, ist es nicht erwünscht, dass eine virtuelle Methode in eventuellen weiteren Ableitungen der Klasse überschreibbar ist. Eine `sealed`-Vereinbarung unterbindet die weitere Virtualisierung:

```
class E : D
{
  public sealed override string VirtMethod()
  { return "virtuell E"; }
...
```

5.3.2 Anwendungsbereiche virtueller Methoden

Virtuelle Methoden lassen sich nur für `class`-Klassen verwenden und gehören – obwohl die Programmierung damit eigentlich recht intuitiv ist – zu den anspruchsvolleren Konzepten der OOP. Da sie die Grundlage für die polymorphe Programmierung bilden, werden sie

Ihnen überall dort begegnen, wo Vererbung im Spiel ist. Massiven Gebrauch davon macht die GUI-basierte Programmierung üblicher Windows-Anwendungen mit *Windows Forms* (Lektionen 6 bis 8), dem Teil der .NET-Klassenbibliothek, der für den Umgang mit herkömmlichen Windows-Fenstern und Steuerelementen zuständig ist. Und der neuere Ansatz der Windows Presentation Foundation (Lektion 9) steht dem nicht viel nach.

Das Anwendungsbeispiel im zweiten Teil dieser Lektion wird Ihnen einen ersten Einblick in das faszinierende Potenzial der polymorphen Programmierung geben. Achten Sie darauf, dass Sie diese Konzepte richtig verstehen, denn sie sind das Brot und Butter im Bereich der fortgeschrittenen .NET-Programmierung. Und: Versuchen Sie die Aufgaben wirklich gründlich und selbst zu lösen, auch wenn sie schwer erscheinen. Da müssen Sie durch.

5.3.3 Typspielereien und das *Type*-Objekt

In der Praxis der C#-Programmierung spielen der Mechanismus der Vererbung und insbesondere Polymorphie eine derart zentrale Rolle, dass man schnell das Gefühl bekommt, den Wald vor lauter Bäumen aus den Augen zu verlieren. So kann man, wie Sie gesehen haben, einer Methode, die einen Parameter eines bestimmten Typs `T` erwartet, Objekte beliebiger von `T` abgeleiteter Typen übergeben, ohne dass diese überhaupt etwas davon merkt. Die Methode operiert dann eben nur auf der Datentypebene der jeweiligen Basisklasse `T` und ist für die weiteren Ausgestaltungen des Objekts durch dessen tatsächlichen Datentyp blind.

Wären Methoden allerdings generell mit dieser Blindheit „gestraft", wäre die Ausdruckskraft der Sprache C# nur halb so groß, wie sie es tatsächlich ist. Ebenso häufig findet man in der Praxis nämlich auch Methoden, deren innere Logik geradezu davon abhängt, welchen Datentyp der übergebene Parameter tatsächlich trägt, obwohl nur ein Basisdatentyp oder gar eine Schnittstelle gefordert ist.

Ein Beispiel: Angenommen der Datentyp `A` ist Basis für die polymorphen Datentypen `B` bis `Z`, die natürlich ihrerseits voneinander abgeleitet sein können. Einige dieser Datentypen sollen über eine Implementierung der Methode `ToString()` verfügen, die jedoch nach dem Vorbild von `object` nicht (!) virtuell ist. Nun soll aber z.B. auf der Ebene des Datentyps `A` eine Methode `PolymorpheStringOperation()` dennoch so implementiert werden, dass sie die „richtige" Methode, also die des tatsächlichen Datentyps, sagen wir `G`, ausführt. Die Problemstellung lautet also, wie kann man – wohl wissend, dass weitere Ableitungen eines Datentyps existieren – den Effekt der Virtualität über einen Umweg trotzdem erreichen und sich zum tatsächlichen Datentyp einer Objektvariablen „hoch hangeln"?

Hier hilft eine Infrastruktur weiter, zu der jedes Objekt über die von `object` ererbte Methode `GetType()` Zugriff hat und die in das Fahrwasser der sogenannten *Typreflexion* (auch Laufzeittypinformation genannt) führt. `GetType()` liefert ein Objekt mit dem Datentyp `Type`, das von der statischen Datentypinstanz bereitgestellt wird und eine Repräsentation des Datentyps verkörpert. Ohne die Ausstattung von `Type` genauer zu kennen (diese spielt in der Praxis eher selten wirklich eine Rolle), ist damit bereits die Abfrage möglich, ob zwei Objekte denselben Datentyp tragen:

```
if(obj1.GetType() != obj2.GetType()) ...
```

Wenn es nur darum geht festzustellen, ob `obj1` z.B. den bestimmten Datentyp `EinTyp` hat, könnte man somit (etwas umständlich) auch schreiben

```
bool isEinTyp = obj.GetType() == new EinTyp().GetType();
```

Da dieser Fall eher der wichtigere ist, gibt es in C# als statisches Gegenstück zu `GetType()` den `typeof`-Operator, der das Typobjekt zu einer Klasse direkt und ohne den Umweg über eine Instanziierung liefert:

```
bool isEinTyp = obj.GetType() == typeof(EinTyp);
```

Die schwächere Aussage, ob `obj` die Klasse `EinTyp` wenigstens als Basisklasse hat, liefert dieser Ausdruck allerdings nicht. Erwartungsgemäß hilft hier die wirklich reichhaltige Ausstattung des Typobjekts weiter – mit `IsSubClassOf()`, die aber nur `true` liefert, wenn eine echte Ableitung vorliegt (Abb. 5.2). Da aber gerade der Kombinationsfall in der Praxis sehr häufig gefragt ist, gibt es in C# abkürzend ein eigenes Schlüsselwort dafür: `is`.

```
bool isOfEinTyp = obj is EinTyp;  // Hat obj EinTyp als Basisklasse?
```

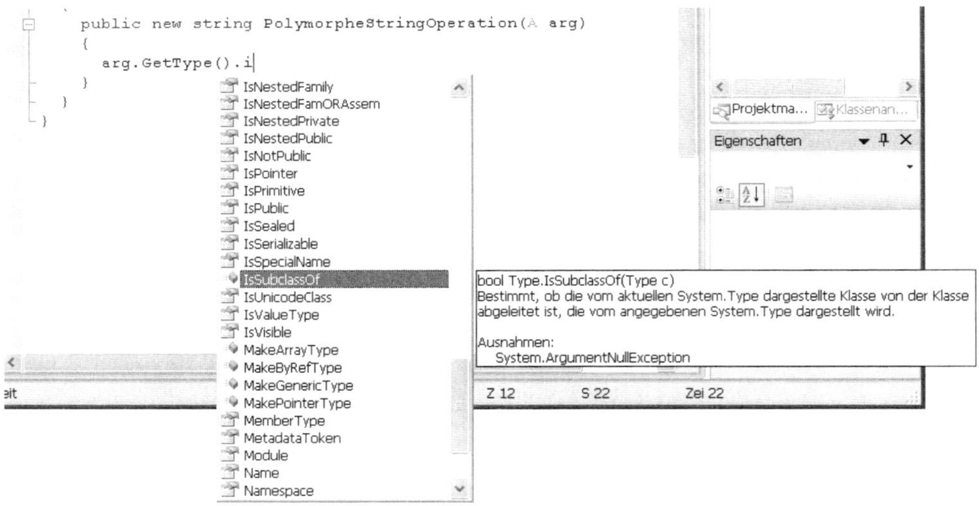

Abbildung 5.2 Die Ausstattung des Typobjekts ist „nicht von schlechten Eltern".

Das zuvor angesprochene Hochhangeln auf den tatsächlichen – oder auch nur einen spezielleren – Datentyp kann nun im Prinzip unter Angabe einer expliziten Typumwandlung schlicht so formuliert werden:

```
string PolymorpheStringOperation(A obj)
{
  if(obj is EinTyp)              // Hat obj EinTyp als Basisklasse?
```

```
    EinTyp etobj = (EinTyp)obj;  // dann geht die Umwandlung gut
   ...
}
```

Um die Typzauberei komplett zu machen, gibt es in C# mit `as` einen weiteren, nur für Referenztypen verwendbaren Typoperator, der eine Typumwandlung versucht, und falls diese nicht möglich ist, zumindest ein Objekt des gewünschten Typs mit dem Wert `null` liefert. Damit ist alternativ die folgende – auch nicht viel einfachere – Formulierung möglich:

```
EinTyp etobj = obj as G;  // Versuche Typumwandlung in EinTyp
if(etobj != null)
  Console.Writeline (etobj.ToString());
```

Zwischenaufgabe

5–9 Implementieren Sie das vorgestellte Szenario als Testprogramm mit `PolymorpheStringOperation()` als statische Methode von `A` für mindestens zwei abgeleitete Klassen `G` und `H`, die jeweils eine eigene Überschreibung der `ToString()`-Methode definieren.

5.4 Abstraktes Erbe

Der Vollständigkeit halber seien noch die abstrakten Klassen erwähnt, die im Prinzip eine Mischform aus der Schnittstellenvererbung und der virtuellen Implementierungsvererbung darstellen. Eine abstrakte Klasse kann nur als Basisklasse für andere Klassen fungieren, eine eigenständige Instanziierung ist, wie bei Schnittstellenklassen, nicht möglich. Das liegt daran, dass sie mindestens ein abstraktes Element als Ausgangspunkt der virtuellen Vererbung deklariert, für das sie keinen Code bereitstellt. Im Gegensatz zur Schnittstelle kann sie aber auch selbst Member implementieren und vererbt diese Implementierung dann auch. Zur Kennzeichnung einer abstrakten Klasse sowie ihrer abstrakten (virtuellen) Elemente verwendet man den Modifizierer `abstract`:

```
abstract class MyAbstract
{
  public void Method1()             // Implementierung wird vererbt
  {...}
  abstract public void Method2();   // abstraktes Element
}
class MyKonkret : MyAbstract
{
  public override void Method2()
  {
    Method1()
    ...
```

Im vorliegenden Fall muss die abgeleitete Klasse `MyKonkret` für die abstrakte Methode `Method2()` eine virtuelle Überschreibung definieren und kann dabei jederzeit zum Beispiel von der Methode `Method1()` Gebrauch machen, deren Implementierung ja vererbt wird.

5.5 Beispielprogramm – MovingObjects

Nach all der staubigen, aber doch an Konsequenzen recht reichen Theorie zurück ins praktische Leben. Das Beispielprogramm für diese Lektion greift die Animation *BildschirmTennisOOP* aus Lektion 3 erneut auf, kombiniert sie mit der Multiballtechnik des Programms *FallendeBälle* aus Lektion 4 und beschäftigt sich vor allem mit der weiteren Ausgestaltung der bewegten Objekte.

Lernziel ist eine Technik, die den Mechanismus der Vererbung nutzt, um ein Grundobjekt per Ableitung in seiner Ausstattung und seinem Verhalten zunehmend zu spezialisieren bzw. zu modifizieren.

Da diesmal die Vererbung, nicht der Spieltrieb, im Vordergrund steht, verzichtet das Programm auf Schläger und Benutzerinteraktionen. Es begnügt sich mit der reinen (polymorphen) Animation der Objekte, deren Flugbahn wie gehabt an den Rändern des Konsolenfensters nach dem Prinzip „Einfallswinkel gleich Ausfallswinkel" reflektiert werden.

5.5.1 Klassendesign

Wie gehabt, steckt die Animationsschleife in der Hauptklasse `Program`, und weil diesmal keine Benutzerinteraktionen auszuwerten sind, ist die Zeitbasis schlicht über die folgende Anweisung realisiert:

```
System.Threading.Thread.Sleep(50);
```

`Sleep()` legt das Programm (genauer: den Hauptthread) zu Beginn jeder Animationsphase für 50 ms auf Eis und sorgt so dafür, dass die immer kostbare CPU-Zeit nicht einfach sinnlos in einer Schleife aufgebraucht wird, sondern anderen Programmen zukommt.

MovingObject als Basisklasse

Den Ausgangspunkt für die weitere Ausgestaltung der bewegten Objekte bildet die Klasse `MovingObject`. Sie erinnert sehr an die Klasse `Ball` von *BildschirmTennisOOP*, ist jedoch mit Blick auf die beabsichtigten Variationen durch Ableitung etwas aufwendiger strukturiert und weist auch sonst ein paar kleinere Designänderungen auf.

Wie gehabt finden sich Datenfelder für Position, Geschwindigkeit und die textuelle Darstellung sowie eine öffentliche Methode `Animate()`, die für Reflexionsberechnung, Positionsaktualisierung und das Zeichnen des Objekts zuständig ist. Außerdem nimmt die Methode `Animate()` die Koordinaten der linken oberen und rechten unteren Zeichenposition des Darstellungsfensters über Parameter entgegen. Der Code für die Reflexionsberechnung und das Zeichnen findet sich nun in je eigenen `protected`-Methoden mit den Namen `Collision()` und `Draw()`. Die Methoden `Draw()` und `Animate()` stellen Ansatzpunkte für mögliche Verhaltensänderungen durch virtuelle Vererbung dar und sind deshalb als `virtual` deklariert.

Da `MovingObject` keinen Konstruktor definiert, muss ein per Standardkonstruktor instanziiertes Objekt zumindest eine passende Geschwindigkeit erhalten, damit sich in der Animationsschleife was tut:

```
MovingObject mo = new MovingObject();
mo.Speed = new vektor2D(1.5f, 1);
```

Zur Darstellung und Berechnung von Positions- und Geschwindigkeitswerten findet diesmal einheitlich die Klasse `vektor2D` Anwendung, die ihrerseits mit `float`-Koordinaten arbeitet.

MovingArray – mehrzeilige Darstellung

Zielvorgabe für die erste Ableitung `MovingArray` war eine verbesserte Darstellung. Das bewegte Objekt sollte eine visuelle Repräsentation erhalten, die aus mehreren Textzeilen und -spalten bestehen kann.

Weil ein einzelnes `char`-Datenfeld dafür nicht ausreicht, war es erforderlich, `ball` per Überschreibung in ein `string`-Array umzumünzen. Außerdem erhielt die Klasse einen Konstruktor, der Darstellung, Geschwindigkeit und Anfangsposition initialisiert.

Die erweiterte Darstellung zog Änderungen bei der Reflexionsberechnung und beim Zeichnen nach sich. Um möglichst viel Funktionalität der Basisklasse zu nutzen, berechnet die dafür zuständige Überschreibung von `Animation()` die Zeilen- und Spaltenausdehnung der Darstellung und arbeitet intern mit einem entsprechend verkleinerten Spielfeld, damit sie mit der Betrachtung des linken oberen Zeichens der Darstellung auskommt. Den Rest kann die Basisklassenvariante erledigen. Um das innere Objekt (der Basisklasse) im Code einer abgeleiteten Klasse anzusprechen, gibt es das Schlüsselwort `base`:

```
base.Animate(topleft,
  new vektor2D(bottomright.X - horlen+1, bottomright.Y - ball.Length+1));
```

Die Überschreibung von `Draw()` gibt die Elemente des `string`-Arrays `ball` an der aktuellen Position zeilenweise untereinander auf der Konsole aus:

```
protected override void Draw(bool eraise)
{
  int x = (int)Position.X;
  int y = (int)Position.Y;
  Console.SetCursorPosition(x, y);
  foreach (string s in ball)
  {
    Console.SetCursorPosition(x, y++);
    Console.Write(eraise ? new string(' ', s.Length) : s);
  }
}
```

MovingGravArray – verändertes Verhalten

Hinter der zweiten Ableitung `MovingGravArray` steckte die Absicht, bei der Bewegung des Objekts die Illusion von Gravitation ins Spiel zu bringen. Da die als Basis fungierende Klasse `MovingArray` nur einen Konstruktor mit Parametern anbietet, ergab sich der Zwang, einen solchen Konstruktor auch für `MovingGravArray` zu definieren. Wieso? Weil auch das innere Objekt (und zwar zuerst) instanziiert werden muss, und sein (einziger) Konstruktor will dafür nun mal Parameter sehen. Die Syntax für diesen Aufruf mutet zunächst etwas seltsam an. Tatsächlich passt sie aber ziemlich nahtlos zur Notation von Ableitungen (und hat nichts mit der Sportart „Baseball" gemein):

```
public MovingGravArray (string[] ball, vektor2D v, vektor2D pos) :
  base(ball, v, pos)
{
  this.v = new vektor2D(v.X, v.Y);
}
```

`base()` bezeichnet also den Konstruktor der Basisklasse; die Parameter für den Aufruf entstammen hier der Parameterliste des aktuell definierten Konstruktors, könnten aber auch irgendwelche anderen global bekannten Werte sein, z.B. Literale.

Gravitation wirkt sich bekanntlich auf die Vertikalgeschwindigkeit eines Objekts aus. Das dafür neu eingeführte (und hier zwangsweise über `this` qualifizierte) Datenfeld `v` speichert schlicht die Anfangsgeschwindigkeit, die jeweils in die Berechnung der Momentangeschwindigkeit in der Überschreibung von `Animate()` mit eingeht.

```
public override void Animate(vektor2D topleft, vektor2D bottomright)
{
  if (Speed.Y >= 0)
    Speed.Y = v.Y * (Position.Y + 2) / 10;    // abwärts
  else
    Speed.Y = -v.Y * (Position.Y + 2) / 10;   // aufwärts
  base.Animate(topleft, bottomright);
}
```

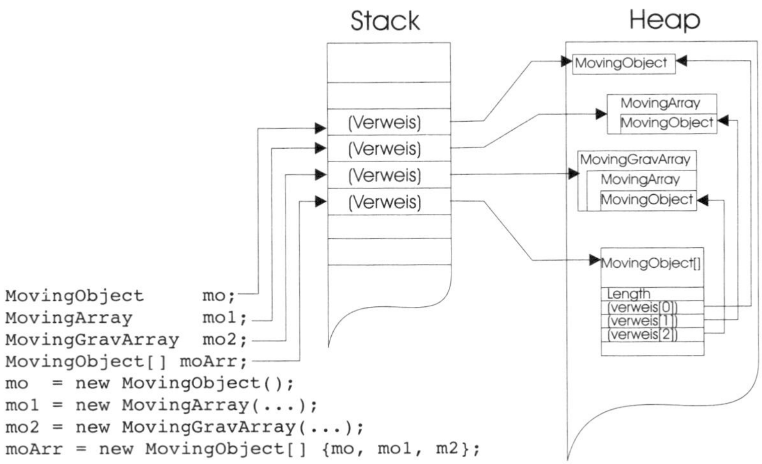

Abbildung 5.3 Das Stack-/Heap-Szenario gibt die Objektstruktur des Beispielprogramms wieder. Wenn virtuelle Vererbung im Spiel ist, lassen sich Objekte gleicher Abstammung gut in einem Container (hier: Array) mit dem gemeinsamen Basistyp als Elementtyp verwalten.

Wenn Sie sich über die (zugegeben etwas zurechtgebogene) Formel wundern: Die Momentangeschwindigkeit errechnet sich schlicht aus dem Zeilenanteil der aktuellen Position mit etwas Skalierung, die auch die Anfangsgeschwindigkeit berücksichtigt, denn je tiefer das Objekt „gefallen“ ist, desto schneller muss es sich ja bewegen:

Den Rest der Animation erledigt die Basisklassenvariante – Wiederverwendung von Code par excellence.

5.5.2 Testcode

Noch ein Wort zum Testcode. Da virtuelle Vererbung vorliegt und diese bei `MovingObject` ihren Ausgang nimmt, lassen sich alle drei Objektarten mit Objektvariablen des Typs `MovingObject` respektive mit einem Array dieses Typs verwalten (Abb. 5.2) und zeigen wirklich augenscheinlich ihr klassenspezifisches Verhalten – echter Leinwand-Polymorphismus.

```
MovingObject[] moArr;
...
MovingArray mo1 = new MovingArray(ball1, new vektor2D(1, 1), new vek-
tor2D(30, 1));
MovingGravArray mo2 =
  new MovingGravArray(ball1, new vektor2D(-1, 1.3f), new vektor2D(60,
1));
moArr = new MovingObject[] { mo, mo1, mo2 };
...
// Animationsschleife
  while (true)
  {
    System.Threading.Thread.Sleep(50);
    foreach (MovingObject mObj in moArr)
      mObj.Animate(topleft, bottomright);
```

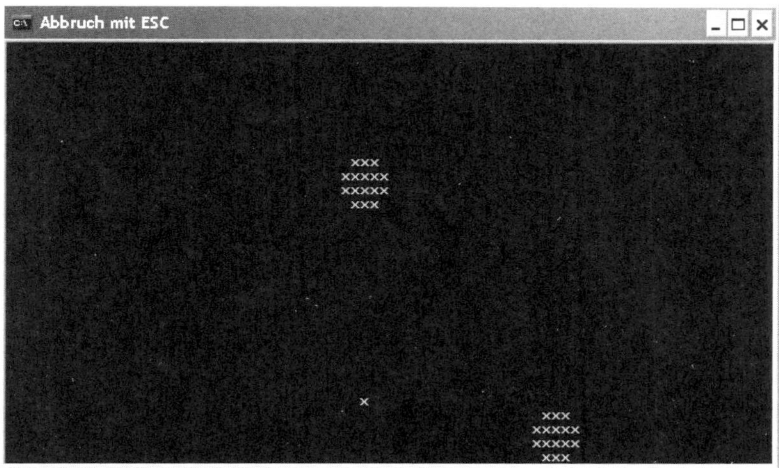

Abbildung 5.4 Die Animation enthält zwei Bälle mit mehrzeiliger Darstellung. Einer davon hat ein verändertes Flugverhalten. Dem Gesetz der Schwerkraft folgend wird er auf dem Weg nach unten immer schneller und auf dem Weg nach oben immer langsamer.

Listing 5.1 Das Programm *MovingObjects* demonstriert, wie sich die Vererbung gezielt zur Erweiterung und Modifikation von Objektverhalten und -darstellung einsetzen lässt. Besonders interessant: der durch virtuelle Methoden ins Spiel kommende Polymorphismus.

```
using System;
using System.Collections;
using System.Text;

namespace MovingObjects
{
  class Program
  {
    static void Main(string[] args)
    {
      // Initialisierung
      Console.Title = "Abbruch mit ESC";
      Console.SetWindowSize(80, 30);
      Console.BufferHeight = 30;
      MovingObject[] moArr;
      string[] ball1 = new string[] { " xxx ",
        "xxxxx",
        "xxxxx",
        " xxx "};
      // Testcode für die drei im Text vorgestellten Klassen
      MovingObject mo = new MovingObject();
      mo.Speed = new vektor2D(1.5f, 1);
      MovingArray mo1 = new MovingArray(ball1, new vektor2D(1, 1),
                                        new vektor2D(30, 1));
      MovingGravArray mo2 =
        new MovingGravArray(ball1, new vektor2D(-1, 1.3f),
                            new vektor2D(60, 1));
      moArr = new MovingObject[] { mo, mo1, mo2 };

// Testcode Aufgabe 10
// MovingGravArray mo3 =
//   new MovingGravArray(ball2, new vektor2D(-1.7f, 1.3f),
//                       new vektor2D(20, 1));
// Testcode Aufgabe 11
// MovingColorGravArray mo4 =
// new MovingColorGravArray(ball2, new vektor2D(-1.4f, 1),
//                          new vektor2D(20, 1),
//       ConsoleColor.Red);
// Testcode für Aufgabe 12
// MovingObject m = new MovingObject();
// m.Speed = new vektor2D(0.5f, 1);
// m.Position = new vektor2D(20, 1);
// m.ball = '@';
// ColorMovingObject mo5 = new ColorMovingObject(m, ConsoleColor.Green);
// moArr = new MovingObject[] { mo, mo1, mo2, mo3, mo4, mo5 };

      // Fensterbegrenzungen
      vektor2D topleft = new vektor2D(0, 0);
      vektor2D bottomright =
        new vektor2D((float)Console.WindowWidth,
                     (float)Console.WindowHeight);

      // Animationsschleife
      while (true)
      {
        System.Threading.Thread.Sleep(50);
        foreach (MovingObject mObj in moArr)
          mObj.Animate(topleft, bottomright);
        if (Console.KeyAvailable)
          if (Console.ReadKey().Key == ConsoleKey.Escape)
            return;
      }
    }
    class MovingObject
    {
```

```
  public vektor2D Position = new vektor2D(0, 0); // Punkt oben links
  public vektor2D Speed = new vektor2D(0, 0);    // Geschwindigkeit
  public char ball = 'x';
  public virtual void Animate(vektor2D topleft, vektor2D bottomright)
  {
    Draw(true);
    Collision(topleft, bottomright);
    Position += Speed;
    Draw(false);
  }
  protected void Collision(vektor2D topleft, vektor2D bottomright)
  {
    if (Position.X + Speed.X < topleft.X ||
        Position.X + Speed.X >= bottomright.X)
      Speed.X = -Speed.X;
    if (Position.Y + Speed.Y < topleft.Y ||
        Position.Y + Speed.Y >= bottomright.Y)
      Speed.Y = -Speed.Y;
  }

  protected virtual void Draw(bool eraise)
  {
    int x = (int)Position.X;
    int y = (int)Position.Y;
    Console.SetCursorPosition(x, y);
    Console.Write(eraise ? ' ' : ball);
  }
}

class MovingArray : MovingObject
{
  public new string[] ball = new string[] { "x" };
  public MovingArray(string[] b, vektor2D v, vektor2D pos)
  {
    ball = b; Speed = v; Position = pos;
  }
  public override void Animate(vektor2D topleft,
                               vektor2D bottomright)
  {
    int horlen = ball[0].Length;
    foreach (string s in ball)
      if (s.Length > horlen)
        horlen = s.Length;
    base.Animate(topleft, new vektor2D(bottomright.X - horlen + 1,
                 bottomright.Y - ball.Length + 1));
  }

  protected override void Draw(bool eraise)
  {
    int x = (int)Position.X;
    int y = (int)Position.Y;
    Console.SetCursorPosition(x, y);
    foreach (string s in ball)
    {
      Console.SetCursorPosition(x, y++);
      Console.Write(eraise ? new string(' ', s.Length) : s);
    }
  }
}

class MovingGravArray : MovingArray
{
  vektor2D v;
  public MovingGravArray(string[] ball, vektor2D v, vektor2D pos)
    : base(ball, v, pos)
  {
    this.v = new vektor2D(v.X, v.Y);
  }
  public override void Animate(vektor2D topleft,
                               vektor2D bottomright)
```

```
            {
              if (Speed.Y >= 0)
                Speed.Y = v.Y * (Position.Y + 2) / 10;
              else
                Speed.Y = -v.Y * (Position.Y + 2) / 10;
              base.Animate(topleft, bottomright);
            }
          }
          class vektor2D
          {
            public float X, Y;
            public vektor2D(float x, float y)
            {
              X = x; Y = y;
            }
            public static vektor2D operator +(vektor2D a, vektor2D b)
            {
              return new vektor2D(a.X + b.X, a.Y + b.Y);
            }
          }
        }
      }
```

5.6 Aufgaben

Das alles klingt (hoffentlich) überzeugend, wenn man es vorexerziert bekommt. Richtig verstanden haben Sie die Konzepte erst, wenn Sie die folgenden Aufgaben lösen können. Formulieren Sie Ihren Code so, dass der in Listing 5.1 vorhandene, aber noch auskommentierte Testcode funktioniert. (Achtung, die Lösungen sind nicht einfach.)

5–10 Führen Sie in dem bestehenden Szenario ein weiteres Objekt ein, dessen Darstellung einem aufgestellten Dreieck (Abb. 5.4) entspricht. Implementieren Sie dafür den Datentyp `MovingGravArray`.

5–11 Leiten Sie eine Klasse `MovingColorGravArray` von `MovingGravArray` ab, und implementieren Sie dafür folgendes Verhalten: Wenn das Objekt am unteren Fensterrand reflektiert wird, soll es über drei Animationsphasen hinweg in einer bei seiner Konstruktion angegebenen Farbe gezeichnet werden (z.B. `ConsoleColor.Red`). Führen Sie dazu einen Zähler ein, der die bunten Animationsphasen zählt, und entwickeln Sie ein Kriterium samt Logik, um den Farbwechsel zu steuern.

5–12 Definieren Sie eine Klasse `ColorMovingObject` als Ableitung von `MovingObject`, die ein bei Konstruktion anzugebendes Objekt des Typs `MovingObject` (als Datenelement) einbettet und für dieses das in Aufgabe 5–11 beschriebene Farbverhalten implementiert. (Verständnishinweis: Im Unterschied zu `MovingColorGravArray` kann `ColorMovingObject` Objekte aller von `MovingObject` abgeleiteten Klassen farbanimieren.)

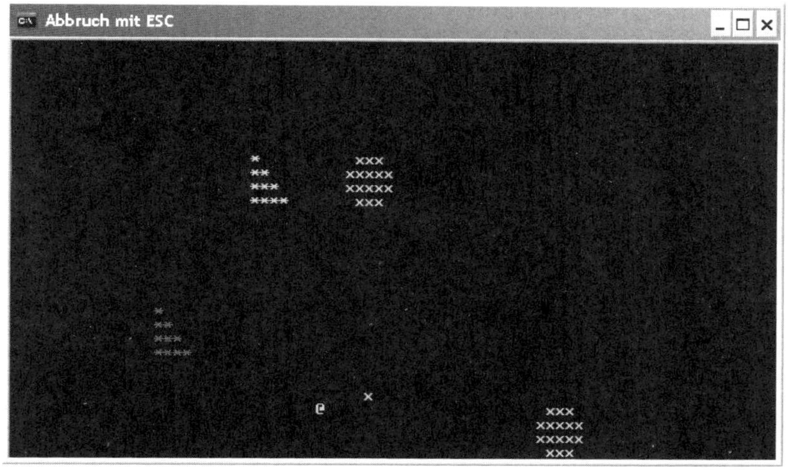

Abbildung 5.5 In der erweiterten Animation *MovingObjects* fliegen weitere Varianten des Grundobjekts in regem Durcheinander durch das Konsolenfenster und werden an den Rändern reflektiert. Das Dreieck links unten folgt der Schwerkraft und ist rot, aber nur während der ersten drei Animationsphasen nach einer Kollision mit dem unteren Rand.

6 Ereignisse

Der Konsole den Rücken kehrend wendet sich diese Lektion der Windows-Programmierung unter .NET zu. Wichtig dabei: Obwohl die schöne bunte Fensterwelt dank Steuerelementen und Komponenten alles einfacher macht, wird das in den vorangegangenen Lektionen vorgestellte Material hier auf einen Schlag gebraucht. Scheuen Sie sich also nicht zurückzublättern, wenn es um Methoden, Eigenschaften, Klassen und vor allem um Vererbung geht.

Lernstoff sind diesmal Benachrichtigungen und Rückrufe und deren formale Unterstützung in der Sprache C# – und zwar aus der Konsumentensicht. Jenseits der Sprachebene vermittelt Ihnen diese Lektion ganz pragmatisch das Wichtigste über die Funktionsweise und den Aufbau von Windows-Programmen.

Und auch die Praxis kommt nicht zu kurz: Schließlich sind Windows-Anwendungen eine ganz andere Baustelle als Konsolenprogramme, und die IDE hat jede Menge an Schnickschnack zu bieten, um Ihnen auch diese Arbeitsvorgänge so angenehm und intuitiv wie möglich zu gestalten.

6.1 Ereignisbasiertes Programmiermodell

Im Gegensatz zu Konsolenprogrammen, die bestimmte Benutzereingaben passend zur Programmlogik aktiv anfordern, reagieren Windows-Anwendungen im Prinzip eher passiv auf wahlfreie Benutzeraktionen und sonstige Vorkommnisse. Windows-Programmierung ist daher vorwiegend ereignisbasiert.

Eine Windows-Anwendung wird vom Betriebssystem über alles und jedes informiert, was sie betrifft. Der Strom dieser Informationen unterteilt sich in einzelne Nachrichten, von denen jede über ein Ereignis berichtet. Wahllos herausgegriffene Beispiele für solche Ereignisse wären etwa: der Start der Anwendung, das Laden des Hauptformulars, die verschiedenen Maus- und Tastaturaktionen des Benutzers, Menükommandos, der Umstand, dass ein zuvor verdeckter Teil eines Formulars der Anwendung sichtbar wird (und deshalb neu gezeichnet werden muss). Oder eben schlicht: der Klick auf eine Schaltfläche.

6.1.1 Erst einmal ins kalte Wasser mit HelloWindows

Zur Einstimmung und um die Basis für die nachfolgende Theorie zu schaffen, ein erstes kleines Windows-Programm, das auf Knopfdruck ein Meldungsfenster mit einem Begrüßungstext ausgibt. Unvermeidlich der Name: *HelloWindows*.

Projekt anlegen

Starten Sie dazu ein neues Projekt, wählen Sie die Vorlage WINDOWS-ANWENDUNG, und vergeben Sie einen passenden Projektnamen. Sobald das Projekt angelegt ist, finden Sie in der IDE ein fertiges und ohne weitere Maßnahmen sofort ausführbares Windows-Programm, das aus einem leeren Formular in der sogenannten *Entwurfsansicht* besteht.

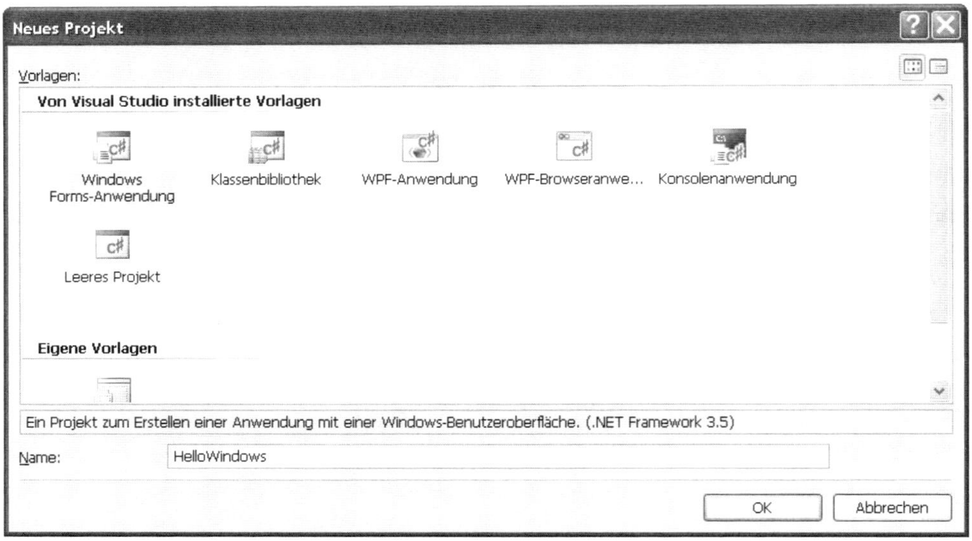

Abbildung 6.1 Die Projektvorlage WINDOWS-ANWENDUNG erzeugt das Gerüst für ein lauffähiges Windows-Programm.

Button-Steuerelement in Formular einfügen

Dieses Formular bestücken Sie im nächsten Schritt mit einem `Button`-Steuerelement aus der Toolbox. Klicken Sie dazu auf die Schaltfläche TOOLBOX in der linken Fensterleiste, und entfalten Sie den Knoten ALLGEMEINE STEUERELEMENTE. Suchen Sie darin das `Button`-Steuerelement, markieren Sie es, und legen Sie eine Instanz davon auf dem Formular ab – wahlweise per Drag & Drop oder Point & Click.

Die Voreinstellungen für die Toolbox hat Microsoft etwas unglücklich gewählt: Das Formular, auf dem die Steuerelemente zu platzieren sind, wird von ihr gut zur Hälfte verdeckt. Abhilfe schafft ein Klick auf das Pin-Symbol (Abb. 6.2); danach lässt sich die Toolbox übrigens auch frei im Arbeitsbereich positionieren, um sie beispielsweise dauerhaft an den rechten Fensterrand zu kleben. Ein erneuter Klick auf das Pin-Symbol macht aus der Box wieder eine Schaltfläche – und wenn Sie das Fensterchen doch versehentlich entsorgt haben: Der Menübefehl ANSICHT/TOOLBOX bringt den unverzichtbaren Werkzeugkasten wieder zum Vorschein.

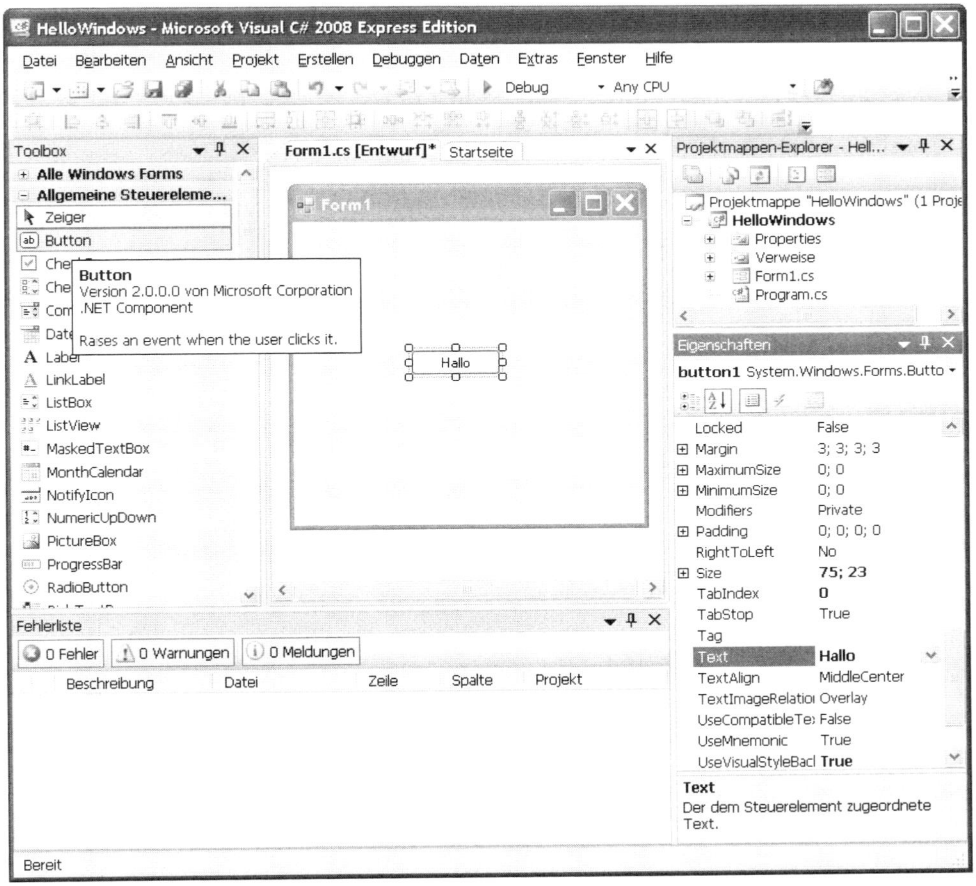

Abbildung 6.2 Nach Anlegen einer neuen Windows-Anwendung finden Sie sich in der Entwurfsansicht für das Formular der Anwendung wieder. Dort arbeiten Sie mit dem Formulardesigner – ein seit .NET 2.0 hochgradig intuitives Werkzeug für die Formulargestaltung. Das Bestücken mit Steuerelementen sowie die Dimensionierung und Ausrichtung erfolgen nach dem WYSIWYG-Prinzip.

Im nächsten Schritt passen Sie die Beschriftung der Schaltfläche an, indem Sie im Kontextmenü des Steuerelements den Befehl EIGENSCHAFTEN wählen, dann im rechts unten erscheinenden EIGENSCHAFTEN-Fenster die Eigenschaft `Text` suchen und deren Wert von „button1" in „Hallo" ändern. `button1` ist übrigens auch der Bezeichner des Steuerelementobjekts, den der Formulardesigner automatisch generiert hat, ändern lässt er sich über die `Name`-Eigenschaft – beispielsweise in `bHallo`. Visual Studio 2008 arbeitet solche Änderungen von Bezeichnern übrigens auch intelligent in bestehenden Programmcode ein.

Nehmen Sie sich einen Moment Zeit, und sehen Sie sich die anderen *Entwurfszeiteigenschaften* im unteren Fensterbereich an. Zwar werden Sie auch in Ihrem gesamten Programmiererleben nicht alle davon brauchen, ein erster Überblick über das reichhaltige Angebot kann aber nicht schaden, und die Kurzhilfe im unteren Teilbereich des Fensters liefert hier wirklich wertvolle Hinweise, welche Eigenschaft wofür zuständig ist. Da das Eigenschaftenfenster immer die Entwurfszeiteigenschaften (zur Laufzeit kommen je nach Steuerelementtyp noch spezifische *Laufzeiteigenschaften* hinzu) des im Entwurfsbereich markierten Elements zeigt, reicht ein einfacher Mausklick in den Formularbereich, um dessen Eigenschaften im Eigenschaftenfenster anzuzeigen. Bei Formularen bestimmt die `Text`-Eigenschaft übrigens den Fenstertitel.

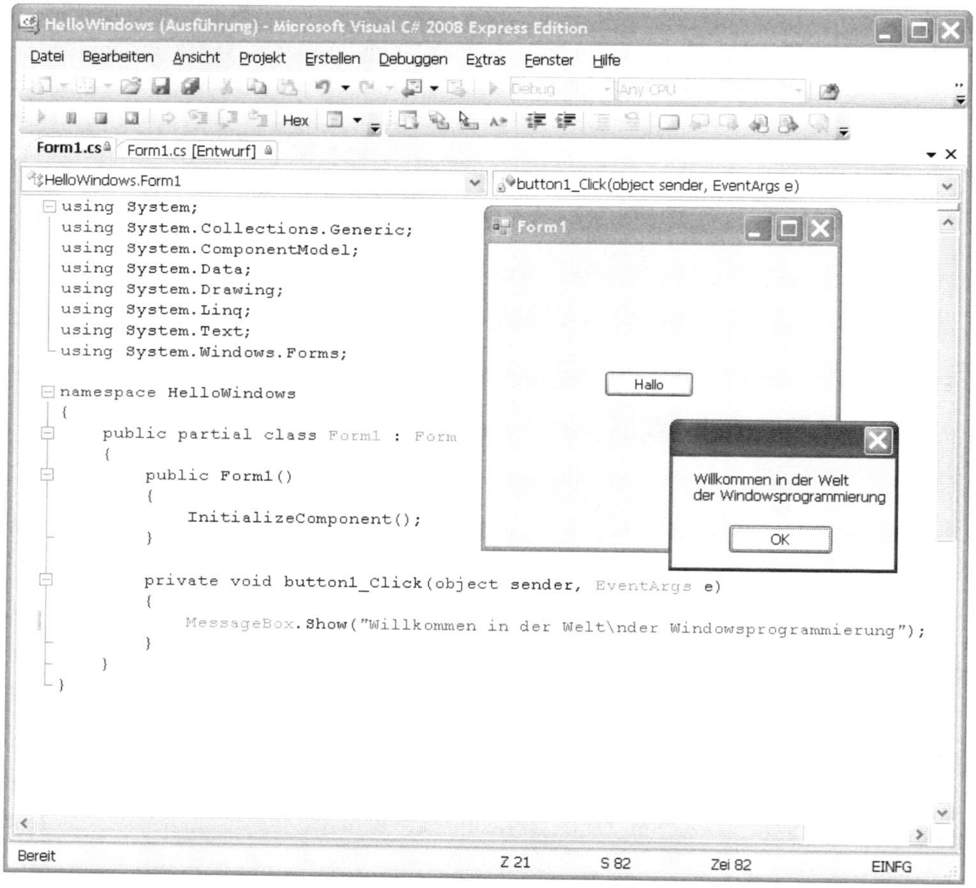

Abbildung 6.3 Da der Formulardesigner nicht nur das Methodengerüst für die Behandlung des *Click*-Ereignisses anlegt, sondern das Ereignis auch gleich richtig „verschaltet", ist der Code sofort „scharf". Die Schaltfläche zaubert ein Meldungsfenster mit dem vorbereiteten Text auf den Bildschirm – und das nach Eingabe einer einzigen Programmzeile.

Der Code für den Klick auf das Steuerelement

Nun fehlt nur noch der Code, mit dem das Programm auf die Schaltfläche reagiert. Dazu führen Sie einen Doppelklick auf dem Steuerelement aus, der Sie in die Codeansicht befördert – praktischerweise in ein vom Designer komplett vorbereitetes Methodengerüst namens `bHallo_Click()` (ohne Namensänderung: `button1_Click()`), wo Sie sofort den Code eingeben können, der das `Click`-Ereignis des Steuerelements behandelt:

```
private void bHallo_Click(object sender, EventArgs e)
{
  MessageBox.Show("Willkommen in der Welt\nder Windows-Programmierung");
}
```

Abbildung 6.3 zeigt den Code und auch gleich, was dabei herauskommt. Die statische Methode `Show()` der `Windows.Forms`-Klasse `MessageBox` stellt diesen Text in einem eigenen Formular und in Form eines sogenannten „modalen" Dialogs dar – eines Fensters, das so lange alle Eingaben des Programms auf sich konzentriert, bis es (per Klick auf OK) geschlossen wird. Der gesamte Code dafür steckt übrigens in der Implementation von `Show()`. Sie müssen weder ein Formular dafür entwerfen noch eine weitere `Click`-Behandlung dafür implementieren.

Tipp

Die komplette *MessageBox.Show()*-Anweisung bietet IntelliSense als *mbox*-Codeausschnitt an, den Text müssen Sie natürlich anpassen.

6.1.2 Codegerüst einer Windows-Anwendung

Ein Klick im Designer, eine Zeile Code, und schon tut sich was. Obwohl Windows-Programmierung zuweilen mehr auf gezielte chirurgische Eingriffe in ein bestehendes großes Ganzes als auf die schweißtreibende Umsetzung ganzheitlicher Entwürfe hinausläuft, fallen auch hier Erfolgserlebnisse nicht einfach so vom Himmel. Unerlässlich für die zielorientierte Programmierung ist daher ein Verständnis dessen, wie ein Windows-Programm aufgebaut ist und welcher Ablauf dahintersteckt.

Die Klasse Form1

Als Erstes ein Blick auf die Klasse `Form1`, der die Methode `button1_Click()` angehört und die augenscheinlich für das Formular der Anwendung zuständig ist. Sie definiert einen Konstruktor, der die erst einmal unbekannte Methode `InitializeComponent()` aufruft, weiter nichts. Die Tatsache, dass `Form1` von der Basisklasse `Form` abgeleitet ist, mag zwar erklären, dass das Formular über eine Grundausstattung verfügt (die sogar überaus opulent ist, wie bereits die Liste der Entwurfseigenschaften erahnen lässt). Wo aber steckt der Kitt, wo stecken die Methode `Main()`, das Formularobjekt und das `Button`-Steuerelement?

Einen ersten Hinweis gibt das Schlüsselwort `partial` vor `class`: C# erlaubt damit die partielle Definition einer Klasse in mehreren Stücken, die auch auf verschiedene Quelltextdateien desselben Projekts verteilt sein können. Es gibt also eine weitere Datei, welche die Klassendefinition fortsetzt: *Form1.designer.cs*.

Hinweis

Mit C# 3.0 wurden auch partielle Methoden für partielle Klassen eingeführt. Sie müssen *void* als Rückgabetyp haben, und ihr Prototyp darf – nach dem Muster einer Schnittstellendefinition – „vordeklariert“ werden. Die Besonderheit: Der Klassencode kann Aufrufe der partiellen Methode enthalten, die der Compiler stillschweigend (!) als nicht geschrieben handhabt, wenn sie nicht irgendwo anders in der partiellen Klasse implementiert ist. Auf diese Weise lassen sich beispielsweise Testcode und Teamgeschichten sehr einfach handhaben.

Wie schon aus der Namensgebung ersichtlich, ist dort der gesamte Code zu finden, den der Formulardesigner – ein visuell orientierter Editor, der für die Bearbeitung des Formulars in der Entwurfsansicht zuständig ist – in Eigenregie erzeugt und pflegt. Faktisch steht darin eine vollständige Beschreibung des gesamten Designs mit allen visuellen Elementen und allen zur Entwurfszeit gesetzten Eigenschaften. Die Datei findet sich unter dem Knoten *Form1.cs* im Projektmappen-Explorer und lässt sich per Doppelklick öffnen. Listing 6.1 gibt den wichtigsten Code daraus wieder.

Listing 6.1 Die Datei *Form1.Designer.cs* wird vom Formulardesigner automatisch gepflegt. Sie enthält eine Beschreibung des Formularentwurfs mit allen platzierten Elementen und ihren Eigenschaften für den Programmstart.

```
namespace HelloWindows
{
  partial class Form1
  {
    /// <summary>
    /// Erforderliche Designervariable.
    /// </summary>
    private System.ComponentModel.IContainer components = null;

    /// <summary>
    /// Verwendete Ressourcen bereinigen.
    /// </summary>
    /// <param name="disposing">True, wenn verwaltete Ressourcen gelöscht
    /// werden sollen; andernfalls False.</param>
    protected override void Dispose(bool disposing)
    {
      if (disposing && (components != null))
      {
        components.Dispose();
      }
      base.Dispose(disposing);
    }    #region Vom Windows Form-Designer generierter Code

    /// <summary>
    /// Erforderliche Methode für die Designerunterstützung. Der Inhalt
    /// der Methode darf nicht mit dem Code-Editor geändert werden.
    /// </summary>
    private void InitializeComponent()
    {
      this.bHallo = new System.Windows.Forms.Button();
      this.SuspendLayout();
      //
      // bHallo
      //
      this.bHallo.Location = new System.Drawing.Point(90, 103);
      this.bHallo.Name = "bHallo";
      this.bHallo.Size = new System.Drawing.Size(75, 23);
      this.bHallo.TabIndex = 0;
      this.bHallo.Text = "Hallo";
      this.bHallo.UseVisualStyleBackColor = true;
```

```
            this.bHallo.Click += new System.EventHandler(this.bHallo_Click);
            //
            // Form1
            //
            this.AutoScaleDimensions = new System.Drawing.SizeF(6F, 13F);
            this.AutoScaleMode = System.Windows.Forms.AutoScaleMode.Font;
            this.ClientSize = new System.Drawing.Size(292, 273);
            this.Controls.Add(this.bHallo);
            this.Name = "Form1";
            this.Text = "Form1";
            this.ResumeLayout(false);
        }
        #endregion
        private System.Windows.Forms.Button bHallo;
    }
}
```

Form1.Designer.cs definiert im Bereich „Vom Windows Form-Designer generierter Code" auch die Methode `InitializeComponent()` und deklariert unter anderem ein Datenfeld namens `bHallo` vom Typ `Button`. Der Designer fügt also für jedes auf dem Formular platzierte Steuerelement ein neues Datenelement in die Formularklasse ein. Um den durch ein `#region/#endregion`-Direktivenpaar umschlossenen Bereich sichtbar/unsichtbar zu machen, klicken Sie auf das Symbol am linken Rand des Editorfensters.

Hinweis

Visual Studio hat einen sprachstruktursensitiven Falteditor, der einzelne Strukturelemente, wie ganze Klassen- und Methodenkörper, sowie durch das genannte Direktivenpaar geklammerte Teile des Quelltexts ein- und ausblenden kann.

`InitializeComponent()` versorgt zunächst das `Form1`-Datenfeld `bHallo` mit einer neuen `Button`-Instanz und initialisiert all die Eigenschaften, die der Designer im Rahmen des Formularentwurfs „angefasst" hat bzw. die im Eigenschaftenfenster manuell geändert wurden. Konsequenterweise erscheint hier der geänderte Wert „Hallo" der `Text`-Eigenschaft und etwas, was die Aufrufmechanik der von Ihnen implementierten `Click`-Behandlung zumindest ansatzweise klärt: Die `Click`-Eigenschaft des `Button`-Objekts wird mit der Methode `bHallo_Click()` verschaltet. Zur genauen Formulierung gleich noch mehr.

Im Bereich „Form1" folgt schließlich die Initialisierung verschiedener (offensichtlich ererbter) Formulareigenschaften. Insbesondere erfährt hier auch das neue `Button`-Objekt seine Aufnahme in den `Controls`-Container, ein ererbtes und bereits instanziiertes Objekt vom Typ `ControlCollection`, das Referenzen auf alle Steuerelemente des Formularobjekts speichert und deren Auflistung über eine `foreach`-Schleife ermöglicht.

Der Vollständigkeit halber: Das Methodenpaar `SuspendLayout()` und `ResumeLayout()` unterdrückt unerwünschte Wechselwirkungen mit dem automatischen Formularlayout, bis alle Steuerelemente initialisiert sind. Die `components`-Eigenschaft und auch die Methode `Dispose()` bilden den Unterbau für weiterführende Konzepte im Zusammenhang mit anwendungsübergreifend nutzbaren Komponenten (zum Beispiel COM- oder COM+-Komponenten) – Ignorieren bis auf Weiteres erlaubt.

Form1.Designer.cs ist absichtlich etwas versteckt, weil man als Programmierer mit dieser Datei im Regelfall wenig bis gar nichts zu tun hat. Obwohl die 1:1-Beziehung zwischen Code und Design bei Visual C# 2008 nicht nur in der Werbung steht und manuell in dieser Datei vorgenommene Änderungen nach Umschalten in die Entwurfsansicht des Formulars korrekt angezeigt werden, sollte man in dieser Datei nur in Ausnahme- und Notfällen Änderungen vornehmen – beispielsweise wenn die Synchronisation aufgrund unachtsamer Löschungen oder Umbenennungen verloren gegangen ist. Eigene Initialisierungen gehören hingegen in die Hauptdatei (*Form1.cs*), und zwar in den Konstruktor im Anschluss an den `InitializeComponent()`-Aufruf.

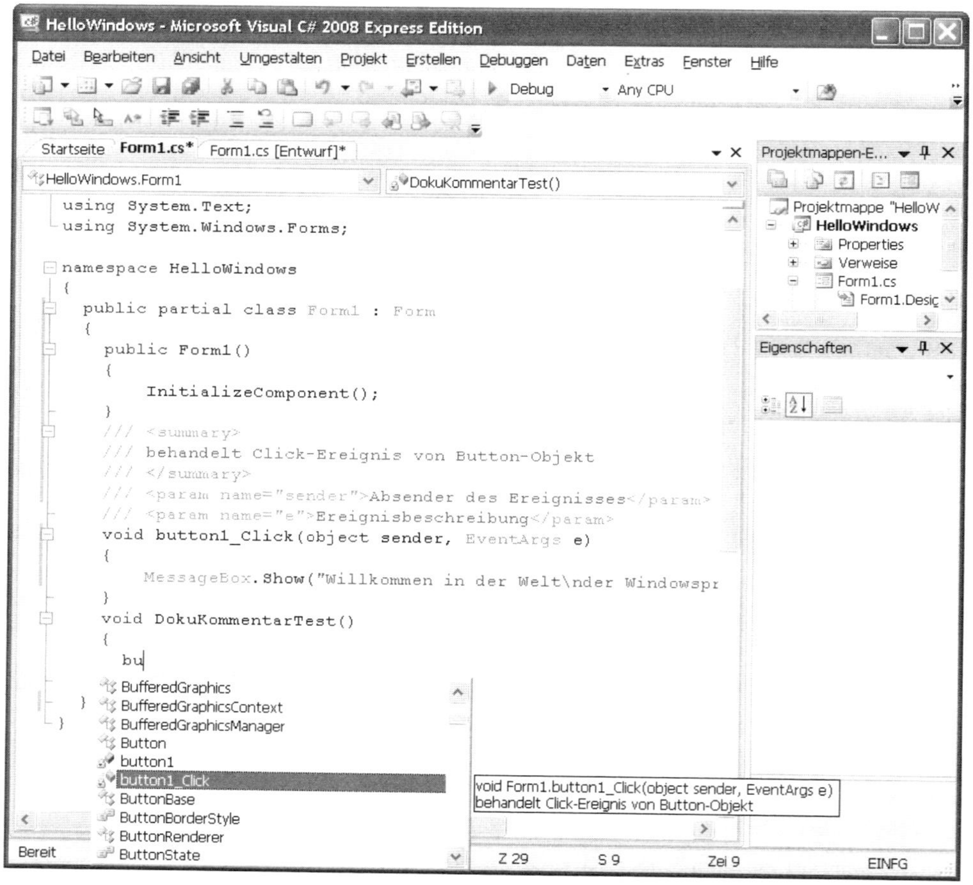

Abbildung 6.4 Der Editor wertet Dokumentationskommentare umgehend aus und zeigt sie in den Tooltips der kontextsensitiven IntelliSense-Kurzhilfe an. Sie können Ihren Code damit vor Ort dokumentieren und sofort davon profitieren.

Dokumentationskommentare

Falls Sie sich gewundert haben: Drei aufeinanderfolgende Schrägstriche wertet der C#-Compiler als sogenannte *strukturierte Dokumentationskommentare*. Sie ermöglichen eine Dokumentation der einzelnen Code-Elemente unter Beachtung ihrer Struktur (beispielsweise Methoden und ihre Parameter), wobei der Editor für eine sofortige Einbindung dieser Information in die IntelliSense-Kurzhilfe sorgt.

Um zu sehen, wie das geht, wechseln Sie zurück in die Datei *Form1.cs* und fügen unmittelbar über der Methodendefinition von `bHallo_Click()` eine Leerzeile ein und tippen darin drei aufeinanderfolgende Schrägstriche: `///`. Kaum haben Sie den dritten Schrägstrich getippt, liefert Ihnen der Editor ein bereits fertig mit XML-Tags und passenden Bezeichnern bestücktes Gerüst zur Dokumentation der Methode `bHallo()` und ihrer Aufrufparameter. Abbildung 6.4 zeigt, wie eine Dokumentation von `bHallo()` aussehen könnte, und auch ihre sofortige Einbindung in die Kurzhilfe. Am besten, Sie probieren die Geschichte selbst aus.

6.1.3 Wo ist Main()?

Die Methode `Main()` suchen Sie allerdings auch in der Klasse `Form1` vergebens. Seit .NET 2.0 umfasst das von der Vorlage WINDOWS-ANWENDUNG generierte Anwendungsgerüst eine weitere Datei namens *Program.cs*. Sie enthält den Quellcode der Klasse `Program`, die schließlich `Main()` definiert. Die zentrale Anweisung darin für den Start einer Windows-Anwendung ist:

```
Application.Run(new Form1());
```

Beachte

Wie Sie sehen, darf der Quelltext in einem Projekt auf verschiedene .cs-Dateien verteilt sein. Der Compiler fasst die Quelltexte zusammen und erzeugt daraus eine einzige (ausführbare) Datei. Das geht natürlich auch bei Konsolenprogrammen.

Hauptformular

`Run()`, eine statische Methode der `Application`-Klasse, stellt die Nachrichtenschleife der Anwendung dar und registriert eine neue Instanz des `Form1`-Formulars als Hauptfenster der Anwendung – was insbesondere zur Folge hat, dass das Schließen dieses Fensters auch das Programm beendet. Die gleich noch näher erläuterte Nachrichtenschleife dient der Verteilung aller vom System kommenden Nachrichten über Benutzereingaben und sonstige Vorkommnisse an die verschiedenen Fensterflächen der Anwendung. Dazu zählen alle Bestandteile von Formularen und Steuerelementen, die eine eigenständige Funktionalität aufweisen können. Im vorgestellten Szenario wären das schon mal das `Form`-Objekt `Form1` und das `Button`-Steuerelementobjekt `bHallo`.

.NET-seitig ist jeder Fensterfläche ein (Empfänger-)Objekt zugeordnet, das eintreffende Nachrichten auswertet, in spezifische `EventArg`-Objekte verpackt und Ereignisse dafür

„signalisiert". Wie das im Einzelnen vonstatten geht, ist Thema des übernächsten Abschnitts – vorerst soll die Vogelperspektive genügen.

Gemeinsame Codegrundlage (Basisklasse) all dieser Empfängerobjekte bildet die Klasse `Control`. Sie vererbt eine Reihe von Eigenschaften und virtuellen Methoden, die mit der Ereignissignalisierung im Zusammenhang stehen und im Zusammenspiel einen recht ausgefeilten Ereignismechanismus ergeben, der folgende Möglichkeiten bietet:

- *Ereignisobjekte*, die Rückruflisten verwalten und bei Signalisierung abarbeiten, ermöglichen es Clientcode (und auch dem Klassencode des Empfängerobjekts selbst), sich durch Registrierung von Behandlungsroutinen in die Ereignisbehandlung einzuklinken.
- Eine von `Control` abgeleitete Klasse kann durch Implementierung virtueller `OnXxx()`-Methoden an beliebiger Stelle in die Nachrichtenverarbeitung eingreifen und die Logik der Ereignisumsetzung, -verarbeitung und -signalisierung selbst in die Hand nehmen. Zudem kann sie den Ereignismechanismus erweitern, indem sie eigene (sekundäre) Ereignisse definiert und signalisiert.
- Da der Ereignismechanismus schlicht auf dem Prinzip des Rückrufs beruht, lassen sich Ereignisse auch frei definieren und für die Objektkommunikation verwenden – ohne direkte oder indirekte Kopplung an die Windows-Nachrichtenverarbeitung und ohne die dafür notwendige Ableitung von `Control`.

6.2 Ereignisverarbeitung

Ein Multitasking-Betriebssystem wie Windows muss dem Umstand gerecht werden, dass Benutzer ihre Eingaben in recht unlogischer Folge machen. Man klickt mal in einem Fenster, tippt drei Buchstaben eines Suchbegriffs ein, wechselt zu einem anderen Fenster, scrollt dort ein wenig herum, um dann ein drittes Programm zu aktivieren, und während dessen Initialisierung guckt man ungeduldig nach, was denn aus der Suchaktion wurde.

Windows und vergleichbare Systeme sorgen über Ereignis-Warteschlangen und -verteiler dafür, dass ein solches nur allzu menschliches Durcheinander an Anwendungen in geordneter Weise verfüttert wird.

6.2.1 Nachrichtenwarteschlange

Die erste Hälfte des Prinzips besteht darin, dass jeder Prozess über einen Puffer verfügt, der Informationen über Systemereignisse wie Mausklicks und Tastendrücke sowie über andere Vorkommnisse aufnimmt – die Nachrichtenwarteschlange. Das Verteilen der Nachrichten auf die einzelnen Warteschlangen erledigt das System: Tastendrücke gehen beispielsweise grundsätzlich an das zum jeweiligen Zeitpunkt aktive Fenster (und das in diesem Fenster ausgewählte Steuerelement). Bei Mausereignissen (Klicks, Bewegung, Rad) ist das Ziel immer das Fenster, das an der aktuellen Position des Mauszeigers sichtbar ist –

auch wenn dieses in anderen Bereichen womöglich von weiter im Vordergrund gezeichneten Fenstern überdeckt wird.

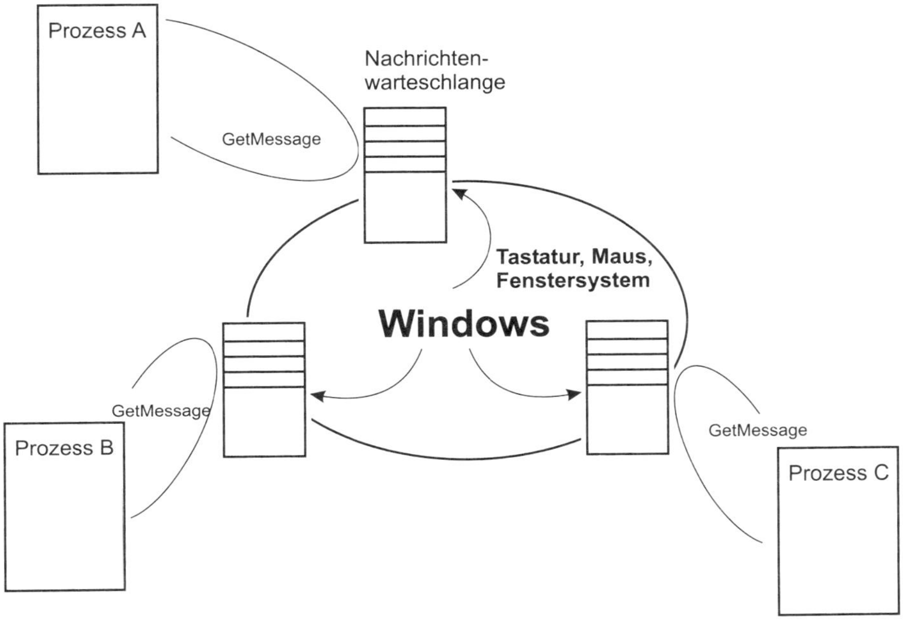

Abbildung 6.5 Systemereignisse verteilt Windows in die Warteschlangen der einzelnen Prozesse, das Auslesen geschieht unter der aktiven Regie der Prozesse („Pull-Prinzip").

Bei der zweiten Hälfte dieses Prinzips geht es darum, wie man die zuvor aufgestapelten Benachrichtigungen wieder aus den Warteschlangen herauskriegt. Rein technisch gesehen ist die Abfrage der jeweils eigenen Warteschlange über `GetMessage` (Abb. 6.4) nichts weiter als der Aufruf einer x-beliebigen Systemfunktion von Windows – deren Semantik es allerdings gleich mehrfach in sich hat. Der wichtigste Punkt ist hier das Pull-Prinzip: Anwendungen rufen `GetMessage` von sich aus auf, also zu Zeitpunkten, zu denen es in ihre eigene Logik passt, weshalb Ereignisse wie Mausklicks auch problemfrei „mitten reinplatzen" können – verarbeitet werden sie erst, wenn sie an der Reihe sind, und das kann (bei schlecht programmierten Anwendungen) auch mal dauern.

6.2.2 Nachrichtenschleife

Tatsächlich passiert hier im Prinzip dasselbe wie bei der Auswertung der Tastatureingaben in der Animationsschleife des Programms *Bildschirmtennis* aus Lektion 2 – nur eben in weitaus größerem Stile. Anwendungen holen sich aus ihrer Warteschlange eine Nachricht ab, reagieren entsprechend darauf und entnehmen die nächste Nachricht.

Was, wenn die Schlange leer ist? Dann legt Windows die aufrufende Anwendung (bzw. deren anfragenden Thread) im Zuge des `GetMessage`-Aufrufs so lange still, bis sich wieder etwas tut. Aus der Sicht der jeweiligen Anwendung heißt das schlicht, dass ein `GetMessage()` auch schon mal Minuten oder gar Stunden dauern kann. Kurzum: Der Aufruf kehrt erst zurück, wenn es auch etwas zu tun gibt.

Dass die Schleife für die zyklische Abfrage der Warteschlange in `Application.Run()` steckt, wurde bereits erwähnt. Damit ist es allerdings noch nicht getan: Wie Abb. 6.5 zeigt, sieht die Verarbeitung der Ereignisse innerhalb einer Anwendung wieder ein bisschen komplexer aus.

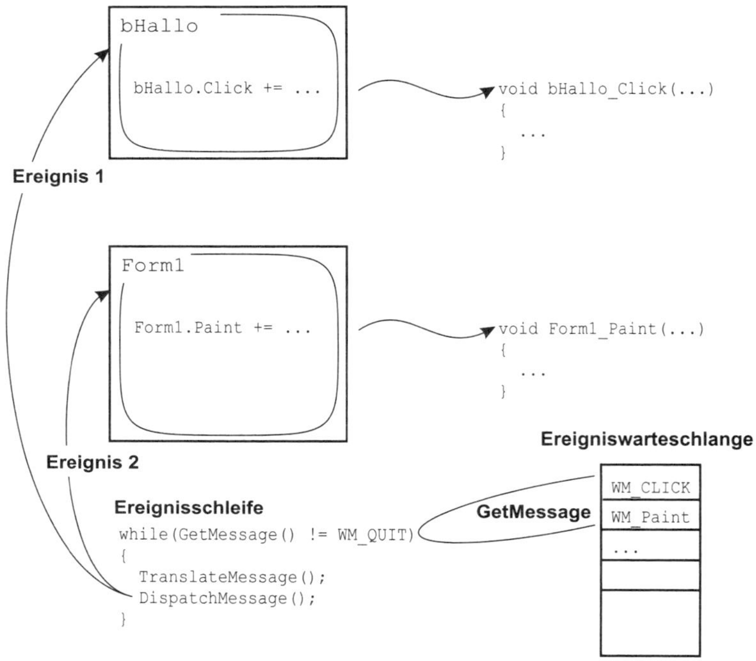

Abbildung 6.6 Eine .NET-Windows-Anwendung liest ihre Nachrichtenwarteschlange in einer Schleife aus und verteilt die Nachrichten einzeln an die für die jeweiligen Fensterflächen zuständigen *Control*-Objekte. Diese verfügen über passende Ereignis-Objekte (*Click*, *Paint* etc.), die ihrerseits Rückruflisten verwalten und bei Signalisierung abarbeiten.

6.2.3 Das *Click*-Ereignis im Detail

Wenn Sie mit der Maus auf die Fensterfläche der Schaltfläche `bHallo` klicken, stellt Windows eine `WM_CLICK`-Nachricht in die Warteschlange der Anwendung ein. Diese wird früher oder später ausgelesen, umgesetzt, intern verteilt – und löst schließlich das `Click`-Ereignis des `Button`-Objekts `bHallo` aus. Wurde für dieses Ereignis eine Behandlungsroutine (bzw. Handler) `bHallo_click()` registriert, kommt diese Methode nun zum Aufruf. Wohin geht nun der Programmfluss nach Behandlung des Ereignisses? Erneut in die `GetMessage`-Schleife.

OnClick()

Um zu sehen, wie die .NET-seitige Ereignisverarbeitung im Einzelnen funktioniert, lohnt es sich, den Mausklick auf das `Button`-Objekt `bHallo` weiter zu verfolgen – andere Ereignisse sind nach dem gleichen Muster gestrickt.

Die Basisklasse `Control` definiert dafür die virtuelle (!) Methode `OnClick()` mit dem Prototyp:

```
protected virtual void OnClick(EventArgs e)
{ ... }
```

Wann immer das `Control`-Objekt eine `WM_CLICK`-Nachricht zugestellt bekommt, ruft es diese Methode auf. Im Prinzip liefert der Parameter einer `OnXxx()`-Methode eine nähere Beschreibung des Ereignisses. Die `OnClick()`-Signatur folgt hier einer Konvention des .NET-Ereignismechanismus, der zufolge die Signaturen für `OnXxx()`-Methoden einen von `EventArgs` abstammenden Parameter aufweisen müssen. Obwohl `EventArgs` selbst mangels öffentlicher Datenfelder informationslos ist, kommt bei `OnClick()` faktisch ein `MouseEventArgs`-Objekt an. Das heißt, nach einer Typumwandlung in diesen Datentyp stehen erforderlichenfalls genauere Informationen über das Mausereignis zur Verfügung.

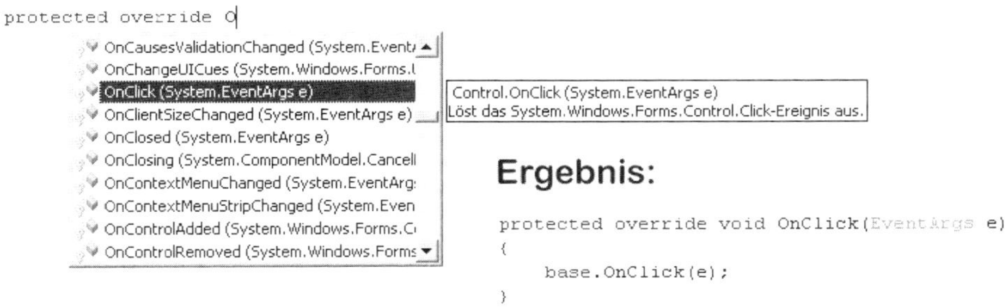

Abbildung 6.7 Visual Studio bietet eine segensreiche Unterstützung zum Überschreiben virtueller Methoden. Die an das Schlüsselwort *override* gekoppelte IntelliSense-Funktionalität stellt die im aktuellen Klassenkontext überschreibbaren Elemente zur Auswahl und liefert komplette Methodengerüste inklusive Aufruf der *base*-Variante.

Eine Ableitung von `Control`, etwa die Klasse `Form1`, könnte `OnClick()` jederzeit überschreiben (zum Vorgehen vgl. Abb. 6.7) und damit spezifisch auf Mausklicks reagieren:

```
protected override void OnClick(EventArgs e)
{
  base.OnClick(e);
  MouseEventArgs mea = (MouseEventArgs)e;
  Text = "Klick ins Formular an: " + mea.Location.ToString();
}
```

Der Aufruf der Basisklassenvariante von `OnClick()` ist im Normalfall erforderlich, um auch dem inneren Objekt Gelegenheit zur Ereignisverarbeitung zu geben.

Ereignisbehandlung

Diese Art der Ereignisbehandlung funktioniert zwar bestens, ist aber doch recht beschränkt: Anpassungen oder Erweiterungen der Behandlungslogik sind nämlich nur per Ableitung möglich. Nun wäre es allerdings sehr unkomfortabel, jedes Mal eine neue Klasse von `Button` ableiten zu müssen, wenn ein Programm etwa einen Mausklick auf eine Schaltfläche verarbeiten soll. Abgesehen vom dadurch entstehenden Overhead geht es in der Ereignisbehandlung häufig um das Zusammenspiel mehrerer Steuerelemente, und das Wissen um diese Verschaltung ist zentral bei der Klasse des umgebenden Formulars rein logisch viel besser aufgehoben als verstreut über die einzelnen Elemente.

Damit sich auch Clientcode in die Ereignisverarbeitung eines Empfängerobjekts einklinken kann, arbeitet der .NET-Ereignismechanismus zusätzlich mit Objekten der Klasse `EventHandler` und Ableitungen davon. Stellen Sie sich diese Objekte am besten als Listen vor, die Listen von Aufrufen für Methoden einer bestimmten Signatur speichern und sequenziell abarbeiten können.

Aufgrund ihrer Implementation zählen `EventHandler`-Objekte zu den sogenannten *Multicast-Delegaten*. Als Klassenelemente vereinbart bilden sie die bisher ausgesparte, besondere Gruppe von Eigenschaften, die als „Ereignisse" bezeichnet werden.

Merke

IntelliSense kennzeichnet Ereignis-Member durch ein Blitzsymbol, und auch im Eigenschaftenfenster der Entwurfsansicht gibt es eine Blitzsymbol-Ansicht, in der die Ereignisse des jeweiligen Steuerelements aufgelistet sind.

Einem solchen Ereignis-Member sind Sie bereits begegnet, dem `Click`-Ereignis des `Button`-Objekts `bHallo`:

```
bHallo.Click += new System.EventHandler(bHallo_Click);
```

Das Einstellen eines neuen Aufrufs erfolgt über ein neues *Delegatenobjekt* mit dem Operator `+=`, über den Operator `-=` nimmt man einen Delegaten wieder aus einer Liste heraus. Seit .NET 2.0 duldet der Compiler auch die vereinfachte Schreibweise:

```
bHallo.Click += bHallo_Click;
```

Delegaten

Um das Kind beim Namen zu nennen: Delegaten sind als Objekte verpackte *Funktionszeiger* auf Instanzmethoden oder statische Methoden. Neben der Typisierung (Signatur) hat das Delegatenobjekt eine weitere Aufgabe: Es hält eine Referenz auf das zur Methode gehörige Instanzobjekt (eine Instanzmethode braucht ja einen Kontext) und verhindert daher insbesondere dessen Zerstörung durch den Garbage Collector, solange noch ein Aufruf für eine seiner Methoden „am Leben" ist.

Um die gesammelten Aufrufe auszuführen, wird das Delegatenobjekt – wie eine gewöhnliche Methode – unter Angabe der von der Signatur geforderten Parameter aufgerufen. Konventionsgemäß geschieht dies im Rahmen einer `OnXxx()`-Methode. (Lektion 7 wird darauf zurückkommen.) Einer weiteren Konvention des .NET-Ereignismechanismus zufolge sind die Signaturen hierfür zweiparametrig: Der erste Parameter ist eine Referenz auf das signalisierende Objekt, der zweite eine Referenz auf das bereits angesprochene `EventArgs`-Objekt. Zur besseren Anschauung hier noch mal die Signatur von `bHallo_Click()`:

```
private void bHallo_Click(object sender, EventArgs e) {...}
```

Die Multicast-Implementation sorgt dann für die Abarbeitung der Liste. Wurden für eine Methode mehrere Aufrufe eingestellt, kommt diese auch mehrfach zum Aufruf.

Zwischenaufgabe

6–1 Probieren Sie die Geschichte mit den mehrfach eingestellten Methodenaufrufen aus.

6.2.4 Andere Ereignisse

Was hier so kompliziert klingt, ist in der Praxis weitgehend mühelos, weil der Formulardesigner das Notwendige im Normalfall automatisch erledigt. Das `Click`-Ereignis ist als Standardereignis des `Button`-Steuerelements definiert, weshalb der Doppelklick direkt von der Entwurfsansicht in die Codeansicht zum passend generierten und auch schon verschalteten Methodengerüst führt.

Um auch für andere Ereignisse Handler zu implementieren, aktivieren Sie im EIGENSCHAFTEN-Fenster über das Blitzsymbol die Ansicht EREIGNISSE. Ein Doppelklick auf einen ihrer Einträge führt Sie direkt in das Codegerüst einer neuen, automatisch benannten Behandlungsmethode für das jeweilige Ereignis. Um ein Ereignis mit einer bereits implementierten Behandlungsmethode zu verbinden, wählen Sie diese aus dem nebenstehenden Kombinationsfeld aus. Dieses listet alle bestehenden Methoden auf, die aufgrund ihrer Signatur als Behandlungsroutinen infrage kommen.

Zeichnen von Fensterinhalten

In der Dokumentation von Windows-Programmen ist verschiedentlich zu lesen, dass Fenster sich neu zeichnen würden. Gemeint ist damit, dass Windows eine `WM_PAINT`-Nachricht in die Warteschlange einstellt, worauf das Empfängerobjekt mit der Signalisierung eines `Paint`-Ereignisses reagiert und sich im Rahmen von dessen Behandlung im Allgemeinen selbst neu zeichnet.

Formularklassen, deren Objekte Ausgaben in ihrem Clientbereich vornehmen, implementieren für dieses Ereignis meist einen Handler (vom Designer automatisch mit `Form1_Paint()` benannt), in dem sämtliche Zeichenaktionen konzentriert sind – soweit sie nicht von Steuerelementen (in deren Fenstern) erledigt werden. Natürlich steht es einem Programm frei, auch außerhalb der `Paint`-Behandlung und somit ohne automatische Auffrischung etwas in seine Fenster zu malen, was das im Anschluss vorgestellte Beispielprogramm *Gummiband* denn auch tut – und sich die dazu notwendigen Dinge wie einen sogenannten *Grafikkontext* erst einmal direkt holen muss. Der `Paint`-Handler bekommt nicht nur den Grafikkontext – den Sie sich am besten als Objekt vorstellen, das die Zeichenfläche repräsentiert und Zeichenoperationen dafür zur Verfügung stellt – frei Haus, sondern auch (optional) die Information, welcher Teil des Fensterinhalts nach der Ansicht von Windows neu gezeichnet werden muss.

Das Standardbeispiel dazu ist das Umstapeln von Fenstern, wie es auch Abbildung 6.7 demonstriert: Wenn Fenster A verschoben oder nach hinten gerückt und dabei ein von ihm bedeckter Bereich eines anderen Fensters B sichtbar wird, reiht Windows in die Warteschlange von B ein `WM_PAINT`-Ereignis mit der entsprechenden Flächeninformation ein.

Eine zweite Ursache für `Paint`-Ereignisse ist das Vergrößern eines Fensters (zu dem auch die Initialisierung zählt, die man getrost als Vergrößerung von 0 • 0 auf x • y Pixel betrachten kann). Der dritte und eigentlich schon letzte Anlass wäre, dass ein Programm über die von `Control` ererbte Methode `Invalidate()` Teile eines Fensters in Eigenregie für überholt erklärt und Windows damit zwingt, eine entsprechende `WM_PAINT`-Nachricht in die Warteschlange einzustellen. Windows fasst nicht nur mehrere `Paint`-Nachrichten automatisch zusammen, sondern begrenzt auch Zeichenaktionen auf den Bereich, der tatsächlich neu gezeichnet werden muss (was eine Optimierung aus Zeiten ist, zu denen der Datentransfer zur Grafikkarte noch einen entscheidenden Engpass im System darstellte).

RepaintDemo

Das kleine Beispielprogramm *RepaintDemo* demonstriert dieses Verhalten auf recht bunte Weise. Es definiert einen Handler für `Paint`-Ereignisse, der nichts weiter tut, als den sogenannten *Clientbereich* des Fensters (`ClientRect`) mit einer zufälligen Farbe auszufüllen. Da die Farbwahl über einen Zufallsgenerator gesteuert wird und bei jedem Aufruf eine andere herauskommt, sieht man bei Größenveränderungen und Ziehaktionen anderer Fenster recht gut, wie viele `WM_PAINT`-Nachrichten Windows tatsächlich so generiert und welcher Bereich tatsächlich neu gezeichnet wird.

```
public partial class Form1 : Form
{
  Random r = new Random();
  public Form1()
  {
    InitializeComponent();
  }
  private void Form1_Paint(object sender, PaintEventArgs e)
  {
    Color c = Color.FromArgb(r.Next(0, 255), r.Next(0, 255), r.Next(0,
                            255));
    SolidBrush b = new SolidBrush(c);
    e.Graphics.FillRectangle(b, this.ClientRectangle);
  }
}
```

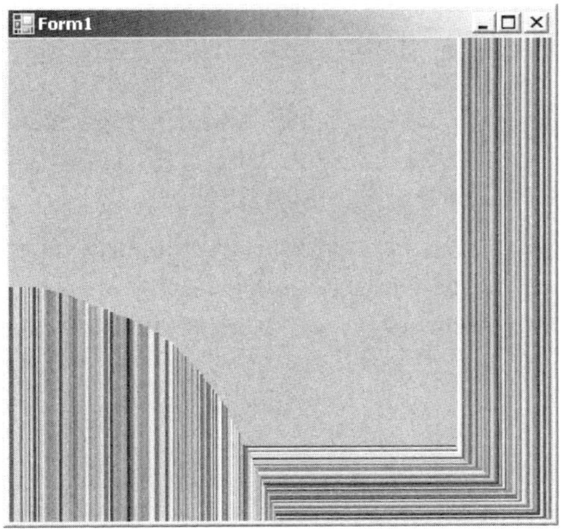

Abbildung 6.8 Obwohl *RepaintDemo* jeweils den gesamten Fensterinhalt neu zeichnen will, begrenzt Windows die Zeichenaktionen auf den tatsächlich frei gewordenen Bereich. Die großen Flächen entstanden direkt bei Programmstart, danach wurde das Fenster durch Ziehen der unteren rechten Ecke vergrößert. Der Bogen entstand durch temporäre Verdeckungen eines vorbeigezogenen anderen Fensters.

DoEvents()

Wie sieht die Sache aus, wenn das Programm auf ein Ereignis hin etwas mehr als nur eine Kleinigkeit zu erledigen hat, die normale Ereignisbehandlung in dieser Zeit aber weiter gehen soll? Schließlich darf der Benutzer nicht den Eindruck erhalten, das Programm würde nicht mehr reagieren. Für das sogenannte „Multitasking des kleinen Mannes" gibt es die Methode `Application.DoEvents()`.

Ruft eine Ereignisbehandlungsmethode diese Methode auf, erzwingt sie das Auslesen und Verteilen des jeweils nächsten Ereignisses und erhält die Kontrolle erst zurück, wenn dessen Behandlung abgeschlossen ist. Auf diese Weise kann die Ereignisverarbeitung weitergehen, auch wenn die `Application.Run()`-Schleife nach wie vor auf den Abschluss der ersten Ereignisbehandlung wartet. Wie man sich leicht überlegt, führt es aber zu Schwierigkeiten, wenn das Programm im Verlauf einer eingeschobenen `DoEvents()`-Ereignisbehandlung beendet werden soll. In solchen Fällen sollte das im Zuge des Schließvorgangs auftretende `FormClosing`-Ereignis durch Setzen einer Zustandsvariablen dafür sorgen, dass die ausgesetzte längliche Ereignisbehandlung ggf. frühzeitig abbricht.

Zwischenaufgabe

6–2 Implementieren Sie „Multitasking des kleine Mannes" für folgendes Szenario: Ein Formular mit zwei Schaltflächen. Die erste `Click`-Behandlung ändert die Hintergrundfarbe des Formulars zufällig, die zweite besteht aus einer Endlosschleife. Stellen Sie die Reaktivität des Programms sicher und auch einen geordneten Schließvorgang.

6.3 Beispielprogramm – Gummiband

Zum Schluss der Lektion gibt es wie üblich ein etwas komplexeres Beispielprogramm, mit dem Sie den Lernstoff einüben und vertiefen können. Auch diesmal wieder eine kleine Animation, wenn gleich mit etwas geringerem Fun-Faktor.

Der Code verwendet anstelle der in der vorigen Lektion diskutierten Klassen `Speed` und `Point` verschiedene noch nicht vorgestellte Datentypen für die Beschreibung von 2D-Geometrie, die dem Namensraum `System.Windows.Forms` entstammen – darunter `Rectangle`, `Location`, `PointF`, `Size`, `SizeF`. Am besten Sie studieren sie ein wenig, da sie das „Brot und Butter" der grafisch orientierten Windows-Programmierung darstellen.

6.3.1 Textausgabe im Formular

Wenn Sie Abbildung 6.8 betrachten, sollte die Textausgabe im Formular als Erstes ins Auge fallen. Ihre Implementierung sieht in einem Windows-Programm doch etwas anders aus als bei einem Konsolenprogramm. Für einfache Statusausgaben lässt sich die Titelleiste des Formulars durch Setzen der `Text`-Eigenschaft gut missbrauchen, und auch Steuerelemente wie das `Label`- oder `TextBox`-Steuerelement sind für die unkomplizierte (auch mehrzeilige) Textausgabe bestens geeignet – Letzteres sogar für die Texteingabe. Dagegen ist das explizite „Zeichnen" von Text in den Clientbereich des Formulars per `Paint`-Routine doch mit erheblichem Aufwand verbunden. Kein Wunder, denn hier ist alles möglich, was Sie von Windows-Anwendungen her so kennen.

Hinweis

Da sich dieser Kurs vorwiegend auf die C#-Sprachkonzepte konzentriert, kann er Ihnen keinen Überblick über die Fülle der GDI+-Klassen im .NET Framework, darunter Pinsel, Stifte, Farben, Bereiche, Grafikpfade usw., sowie über die verschiedenen wichtigen Routinen geben. Vielmehr bleibt es Ihnen selbst überlassen, sich mit diesen Objekten anhand der Hilfe eines Referenzhandbuchs oder eines der zahlreichen Bücher, die sich speziell mit der Windows Forms-Programmierung auseinandersetzen, bekannt zu machen.

Die `Paint`-Routine des Beispielprogramms legt ein `Font`-Objekt aus der Times-Familie mit einer Schriftgröße von 48 Punkt an und ermittelt im ersten Schritt, welche Ausdehnung in Bildpunkten der Ausgabestring (aktuelle Uhrzeit im hh:mm.ss-Format) haben wird. Daraus berechnet sie dann den linken oberen Punkt für eine zentrische Ausgabe. Die Zeichenoperation selbst erfolgt mittels `DrawString()`, einer der vielen Methoden des `Graphics`-Objekts (das den Grafikkontext verkapselt) aus dem Ereigniskontext des Handlers. Beachten Sie: Die Uhrzeit wird hier nur mit jedem eintreffenden `Paint`-Ereignis aktualisiert:

```
private void Form1_Paint(object sender, PaintEventArgs e)
{
  string zeit = DateTime.Now.ToLongTimeString();
  Font fnt = new Font("Times", 48);
  SizeF sz = this.ClientRectangle.Size -
             e.Graphics.MeasureString(zeit, fnt);
```

```
    PointF p = new PointF(sz.Width / 2, sz.Height / 2);
    e.Graphics.DrawString(zeit, fnt, Brushes.Black, p);
  }
```

6.3.2 Timer-Steuerelement

Für eine etwas „lebendigere" Zeitausgabe erhielt das Formular ein `Timer`-Steuerelement, das aufgrund der bereits beim Entwurf im Designer gesetzten Eigenschaften `Enabled` und `Intervall` unmittelbar nach der Formularinitialisierung „scharf" ist. Es signalisiert ab Programmstart alle 300 ms ein `Tick`-Ereignis. Der `Tick`-Handler überträgt die aktuelle Uhrzeit im hh:mm:ss-Format in die Texteigenschaft eines mit schwarzem Hintergrund und weißer Schrift initialisierten Label-Steuerelements, womit zumindest das `Label`-Objekt zur sekundengenauen Digitaluhr wird:

```
private void timer1_Tick(object sender, EventArgs e)
{
  label1.Text = DateTime.Now.ToLongTimeString();
}
```

6.3.3 Gummibandauswahl

Die dritte Funktionalität des Programms demonstriert eine Implementation der bekannten Technik der Gummibandauswahl: Der Benutzer klickt auf den linken oberen oder rechten unteren Eckpunkt der Auswahl und zieht dann mit gedrückter linker Maustaste ein Auswahlrechteck auf. Da .NET hierfür keine fertige Routine bietet, muss die Animation zu Fuß erfolgen, über eine Behandlung der drei Mausereignisse `MouseDown`, `MouseMove` und `MouseUp` und inkrementelle Zeichenoperationen. Die Logik ist zwar geradlinig, dennoch bleibt einiges zu tun.

`Form1_MouseDown()` speichert die aktuelle Mausposition als ersten (und festen) Eckpunkt in dem eigens dafür eingeführten Datenfeld `rectGummi` des Formularobjekts:

```
if ((e.Button & MouseButtons.Left) > 0)   // linke Maustaste?
  rectGummi.Location = Control.MousePosition;
```

Solange der Mauszeiger im Clientbereich des Fensters verbleibt, überzeichnet die Routine `Form1_MouseMove()` das Auswahlrechteck der vorherigen Animationsphase, berechnet aus der aktuellen Mausposition die neue Ausdehnung der Auswahl und zeichnet das Auswahlrechteck für die neue Animationsphase:

```
if (this.ClientRectangle.Contains(new Point(e.X, e.Y)))
  {
    ControlPaint.DrawReversibleFrame(rectGummi, this.BackColor,
                                     FrameStyle.Dashed);
    rectGummi.Size =
       (Size)Control.MousePosition - (Size)rectGummi.Location;
    ControlPaint.DrawReversibleFrame(rectGummi, this.BackColor,
                                     FrameStyle.Dashed);
```

`Form1_MouseUp()` löscht das zuletzt gezeichnete Auswahlrechteck:

```
if ((e.Button & MouseButtons.Left) > 0)  // linke Maustaste?
  {
    ControlPaint.DrawReversibleFrame(rectGummi, this.BackColor,
      FrameStyle.Dashed);
    rectGummi.Size = new Size(0, 0);
```

Immerhin findet sich im .NET-Framework mit `ControlPaint.DrawReversibleFrame()` eine geeignete Zeichenoperation auf XOR-Basis mit der schönen Eigenschaft, dass jeder zweite Aufruf mit identischen Parametern das Ergebnis des ersten Aufrufs wieder unsichtbar macht. Da diese Methode aber dummerweise absolute Bildschirmkoordinaten erwartet, muss der `MouseMove`-Handler die im Ereigniskontext `e` enthaltenen fensterrelativen Koordinaten entweder umrechnen (auskommentierte Codezeilen) oder sich die Mausposition von `Control.MousePosition()` in absoluten Koordinaten liefern lassen (was zu Fehlern führen kann, wenn die Behandlung nicht zeitnah erfolgt). Es ist unschwer zu erkennen, dass die Zeichenoperation direkt und somit unabhängig vom `Paint`-Ereignis in das Ausgabefenster zeichnet, was zumeist auch problemfrei sein dürfte – aber eben nicht immer, denn der Teufel liegt nun mal im Detail, wie Aufgabe 6.3 schön demonstriert.

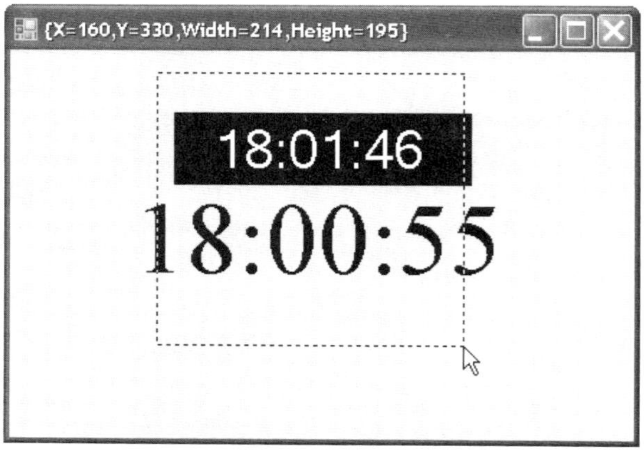

Abbildung 6.9 Das Programm *Gummiband* zeichnet ein animiertes Auswahlrechteck als Reaktion auf Mausereignisse.

Listing 6.2 Das Programm *Gummiband* demonstriert verschiedene Arten der Informationsausgabe in einem Formular: per *Paint*-Behandlung, per Steuerelement, per direkter Zeichenfunktion.

```
using System;
using System.Drawing;
using System.Windows.Forms;

namespace Gummiband
{
  public partial class Form1 : Form
  {
    Rectangle rectGummi;
    const string Titel = "Gummiband - Bereich mit Maus aufziehen";
    public Form1()
    {
      InitializeComponent();
```

```
      Text = Titel;
    }

    private void Form1_MouseDown(object sender,
      System.Windows.Forms.MouseEventArgs e)
    {
      if ((e.Button & MouseButtons.Left) > 0)  // linke Maustaste?
      {
        // rectGummi.Location = PointToScreen(new Point(e.X, e.Y));
        rectGummi.Location = Control.MousePosition;
      }
    }

    private void Form1_MouseMove(object sender,
      System.Windows.Forms.MouseEventArgs e)
    {
      if ((e.Button & MouseButtons.Left) > 0)  // linke Maustaste?
      {
        if (this.ClientRectangle.Contains(new Point(e.X, e.Y)))
        {
          ControlPaint.DrawReversibleFrame(rectGummi, this.BackColor,
                                 FrameStyle.Dashed);
          rectGummi.Size = (Size)Control.MousePosition -
                           (Size)rectGummi.Location;
          // rectGummi.Size = (Size) PointToScreen(new Point(e.X, e.Y)) -
          //                  (Size) rectGummi.Location;
          ControlPaint.DrawReversibleFrame(rectGummi, this.BackColor,
                                 FrameStyle.Dashed);
          Text = rectGummi.ToString();
        }
      }
    }

    private void Form1_MouseUp(object sender,
      System.Windows.Forms.MouseEventArgs e)
    {
      if ((e.Button & MouseButtons.Left) > 0)  // linke Maustaste?
      {
        ControlPaint.DrawReversibleFrame(rectGummi, this.BackColor,
          FrameStyle.Dashed);
        rectGummi.Size = new Size(0, 0);
        Text = Titel;
      }
    }

    private void timer1_Tick(object sender, EventArgs e)
    {
      label1.Text = DateTime.Now.ToLongTimeString();
    }

    private void Form1_Paint(object sender, PaintEventArgs e)
    {
      string zeit = DateTime.Now.ToLongTimeString();
      Font fnt = new Font("Times", 48);
      SizeF sz = this.ClientRectangle.Size -
                 e.Graphics.MeasureString(zeit, fnt);
      PointF p = new PointF(sz.Width / 2, sz.Height / 2);
      e.Graphics.DrawString(zeit, fnt, Brushes.Black, p);
    }
  }
}
```

6.4 Aufgaben

6–3 Ändern Sie das Programm *Gummiband* dahingehend ab, dass sich erstens auch die durch die `Paint`-Routine ausgegebene Uhrzeit im Sekundentakt aktualisiert und zweitens nach einer Größenänderung des Formulars sofort eine zentrierte Ausgabe erfolgt. Finden Sie heraus, warum die korrekte Lösung einen unangenehmen Seiteneffekt auf die Gummibandanimation hat (nicht gelöschte Animationsphasen), und implementieren Sie einen Workaround (Tipp: Führen Sie eine Zustandsvariable ein).

6–4 Zeichnen Sie ein ausgefülltes Rechteck mit zufälliger Farbe und mit den Koordinaten des zuletzt per Gummiband ausgewählten Bereichs in den Clientbereich des Formulars (`FillRectangle`). Beobachten Sie, was passiert, wenn das Fenster der Anwendung zwischendurch verdeckt wird oder eine Größenänderung erfolgt.

6–5 Implementieren Sie die gesamte Gummibandfunktion allein durch Behandlung des `MouseMove`-Ereignisses.

7

7 Komponenten

Bei der Programmierung von Windows-Anwendungen mit .NET gehört der Umgang mit Steuerelementen ebenso zum täglichen Brot wie das Steuerelementdesign. Da das ereignisbasierte Modell nicht nur eine Konsumenten-, sondern auch eine Produzentenseite hat, geht es in dieser Lektion um die bunte Welt der Komponenten, sowohl der Marke Standard als auch eigener Kreationen, die ihrerseits auch selbst definierte Ereignisse melden können.

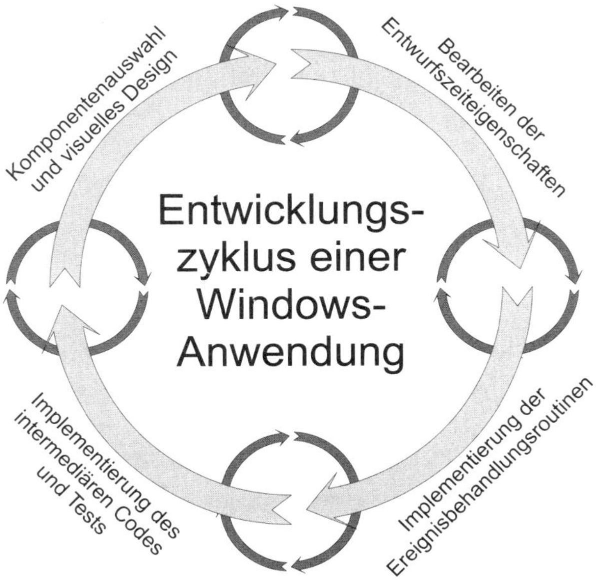

Abbildung 7.1 Der Entwicklungszyklus einer Windows-Anwendung führt vom Designer zum Code-Editor und wieder zurück.

Windows-Programmierung heißt im Wesentlichen: Ereignisse verarbeiten. Die gesamte Programmlogik ergibt sich als Kette von Reaktionen auf Ereignisse und Folgeereignisse. Das gilt selbst für die Initialisierung: Der Konstruktor des Hauptformulars wird nicht von irgendwoher aktiviert, sondern ist letztlich eine Reaktion auf das Ereignis „Programmstart“.

Der Entwicklungszyklus einer typischen Windows-Anwendung führt von der Toolbox über den Designbereich in das Eigenschaftenfenster, von dort in den Code-Editor und wieder zurück in die Designeransicht (vgl. Abbildung 7.1). Sie implementieren der Reihe nach verschiedene Funktionalitäten, indem Sie die Komplexität der Anwendung schrittweise erweitern. Wichtig dabei: Die vom ersten Moment an lauffähige Anwendung bleibt lauffähig und bietet die Möglichkeit, neuen Code sofort zu testen.

7.1 Mit Komponenten der Toolbox programmieren

Hinter der Toolbox steckt eine reichhaltige Software-Bibliothek an vorgefertigten und hochwertigen Komponenten mit überwiegend hochkomplexem Verhalten und Innenleben. Mit von der Partie sind natürlich alle standardmäßigen Windows-Steuerelemente, aber auch eine Fülle von Komponenten, die ganz bestimmte Aufgaben wie beispielsweise die Druckausgabe oder Datenbankzugriffe über eine geeignete Modularisierung stark vereinfachen.

Eine pragmatische Definition des Begriffs „Komponente" wäre: eine Klasse, die sich in die Toolbox einsetzen und von dort aus im Designer der IDE „visuell" verwenden lässt. Die einzelnen Kategorien in der Standardkonfiguration der Toolbox vermitteln eine recht gute Vorstellung davon, dass die – ausnahmslos auf diese Weise verpackten – Windows-Steuerelemente bei Weitem nicht die einzige im Angebot stehende Komponentensorte sind.

7.1.1 Über das visuelle Design zum fertigen Code

Der Weg zum Einsatz von Komponenten ist mit einer IDE wie Visual Studio ebenso breit wie bequem und kurz. Ein allgemeines Kochrezept dafür wäre:

1. Ziehen Sie die gewünschte Komponente aus der Toolbox ins Formular. Nicht visuelle Komponenten (wie `Timer`) und eigenständige Dialoge (wie `PrintDialog`) landen in einem Abschnitt unterhalb des Formulars, visuelle Komponenten (Steuerelemente) direkt im Formular. Für ihre Platzierung, Größe und Ausrichtung sind Sie in Zusammenarbeit mit dem Formulardesigner selbst zuständig.
2. Setzen Sie Entwurfszeiteigenschaften der Komponente, etwa das Intervall eines Timers oder die Beschriftung eines Buttons. Wie in Lektion 6 bereits ausführlicher erläutert, geschieht dies für die jeweils ausgewählte Komponente über die Felder des EIGENSCHAFTEN-Fensters.
3. Eigenschaften, die man erst nach dem Start der Anwendung geeignet initialisieren kann, werden über Code im Konstruktor des Formulars im Anschluss an den Aufruf von `InitializeComponent()` abgehandelt. In diese Kategorie fallen beispielsweise die Ermittlung von Informationen wie: aktueller Ordner, aktueller Benutzer, freier Speicherplatz, verfügbare Internetverbindungen etc.

4. Die Implementierung der Ereignisbehandlung ist meist der letzte Schritt: Der Formulardesigner liefert Ihnen die Methodenrümpfe und Verschaltung der Ereignis-Handler frei Haus. Ihre (ganz und gar nicht triviale) Aufgabe besteht darin, die Rümpfe im Code-Editor mit passenden Anweisungen und entsprechender Logik auszufüllen – typisches Beispiel wäre die `Resize`-Behandlung als Reaktion auf eine Größenänderung des Formulars.

7.2 Beispiel: Auswahl und Anzeige einer Bilddatei

Zur Demonstration sowohl von Eigenschaften als auch von Ereignissen ein kleines Programm, dessen Funktionalität sich am besten mit „klein, aber mein" umschreiben lässt: *PicView* zeigt einzelne Bilddateien in seinem Fenster an und bietet dafür verschiedene Darstellungsmodi.

Am meisten profitieren Sie von der folgenden Beschreibung, wenn Sie sie direkt an der Maschine nachvollziehen.

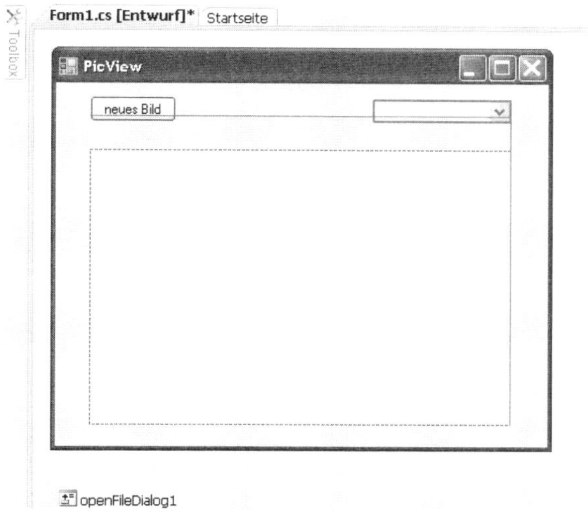

Abbildung 7.2 Das Formular von *PicView* im Editor. Individuelle Steuerelemente werden interaktiv auf dem Formular positioniert, dimensioniert und anhand der praktischen Hilfslinien ausgerichtet; nicht visuelle Komponenten legt der Designer unterhalb der Formularfläche als Icons ab.

7.2.1 Ansatz

Ausgangspunkt ist ein neues Projekt vom Typ WINDOWS-ANWENDUNG. In dessen Formular ziehen Sie aus der TOOLBOX die folgenden Komponenten:

- `PictureBox` – übernimmt die Darstellung des Bildes.
- `ComboBox` – bietet die verschiedenen Darstellungsmodi zur Auswahl.

- `OpenFileDialog` (Komponente, zu finden in der Kategorie DIALOGFELDER) – ist der für die Auswahl der Bilddatei zuständige Datei-Dialog.
- `Button` – aktiviert den Datei-Dialog.

Das `PictureBox`-Steuerelement hat als linke obere Ecke die Position (30, 60), aussehen sollte das Formular nach Einsetzen und Zurechtrücken der Komponenten wie in Abbildung 7.2.

Die Eigenschaft `BackColor` des `PictureBox`-Steuerelements setzen Sie auf irgendeinen Farbwert, der sich vom Fensterhintergrund etwas unterscheidet, bspw. Weiß. Die Eigenschaft `Image` ist für das darzustellende Bild zuständig. Nach Auswahl der `Image`-Eigenschaft zeigt das EIGENSCHAFTEN-Fenster in der rechten Spalte ganz rechts einen Auswahl-Button (mit drei Punkten) an. Ein Klick darauf aktiviert das Dialogfeld RESSOURCE IMPORTIEREN, in dem Sie zum Ausprobieren LOKALE RESSOURCE wählen, dann auf IMPORTIEREN klicken und sich irgendeine Bilddatei auf Ihrer Festplatte aussuchen.

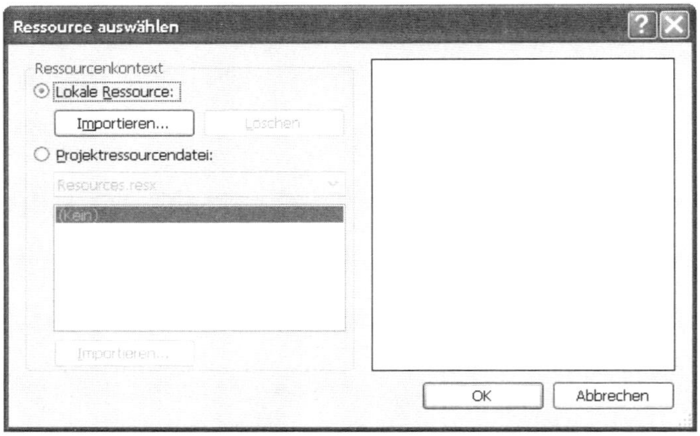

Abbildung 7.3 Entwurfszeiteigenschaften mit komplexen Datentypen sind beim visuellen Design mit entsprechend spezialisierten Editoren verbunden. Hier der Auswahldialog zum Import einer Bilddatei als Wert für die *Image*-Eigenschaft.

7.2.2 Pflichtenheft

Zur Laufzeit soll das Programm letztlich auch nicht viel anderes tun, als ein Bild zu laden – nur eben als Reaktion auf einen Klick auf die Schaltfläche. Die Logik dafür ist reichlich geradlinig: Ein Klick auf `button1` ruft den Datei-Dialog auf. Wenn der Benutzer diesen Dialog mit OK abschließt, soll das Programm die darin ausgewählte Datei laden und im `PictureBox`-Steuerelement anzeigen.

Dateifilter

Die `OpenFileDialog`-Komponente lässt sich zur Entwurfszeit zwar vorinitialisieren, der Rest (spezifisch: das Zurücksetzen des Dateinamens nach einer Auswahl) muss aber zur

Laufzeit geschehen. Die beiden quasistatischen Eigenschaften sind `Title` (mit dem passenden Text `"Bilddatei auswählen"` besetzt) und der String `Filter`, dessen Wert „`Bilddateien (*.gif; *.jpg; *.bmp)|*.gif; *.jpg; *.bmp|Alle Dateien (*.*)|*.*`" ein Filterpaar ausdrückt. Die etwas antiquierte Schreibweise benennt je Filter einen Anzeigetext „`(*.gif; *.jpg; *.bmp)`" und einen Explorer-gerecht formulierten Filterausdruck „`*.gif; *.jpg; *.bmp`". Trennzeichen der Anreihung ist „|". Beachten Sie, dass der Filter „`Alle Dateien`" auch Dateien zulässt, die sich nicht als Bilder laden lassen. Die Ausführung bricht in diesem Fall mit einem Laufzeitfehler ab. Ausführlicheres über den Umgang mit Laufzeitfehlern erfahren Sie in der nächsten Lektion.

Der Datei-Dialog

Ein Doppelklick auf `button1` veranlasst den Designer, die Methode `button1_Click()` für die `Click`-Behandlung in den Quelltext einzusetzen und in die Codeansicht zu schalten. Der Körper dieser Methode sieht im einfachsten Fall schlicht so aus:

```
openFileDialog1.ShowDialog();
```

Der `ShowDialog()`-Aufruf bringt `openFileDialog1` als modalen Dialog auf den Bildschirm. Wird ein Formular in diesem Modus aufgerufen, konzentriert es alle Eingaben (des Prozesses) auf sich, bis der Benutzer seine Eingabe bestätigt (in diesem Fall per ÖFFNEN-Schaltfläche oder Doppelklick auf einen Dateinamen) oder abbricht (ABBRECHEN-Schaltfläche oder Formularschließfeld).

OK-Behandlung

Wieder in der Designeransicht, führt ein weiterer Doppelklick, diesmal auf das Symbol `openFileDialog1` im unteren Teil des Entwurfsbereichs, in eine Behandlungsroutine für das `FileOk`-Ereignis, das der Dialog unmittelbar vor Beendigung signalisiert, wenn der Benutzer eine Auswahl getroffen und auf ÖFFNEN geklickt hat:

```
private void openFileDialog1_FileOk (object sender, CancelEventArgs e)
```

Hier könnte eine codeseitige Prüfung der vom Benutzer ausgewählten Datei samt Meldung bei Falschauswahl erfolgen. Daher bietet der Ereigniskontext eine Möglichkeit, das Schließen des Dialogs ggf. zu verhindern:

```
e.Cancel = true;
```

Als Ergebnis bleibt der Dialog so lange auf dem Bildschirm, bis das Programm mit der Auswahl zufrieden ist und `e.Cancel` auf `false` belässt. Wesentlich dabei: Bei einem solchen Handler innerhalb eines Handlers fährt die Programmlogik sozusagen eine zusätzliche Kurve – an der Tatsache, dass es irgendwann über den Rücksprung aus `ShowDialog()` und schließlich den Rücksprung aus `button1_Click()` weitergeht, ändert sich dadurch nicht das Geringste – `openFileDialog1_FileOk` ist schlicht ein direkter Rückruf des Dialogs, keine Windows-Nachricht, die über Warteschlange eintrudelt.

7.2.3 Bildanzeige

Der Code, der das Laden des Bildes in das `PictureBox`-Steuerelement übernimmt, steckt passenderweise in der `FileOk`-Behandlung und sieht so aus:

```
pictureBox1.Image = Image.FromFile(openFileDialog1.FileName);
```

Der erste kleine Ansatzpunkt für Verbesserungen fällt beim Laden der zweiten Bilddatei auf: Der Dialog merkt sich nämlich den Namen der jeweils zuletzt geladenen Datei und gibt diesen vor. Beseitigen lässt sich das mit einem schlichten Zurücksetzen von `FileName` auf einen Leerstring vor dem Aufruf von `ShowDialog()` in `button1_Click()`.

Komplett vergessen sollte das Programm den Dateinamen aber nicht: Schön wäre eine Anzeige der aktuell geladenen Datei im Titel des Fensters. Wie das geht, knobeln Sie am besten selbst aus.

Anzeigemodus

Wie das `PictureBox`-Steuerelement mit Bildern umgeht, die nicht zufällig exakt dieselbe Größe haben wie die Anzeigefläche, bestimmt die Eigenschaft `SizeMode`. Der Standardmodus für diese Eigenschaft ist `Normal`: Bilder bleiben in ihrer Größe unverändert, die Darstellung wird am rechten und unteren Rand der `PictureBox` schlicht abgeschnitten, bzw. bei zu kleinen Bildern zeigt sich an diesen Rändern entsprechend viel Hintergrundfarbe.

Alternativ stellt das EIGENSCHAFTEN-Fenster in einer Auflistung folgende Modi zur Auswahl: `CenterImage` (1:1-Darstellung, zentriert), `Zoom` (Vergrößern und Verkleinern im seitenrichtigen Verhältnis), `StretchImage` (Zerren auf die gewünschte Größe) und schließlich den Modus `AutoSize`, in dem das Steuerelement versucht, seine eigene Größe der Bildgröße anzupassen.

Will man der Eigenschaft per Programmcode einen neuen Wert verpassen, stellt sich als Allererstes die Frage, wo man diese Werte herbekommt und mit welcher Art von Datentyp man es da überhaupt zu tun hat. IntelliSense gibt den Namen des Datentyps umgehend preis: `PictureBoxSizeMode`.

Aufzählungstypen werden wie im Falle von `PictureBoxSizeMode` gerne als Konstantensammlungen für Eigenschaften mit überschaubaren Wertebereichen verwendet. Das ist möglich, weil sie in .NET als vollwertige Typen am .NET-Typsystem teilnehmen und somit Typsicherheit bieten. Einem Objekt vom Typ `PictureBoxSizeMode` lassen sich also nur Elemente der `PictureBoxSizeMode`-Aufzählung als Wert zuweisen:

```
pictureBox.SizeMode = PictureBoxSizeMode.StretchImage;
```

Steuerung des Anzeigemodus per ComboBox

Das Beispiel verwendet ein `ComboBox`-Steuerelement zum Umschalten zwischen vier Arten der Skalierung. `AutoSize` bleibt unberücksichtigt, weil das Steuerelement in dieser Einstellung seine Abmessungen an die Bildgröße anpasst. `ComboBox`-Steuerelemente verwalten eine Liste namens `Items`, deren Elemente vom Typ `object` sind und die sie unter Anwendung der von allen Objekten unterstützten `ToString()`-Methode als aufklappbare Liste visualisieren. Wählt der Benutzer einen Eintrag in dieser Liste aus, signalisiert das Steuerelement ein `SelectedIndexChanged`-Ereignis.

Für die Initialisierung von `Items` bietet das Eigenschaftenfenster ähnlich wie für `PictureBox.Image` einen eigenen Editor an, mit dem sich die gegebene Aufgabenstellung allerdings nicht elegant lösen lässt: Was sich dort zur Entwurfszeit hineinschreiben ließe, sind die einzelnen Aufzählungswerte als Text, mehr aber auch nicht. Die `SizeMode`-Eigenschaft erwartet aber einen Wert vom Typ `PictureBoxSizeMode`.

Als funktionierende Lösung bietet es sich vielmehr an, im Konstruktor des Formulars die Werte typecht (!) der Reihe nach über die `Add()`-Methode in die Liste einzufügen:

```
SizeCombo.Items.Add(PictureBoxSizeMode.Normal);
SizeCombo.Items.Add(PictureBoxSizeMode.CenterImage);
...
// "Normal" als Vorgabe
SizeCombo.SelectedIndex = 0;
```

Dieser Ansatz nutzt eine für die Praxis wirklich wertvolle Eigenheit von `enum`-Aufzählungstypen aus: Die `ToString()`-Methode eines solchen Objekts liefert immer den Bezeichner seines Wertes als String, das heißt, das `ComboBox`-Steuerelement listet tatsächlich die Elementnamen der eingefügten Werte auf.

Nachdem die zur Auswahl stehenden Anzeigemodi mit dem benötigten Datentyp in `Items` gespeichert sind, läuft die Ereignisbehandlung schlicht auf eine explizite Rückverwandlung des Listeneintrags in den Originaltyp mit Zuweisung an die Eigenschaft hinaus:

```
private void SizeCombo_SelectedIndexChanged(object sender, EventArgs e)
{
  pictureBox1.SizeMode = (PictureBoxSizeMode)SizeCombo.SelectedItem;
}
```

Zwischenaufgaben

7–1 Schreiben Sie die Anwendung *PicView* selbst, und integrieren Sie dabei die vorgestellten Techniken in Ihren Code.

7–2 Benutzen Sie die Klasse `Path` (siehe Online-Dokumentation) zum Herausoperieren des Dateinamens aus `FileName`; landen sollte das Ergebnis in der Eigenschaft `Text` des Formulars – also dem Fenstertitel. Fügen Sie auch eine Beschriftung für die beiden unbeschrifteten Steuerelemente hinzu.

7–3 Geben Sie der Anwendung eine Menüleiste mit drei Menüs: DATEI, ANSICHT, ? Das Menü DATEI sollte die Befehle ÖFFNEN und BEENDEN enthalten, ANSICHT die verschiedenen Darstellungsmodi des `PictureBox`-Steuerelements; das Hilfemenü zumindest den Wahlpunkt ÜBER PICVIEW... Unterlegen Sie die Befehle alsdann mit Code.

7–4 Sorgen Sie über eine `Resize`-Behandlung dafür, dass sich das Fenster der Anwendung minimal auf 200 • 200 Pixel verkleinern lässt, und initialisieren Sie die `Anchor`-Eigenschaft des `PictureBox`-Steuerelements so, dass eine automatische Größenanpassung an die jeweilige Formulargröße erfolgt.

7.3 Selbst konfektionierte Komponenten

Die Toolbox hat noch etliche Dutzend Komponenten mehr zu bieten, weshalb Ihnen an dieser Stelle aus Platzgründen mal wieder das Übliche ans Herz gelegt sei, nur noch etwas lauter als sonst: Blättern Sie wenigstens einmal durch, studieren Sie die Kurzhilfe, und verschaffen Sie sich so zumindest einen Überblick. In der praktischen Arbeit können Sie dieses Überblickswissen dann problemorientiert anhand der MSDN-Hilfe vertiefen.

Nun ein Perspektivwechsel von der Konfektionsware zum Maßanzug: Weiter geht es mit der Programmierung eigener Steuerelemente und ihrer Ereignissignalisierung.

7.3.1 Test-Container

Da die Visual C# 2008 Express Edition in diesem Bereich kleine Einschränkungen gegenüber den Vollversionen aufweist, demonstriert die Lektion die Entwicklung an einem bestehenden Projekt mit der Vorlage WINDOWS-ANWENDUNG, der ein weiteres Element mit der Vorlage BENUTZERSTEUERELEMENT hinzugefügt wird; die Windows-Anwendung dient dann als Test-Container für dieses Steuerelement.

Beachte

Die Vollversionen von Visual Studio bieten für die Steuerelemententwicklung nicht nur eine eigene Projektvorlage, sondern auch eine Hostumgebung zum Testen an – ein Luxus, der so groß gar nicht ist, denn eine eigene Testanwendung ist früher oder später ohnehin unumgänglich.

7.3.2 Dem Projekt ein Benutzersteuerelement hinzufügen

Um dem Beispiel zu folgen, legen Sie eine neue Windows-Anwendung mit dem Namen *SteuerelementTester* an und wählen im PROJEKTMAPPEN-EXPLORER im Kontextmenü des Projektknotens den Befehl HINZUFÜGEN/NEUES ELEMENT. Im daraufhin erscheinenden Dialog (zum dem alternativ auch der Menübefehl PROJEKT/BENUTZERSTEUERELEMENT HINZUFÜGEN führt) wählen Sie die Vorlage BENUTZERSTEUERELEMENT und vergeben `ErstesSteuerelement` als Klassennamen.

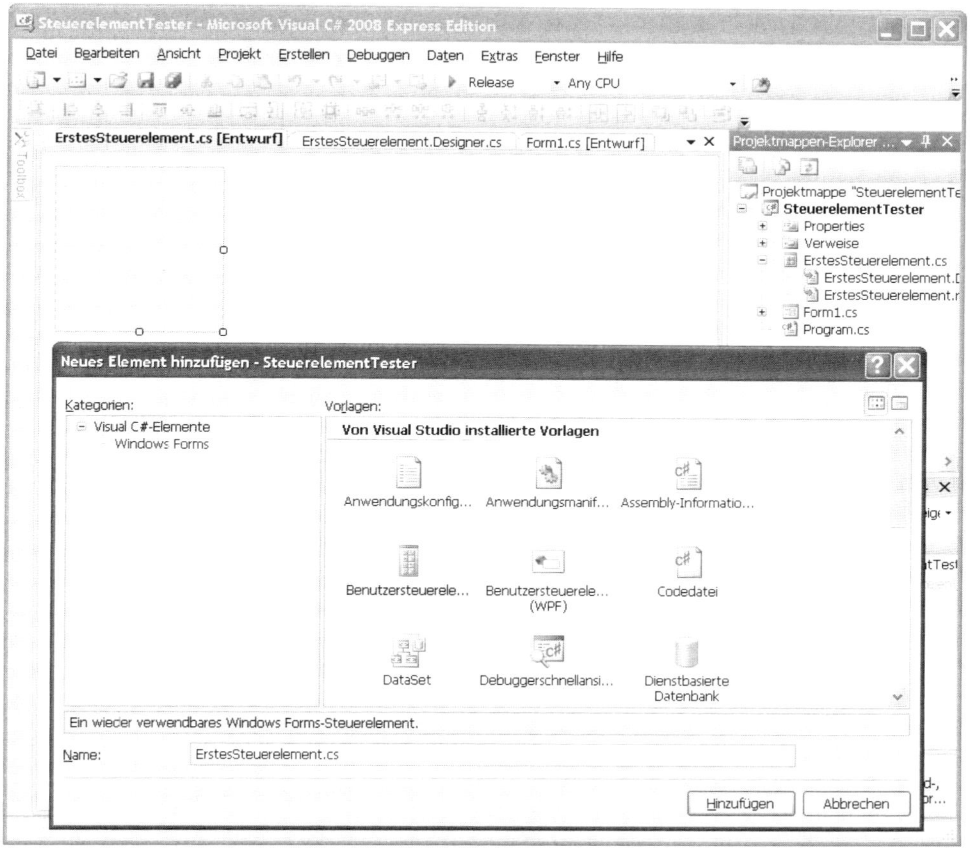

Abbildung 7.4 Fügt man einem bestehenden Projekt ein neues Element hinzu, erzeugt die IDE ein vorlagenspezifisches Codegerüst in einer eigenen Datei. Bei Auswahl der Vorlage BENUTZERSTEUERELEMENT resultiert eine *.cs*-Datei, und es geht gleich in der Designeransicht weiter. (Hinweis: Die Abbildung zeigt des größeren Informationsgehalts halber sowohl den Dialog als auch dessen Ergebnis.)

Danach schaltet die IDE in die Designeransicht, wo Sie, dem schon vorgestellten Entwicklungszyklus folgend, Steuerelemente aus der Toolbox im Entwurfsbereich platzieren, Entwurfseigenschaften dafür festlegen und Ereignis-Handler implementieren können. Die Vorgehensweise ist nicht anders als beim Formulardesign, nur die Arbeitsfläche sieht etwas anders aus, ein Umstand, der auf die Basisklasse zurückzuführen ist: Ein Steuerelement hat `UserControl`, nicht `Form` als Basisklasse, daher hat es keinen Fensterrahmen. Ändern Sie doch spaßeshalber einfach die Basisklasse vorübergehend in `Form`, und schalten Sie in die Entwurfsansicht zurück. Die Überraschung sollte nicht allzu groß sein.

Zwischenaufgaben

Damit das Steuerelement eine Funktionalität erhält, zwei Aufgaben für Sie:

7–5 Ändern Sie die Hintergrundfarbe des Steuerelements in Reaktion auf das `Load`-Ereignis auf einen zufälligen Farbwert (vgl. Lektion 6), damit seine Begrenzungen später auf dem Formular sichtbar sind.

7–6 Behandeln Sie das `Click`-Ereignis innerhalb der Klasse so, dass es einen Datei-Dialog mit Filter für Bilddateien öffnet und die Auswahl als Hintergrundbild des Steuerelements einsetzt, und zwar skaliert auf die jeweilige Größe des Steuerelements (Tipp: Setzen Sie `BackgroundImageLayout` auf einen geeigneten Wert).

Erstellen des Steuerelements

Bevor sich das Steuerelement verwenden lässt, muss der Compiler ran, also: PROJEKT / PROJEKTMAPPE ERSTELLEN. Nach der Übersetzung bietet der Formulardesigner für `Form1` das neue Steuerelement in einem eigenen Abschnitt der Toolbox (STEUERELEMENTTESTER KOMPONENTEN) an, erkennbar an dem Namen `ErstesSteuerelement` und dem Zahnrad-Symbol (Abb. 7.5).

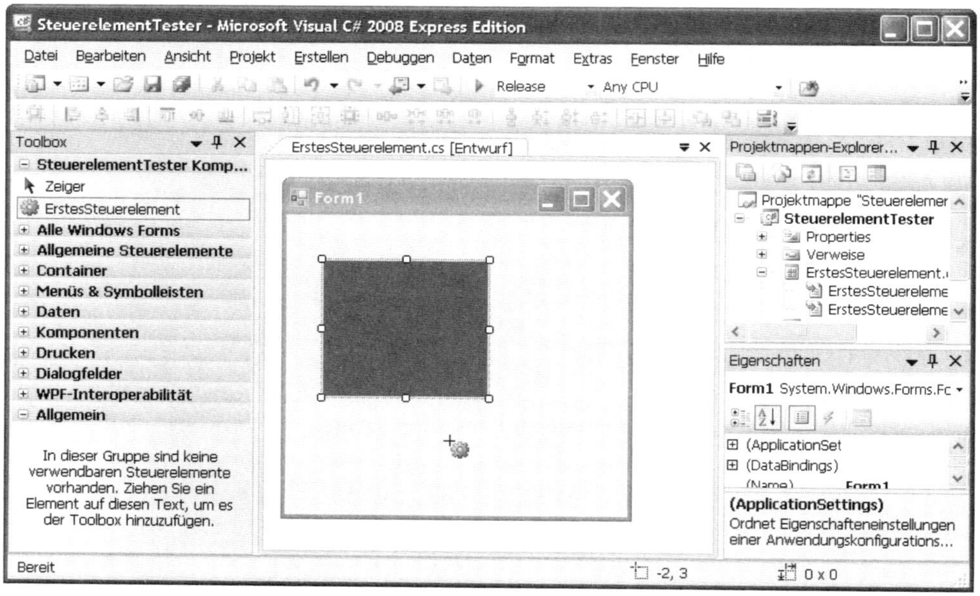

Abbildung 7.5 Platziert man nach erfolgter Übersetzung Instanzen des eigenen Steuerelements auf dem Formular, zeigen diese sofort eigenständiges Verhalten in all den Funktionalitäten, die der Designer nicht für seine eigenen Zwecke mit Beschlag belegt. Instanzen von *ErstesSteuerelement* bekommen im Designmodus nur das *Load*-Ereignis zu sehen, das *Click*-Ereignis leitet der Designer auf sich selbst um.

Eigenleben

Dass das Steuerelement in dieser Phase bereits „lebt", erkennt man daran, dass jede auf dem Formular platzierte Instanz seine Farbe individuell ändert – der `Load`-Handler ist also scharf (Abb. 7.5). Der `Click`-Handler funktioniert hingegen nicht. Das liegt daran, dass der Formulardesigner das `Click`-Ereignis im sogenannten *Designmodus* abfängt und seinerseits mit der Funktionalität „aktive Auswahl" belegt. Um auch die Funktionalität des `Load`-Handlers zur Entwurfszeit eines Containerelements zu unterdrücken, könnte das Steuerelement die Anweisungen im `Load`-Handler vom Wert der durch den Designer gepflegten `bool`-Eigenschaft `DesignMode` abhängig machen.

Am besten Sie testen beide Versionen des Steuerelements und experimentieren ein wenig damit herum. Beachten Sie dabei, dass sich Änderungen im Code des Steuerelements auf die Designeransicht des Formulars immer erst nach expliziter (oder impliziter) Kompilierung auswirken.

7.3.3 Innenleben eines Benutzersteuerelements

Da Steuerelemente als Komponenten und Komponenten als Klassen implementiert sind, unterliegt ihr Code den üblichen Kriterien für die Verkapselung von Logik und Code. Zur öffentlichen Schnittstelle gehörende Elemente – Eigenschaften und Ereignisse – zeigt der Formulardesigner an und generiert auch automatisch Code dafür, ganz so wie bei Formularen.

Die Implementierung eigener Eigenschaften für Steuerelemente hat in der Praxis ein paar Besonderheiten, damit die Gleichbehandlung durch die IDE gewährleistet ist. Was es damit auf sich hat, erfahren Sie bei der Besprechung des großen Beispielprojekts *MesswertschreiberTester* am Ende dieser Lektion. Jetzt geht es erst mal um die – aus Sprachsicht weitaus interessantere – Implementierung eigener Ereignisse.

7.4 Ereignissignalisierung

Wie bereits in Lektion 6 erwähnt, sind bei der Ereignissignalisierung sogenannte Multicast-Delegaten im Spiel. Nachdem Delegaten in .NET nicht nur bei der Ereignissignalisierung eine wichtige Rolle spielen, sondern überall da, wo Methoden als Parameter übergeben werden müssen, also Funktionszeiger im Spiel sind (Multithreading, generische Programmierung, Rückrufe aller Art etc.), beschreibt dieser Abschnitt das Konzept erst einmal etwas allgemeiner.

7.4.1 Delegaten

Vorweg: Das einzig Esoterische an Delegaten ist der Terminus. Delegaten verkapseln Funktionszeiger zu Objekten und unterwerfen sie damit den Regeln des .NET-Typsystems. Es gibt eine Typvereinbarung, eine Instanziierung und, weil der Compiler Delegatenklassen grundsätzlich implizit von der abstrakten Basisklasse `System.MulticastDelegate` ableitet, auch ein stattliches Erbe. Aufgrund einer impliziten `sealed`-Vereinbarung verbietet sich die weitere Ableitung – eigene Pirouetten mit diesem Konzept sind also ausgeschlossen.

Die Typvereinbarung sieht nicht viel anders aus als die Deklaration eines gewöhnlichen Methodenkopfs mit vorangestelltem Schlüsselwort `delegate`. Größter Unterschied: Der gewählte Bezeichner ist der Klassenname:

```
delegate void MyDelegate();
delegate long MyLDelegate(ref long val2);
```

Der erste Delegatentyp `MyDelegate` benennt den einfachsten aller Prototypen, die Menge der parameterlosen Prozeduren, während `MyLDelegate` auf Methoden ausgerichtet ist, die einen `long`-Wert als Call-by-Ref-Parameter entgegennehmen und einen `long`-Wert zurückliefern. Die Vereinbarung von Objektvariablen dieser Typen erfolgt nach gewohntem Muster:

```
MyDelegate my;
```

Und die Instanziierung? Die Basisklasse `System.Delegate` stellt einen einparametrigen Konstruktor zur Verfügung, der den Bezeichner einer Methode mit einem exakt auf den Delegatentyp passenden Prototyp erwartet:

```
my = new MyDelegate(NixReinNixRaus);
MyLDelegate myL = new MyLDelegate(LLReinLRaus);
...
void NixReinNixRaus()
{}
long LLReinLRaus(ref long v)
{
  return ++v;
}
```

Dabei spielt es tatsächlich keine Rolle, ob die angegebene Methode eine statische Methode ist oder eine Instanzmethode. Ja, sie muss nicht mal zur gleichen Klasse gehören. Es kann jede Methode mit passendem Prototyp verwendet werden. Einzig der Zugriffsmodifizierer muss passen! So lässt der Compiler `private`-Methoden für `public`-Delegaten beispielsweise nicht zu.

Wie schon erwähnt, gibt es auch noch die etwas sparsamere Notation:

```
my = NixReinNixRaus;
MyLDelegate myL = LLReinLRaus;
```

Dabei müssen Sie allerdings immer im Hinterkopf behalten, dass hier tatsächlich ein Objekt (Instanz der Delegatenklasse) erzeugt wird, das dafür sorgt, dass wiederum das Objekt, dem die Methode gehört, mindestens so lange am Leben bleibt wie es selbst.

Formal gesehen stellt jedes Delegatenobjekt eine Liste dar, in der beliebig viele Funktionsaufrufe mit passendem Delegatentyp und auch wieder Listen solcher Aufrufe aufgereiht sein können. Zur Verwaltung stehen die bereits erwähnten Operatoren += und -= zur Verfügung. Der folgende Code stellt zwei Aufrufe ein, dann die Aufrufe der schon bestehenden Liste (also zwei weitere Aufrufe) und nimmt schließlich wieder zwei Aufrufe heraus:

```
MyLDelegate myL1 = LLReinLRaus; // +1
myL1 += LLReinLRaus; // +1
```

```
myL1 += myL1;           // +2
myL1 -= LLReinLRaus; // -1
myL1 -= LLReinLRaus; // -1
```

Für den Aufruf eines Delegaten findet sich im Erbe die Methode `Invoke()`, für die der Compiler aber auch die intuitivere direkte Notation als Funktionsaufruf unterstützt:

```
long val = 0;
myL1.Invoke(ref val);  // Aufrufliste abarbeiten: val wird um 2 erhöht
myL1(ref val);         // Aufrufliste abarbeiten: val wird um 2 erhöht
if(val == 4)           // true
...
```

Aufruffolge ist die Reihenfolge des Einfügens, den Funktionswert (sofern nicht `void` vereinbart ist) liefert nur die zuletzt aufgerufene Methode.

Im Prinzip lassen sich Rückrufe nun wie folgt realisieren: Man definiert ein `public`-Datenfeld mit einem gleichfalls als `public` vereinbarten Delegatentyp, das der Klassencode bei gegebenem Anlass aufruft – wie eine Funktion, unter Angabe aller für den Delegaten geforderten Parameter. Da `Invoke()` bei leerer Liste (unsinnigerweise) einen Laufzeitfehler generiert, erfordert der Aufruf etwas logischen Überbau:

```
class WithEvent
{
  public MyDelegate myDel;
  public fire()
  {
    if(myDel != null)
     myDel();
  }
}
```

Clientcode, der mit einem Objekt dieser Klasse hantiert, kann in dieses Datenfeld seinerseits eigene Methoden mit passendem Prototyp „einhängen" und erreicht dadurch einen Aufruf dieser Methoden bei Signalisierung:

```
WithEvent we = new WithEvent();
we.myDel += NixReinNixRaus;
we.myDel += Meth1;
...
we.fire();  //
```

Dass der Clientcode die Methode `fire()` hier vereinfachend selbst aufruft, hat nichts zu bedeuten. Der Aufruf könnte genauso gut von dritter Seite veranlasst sein.

Merke

Rückrufe und Ereignisse dieser Art landen nicht in der Ereigniswarteschlange. Sie unterliegen also keinem Dispatching, sondern werden wie ein gewöhnlicher Funktionsaufruf ausgeführt.

Das Schlüsselwort event

Obwohl Ereignisse faktisch gewöhnliche Rückrufe darstellen und als Datentyp einen Delegatentyp tragen, gibt es zur Kennzeichnung von Datenfeldern, die als Ereignisse fungieren, ein eigenes, der Vereinbarung voranzustellendes C#-Schlüsselwort, nämlich `event`:

```
public event MesswertEventHandler Overflow;
```

Die Bedeutung dieses Schlüsselworts wird oft missverstanden. Tatsächlich trägt es nur insofern etwas zu Ereignissen bei, als es verschiedene im Bereich der Windows-Programmierung auf den Plan gerufene Werkzeuge (IntelliSense, Eigenschaftenfenster, Formular- und Steuerelementdesigner) darüber informiert, welche Rückrufe als Ereignisse gedacht sind. Einen kleinen Unterschied weisen die Ereignisse von `Control`-Objekten gegenüber selbst definierten Ereignissen allerdings auf: Der Compiler erlaubt dafür keine `=`-Operation, sondern nur `+=` und `-=`. Genau diese Operationen definiert das `event`-Schlüsselwort.

Schema des .NET-Ereignismechanismus

Wie schon in Lektion 6 erwähnt, arbeitet die .NET-Klassenbibliothek mit einem durchgängigen Schema, wenn es um die Signalisierung von Ereignissen geht, an das Sie sich halten können – aber nicht müssen.

- Bezeichner für Ereignis-Delegatentypen enden mit `EventHandler`.
- Delegatentypen sind zweiparametrig. Der erste Parameter ist vom Typ `object`, der zweite trägt den Typ `EventArgs` oder eine Ableitung davon, deren Bezeichner auf `EventArgs` endet.
- Die Signalisierung eines Ereignisses `Xxx` geschieht durch eine virtuelle Methode mit dem Bezeichner `OnXxx()`. Diese wird ihrerseits direkt durch Klassencode aufgerufen.
- `OnXxx()`-Methoden sind für Clientcode nicht zugänglich und haben eine Standardimplementierung nach folgendem Muster:

```
protected virtual void OnOverflow(MesswertEventHandler e)
{
  if(Overflow != null)
    Overflow(this, e);
}
```

Mit dieser speziellen Architektur besteht die Möglichkeit, auf jeder Stufe der Vererbung und auf zweierlei Art in die Ereignisverarbeitung einzuhaken: erstens über die Registrierung von Handlern (der Klassencode ist dann Client seiner selbst), zweitens durch Überschreiben der `OnXxx()`-Methoden im Rahmen der virtuellen Vererbung.

Um die Ereignisverarbeitung der Basisklasse durch die inneren Objekte und auch die Abarbeitung der Aufrufliste zu garantieren, sollte die Überschreibung ihrerseits (im Allgemeinen als Erstes) die Basisklassenvariante `base.OnXxx()` aufrufen:

```
protected override void OnOverflow(MesswertEventHandler e)
{
  // Code vor Ereignissignalisierung
  base.OnOverflow(e);
  // Code nach Ereignissignalisierung
};
```

Eingriffe in den Ablauf der Ereignisverarbeitung

Obwohl in der MSDN-Dokumentation und auch von verschiedenen Autoren (auch Petzold) extensiver empfohlen, ist die Architektur des Ereignismechanismus von Microsoft eigens so gewählt, dass eine Überschreibung von `OnXxx()`-Methoden nur dann implementiert werden muss, wenn ein Eingriff in den eigentlichen Ablauf der Ereignisverarbeitung erforderlich ist. Das ist es aber nur in wirklichen Spezialsituationen. Im Regelfall sollte ein Objekt als Client seiner selbst auftreten und sich wie gewöhnlicher Clientcode durch Registrierung von Handler-Routinen in die eigene Ereignisbehandlung einklinken. Wie man sich leicht überlegt, lässt sich nur auf diese Weise die natürliche Reihenfolge bei der Abarbeitung der Aufrufe aufrechterhalten. Anweisungen im Bereich „Code nach Ereignissignalisierung" hätten tatsächlich das letzte Wort – womöglich unfreiwillig. Sie kämen erst nach Abarbeitung aller Ereignisroutinen zum Zuge – selbst solcher, die Clientcode von eventuellen Ableitungen registriert hat. Das ist wirklich nur in Spezialfällen erwünscht.

Anonyme Methoden

Mit C# 2.0 wurde nicht nur die Schreibweise für die Instanziierung von Delegaten etwas aufgelockert, sondern auch die Regeln für ihre Definition. Handler dürfen seither auch als sogenannter *inline*-Code formuliert werden, das heißt, sie müssen nicht mehr zwingend als eigenständige Methode formuliert sein. Ausgehend von der – bereits lax geschriebenen – Anweisung

```
openFileDialog1.FileOk += openFileDialog1_FileOk;
```

können Sie nun sogar den Methodenkörper von `openFileDialog1_FileOk` an die Stelle des Bezeichners schreiben, lediglich deklariert nach dem generischen Schema:

```
MyEvent += delegate[(parameterliste)]{ ... };
```

Eine konkrete Umsetzung für das angeführte Beispiel wäre also:

```
openFileDialog1.FileOk += delegate(object sender, CancelEventArgs e)
    {pictureBox1.Image = Image.FromFile(openFileDialog1.FileName);};
```

Damit der Compiler das Gebilde akzeptiert (und korrekt instanziieren kann), ist nur wichtig, dass die `delegate`-Signatur und der Rückgabewert der anonymen Methode auf den Datentyp des Linkswerts, hier `CancelEventHandler`, passen. Zuweilen findet man auch die etwas explizitere Schreibweise, bei der für den benötigten Delegatentyp zunächst eine Variable vereinbart und dieser dann *inline* ein anonymer Handler als Delegateninstanz zugewiesen wird:

```
CancelEventHandler cev = delegate(object sender, CancelEventArgs e)
    {pictureBox1.Image = Image.FromFile(openFileDialog1.FileName);};
openFileDialog1.FileOk += cev;
```

7.5 Beispielprogramm – Messwertschreiber

Zur praktischen Vertiefung des in dieser Lektion besprochenen Lernstoffs stellt das Beispielprojekt ein Steuerelement namens *Messwertschreiber* mit einer durchaus ernst zu nehmenden Funktionalität vor (Listing 7.1). Hinzu kommt eine Testanwendung *MesswertschreiberTester*, die sämtliche Features des Steuerelements ausprobiert (Listing 7.2).

Zielvorgabe für das Steuerelement war die äquidistante Anzeige einer Anzahl `NValues` von Messpunkten als Liniendiagramm (Abb. 7.7). Wie bei einem echten Messwertschreiber trägt das Steuerelement jeden neuen Wert, den die Eigenschaft `Value` erhält, als Punkt am linken Rand in einem auf die Höhe des Steuerelements abgebildeten Intervall (`Min` bis `Max`) ein und verbindet ihn mit dem jeweils vorigen Messpunkt durch eine Linie. Da sich das Steuerelement mit jedem eintreffenden Wert neu zeichnet, ergibt sich so eine von links nach rechts wandernde Kurve. Als Besonderheit signalisiert das Steuerelement ein `Overflow`-Ereignis, wenn ein eingehender Messwert außerhalb des Min/Max-Intervalls liegt. Clientcode kann dieses Ereignis behandeln und die Intervallgrenzen anhand des im Ereigniskontext mitgelieferten Ausreißers neu setzen.

7.5.1 Zur Implementierung

Das Steuerelement definiert die Größen `NValues`, `Min` und `Max` als gewöhnliche Entwurfszeiteigenschaften mit der zu erwartenden Logik. Um seine Darstellung bereits zur Entwurfszeit etwas aufzupeppen, initialisiert es sein Messwertarray `valArr` unter Berücksichtigung der genannten Entwurfszeiteigenschaften über die `initSinus()`-Methode mit den Werten einer Sinuskurve und zeigt diese im Rahmen der gewöhnlichen `Paint`-Behandlung an. Das Kriterium dafür gibt die `DesignMode`-Eigenschaft ab.

Attribute

Zur Laufzeit beschickt der Client die Eigenschaft `Value` mit geeigneten Werten. `Value` erscheint nicht im Eigenschaftenfenster, weil das `Browseable`-Attribut eine reine Laufzeiteigenschaft daraus macht:

```
[Browseable(false)]
public virtual float Value
{ ... }
```

Die bisher nur im Zusammenhang mit dem [Flags]-Attribut für `enum`-Klassen erwähnten Attribute bilden ein Metaklassensystem, das .NET-Werkzeuge, die den Code in irgendeiner Weise verarbeiten – z.B. Compiler, Designer, Eigenschaftenfenster der IDE –, gezielt mit Zusatzinformationen versorgt, um ihre Arbeitsweise zu manipulieren und zu steuern, wie ein bestimmtes Element (Eigenschaft, Methode, Klasse usw.) zu behandeln ist. An der Programmsemantik selbst ändern Attribute nichts.

Konvention für das Metaklassensystem ist, dass die Bezeichner von Attributklassen immer die Endung „Attribute“ aufweisen, die aber für die Instanziierung sinnigerweise nicht notiert wird, und dass diese Instanziierung in eckigen Klammern unmittelbar vor dem betroffenen Element erfolgt. Die dabei verwendete (seit C# 3.0 auch zum Sprachstandard gehörige) deklarative Objektinitialisierungssyntax ermöglicht es, über den Konstruktoraufruf hinaus auch die Eigenschaften eines Attributobjekts mit Werten zu initialisieren.

```
[Browseable(false)]
```

instanziiert also ein Objekt der Klasse `BrowseableAttribute` über einen Aufruf des einparametrigen Konstruktors. Dieses Objekt informiert die IDE darüber, dass die nachfolgend definierte Eigenschaft eine reine Laufzeiteigenschaft ist und im EIGENSCHAFTEN-Fenster nicht erscheinen soll. Leider behandelt die MSDN-Dokumentation Attribute etwas stiefmütterlich, und auch in diesem Lehrbuch ist nicht der Platz für eine detailliertere Darstellung des Attributsystems der .NET-Klassenbibliothek. Eigene Erweiterungen des Metaklassensystems zählen allerdings zu den stark fortgeschrittenen Themen mit geringer Praxisrelevanz. Die Anwendung des Systems sollte aber im Prinzip durch die Beispielanwendung klar werden.

Die wichtigsten Attribute für das Steuerelementdesign sind schnell aufgezählt – und weitgehend selbsterklärend. So definiert das `Description`-Attribut die im EIGENSCHAFTEN-Fenster zu einer Eigenschaft angezeigte Kurzinfo.

```
[Description("Anzahl der im Fenster dargestellten Messwerte")]
```

Das dritte wichtige Attribut operiert auf Klassenebene, daher seine Position außerhalb der Klassendefinition:

```
[DefaultEvent("Overflow")]
public partial class Messwertschreiber : UserControl
```

Es erklärt `Overflow` zum Standardereignis des Steuerelements und belegt somit die Doppelklickfunktionalität im Designer explizit mit diesem Ereignis.

Das Ereignis Overflow ...

... ist lehrbuchgerecht implementiert und ziemlich unspektakulär. Es wird vom `set`-Accessor der `Value`-Eigenschaft erkannt und signalisiert, der auch den Ereigniskontext dafür in Form eines `MesswertEventArgs`-Objekt zusammenstellt:

```
public class MesswertEventArgs : EventArgs
{
  public float criticalValue;
}
protected virtual void OnOverflow(MesswertEventArgs e)
{
  if (Overflow != null)
    Overflow(this, e);
}
public virtual float Value
{
  get
  { return valArr[showindex]; }
  set
  {
    if (value > Max || value < Min)
    {
      MesswertEventArgs mea = new MesswertEventArgs();
      mea.criticalValue = value;
      OnOverflow(mea);  // Ereignis auslösen
      value = mea.criticalValue;
...
```

Der Code räumt einem Client die Möglichkeit ein, den Wert zu korrigieren, indem er `criticalValue` per Handler verändert.

Paint

Die `Paint`-Behandlung treibt etwas Gymnastik mit der Skalierung des Koordinatensystems und zeichnet ansonsten in einer Schleife die Liniensegmente zwischen den Messwerten. Dazu wird das Messwert-Array ab dem zuletzt eingefügten Wert unter Beachtung des Überlaufs „rückwärts" ausgelesen. Einzige Besonderheit ist der vom `set`-Accessor der `Value`-Eigenschaft gepflegte Schalter `ArrFull`. Er verhindert die Ausgabe von Nullwerten bei noch nicht vollständig gefülltem Array.

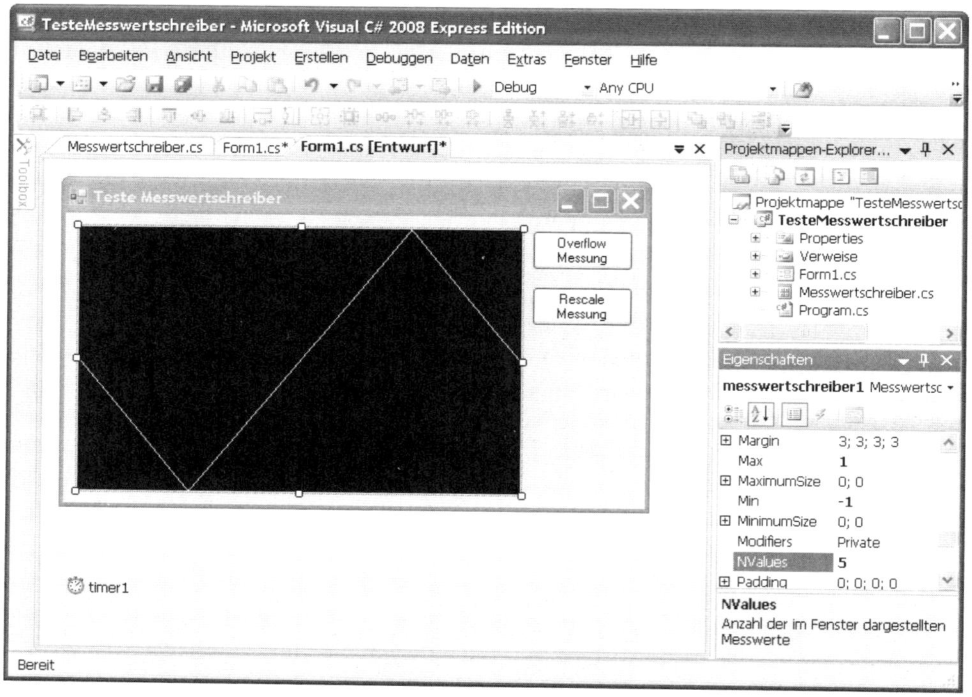

Abbildung 7.6 Das Steuerelement zeichnet in der Entwurfsansicht eine Sinuskurve mit der eingestellten Anzahl der Messwerte (Vorgabewert ist 5) und den geltenden Werten der Eigenschaften *Min* und *Max*. Beachten Sie auch die Anzeige der Kurzhilfe für die Eigenschaft *Min*.

7.5.2 Entwurfszeit – Laufzeit

Da das Steuerelement zur Entwurfszeit eines Formulars ja bereits eine `Paint`-Behandlung durchführt, macht es Sinn, zur Visualisierung der Entwurfszeiteigenschaften das Messwert-Array mit einer bekannten Kurve zu füllen – der wohlbekannten Sinuskurve.

```
void initSinus()
{
  showindex = 0;
  int n = NValues;
  for (int i = 0; i < n; i++)
  {
```

```
      Value = (float)Math.Sin(2 * Math.PI / (n - 1) * i);
    }
  }
```

Eine Aktualisierung ist beim Laden und bei jeder Änderung eines Eigenschaftswerts erforderlich – natürlich nur, solange sich die Hostkomponente (Testformular) im Designmodus befindet:

```
if (DesignMode)
  initSinus();
```

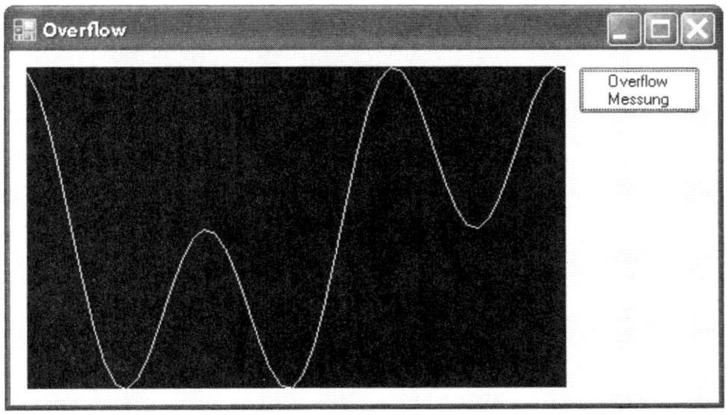

Abbildung 7.7 Das Testprogramm lässt das Steuerelement eine komplexere Funktion zeichnen. Die automatische *Overflow*-Skalierung garantiert durch Korrektur der betroffenen Intervallgrenze (*Min* oder *Max*), dass keine Messpunkte im Off landen.

7.5.3 Testumgebung

Das Testszenario besteht aus einer Anwendung mit Formular, auf dem eine Instanz des Steuerelements zu finden ist. Das Formular beschickt das geeignet initialisierte Steuerelement über die `Tick`-Routine eines Timer-Objekts mit den Funktionswerten einer periodischen Funktion. Dadurch ergibt sich eine kleine Animation, die den Lauf der Messwertkurve von links nach rechts und auch die Auswirkung der automatischen Intervallkorrektur in Reaktion auf die Overflow-Behandlung schön zeigt (Abb. 7.7).

Listing 7.1 *Messwertschreiber.cs* – Das *Messwertschreiber*-Steuerelement speichert eine vorgegebene Anzahl von Werten in einem Ringpuffer und stellt sie als Messwertkurve dar. Außerhalb des Fensters fallende Werte lösen das *Overflow*-Ereignis aus. Der dafür relevante Code ist fett gedruckt.

```
[DefaultEvent("Overflow")]
public partial class Messwertschreiber : UserControl
{
  float m_max;
  float m_min;
  protected float[] valArr = new float[1];
  protected bool ArrFull = false;
  protected int showindex;
  public class MesswertEventArgs : EventArgs
  {
    public float criticalValue;
```

```
}

public delegate void MesswertEventHandler(object sender,
                                          MesswertEventArgs e);
public event MesswertEventHandler Overflow;
protected virtual void OnOverflow(MesswertEventArgs e)
{
  if (Overflow != null)
    Overflow(this, e);
}

[Browseable (false)]
public virtual float Value
{
  get
  { return valArr[showindex]; }
  set
  {
    if (value > Max || value < Min)
    {
      MesswertEventArgs mea = new MesswertEventArgs();
      mea.criticalValue = value;
      OnOverflow(mea);  // Ereignis auslösen
      value = mea.criticalValue;
    }
    valArr[showindex] = value;
    showindex++;
    if (showindex == NValues)
    {
      showindex = 0;
      ArrFull = true;
    }
    Invalidate();
  }
}

[Description("Obere Grenze des Anzeigeintervalls, Überschreitung löst
  Overflow-Ereignis aus")]
public float Max
{
  get { return m_max; }
  set
  {
    if (value > Min)
    {
      m_max = value;
      Invalidate();
    }
  }
}

[Description("Untere Grenze des Anzeigeintervalls, Unterschreitung löst
  Overflow-Ereignis aus")]
public float Min
{
  get { return m_min; }
  set
  {
    if (value < Max)
    {
      m_min = value;
      Invalidate();
    }
  }
}

[Description("Anzahl der im Fenster dargestellten Messwerte")]
public int NValues
{
  get
```

```
      { return valArr.Length; }
      set  // Arrayabmessungen ändern
      {
        valArr = new float[value];
        showindex = 0;
        ArrFull = false;
        if (DesignMode)
          initSinus();
        Invalidate();
      }
    }
    public Messwertschreiber()
    {
      InitializeComponent();
      if (DesignMode)
      {
        Max = 1;
        Min = -1;
        NValues = 5;
      }
    }

    // initialisiert Steuerelement mit Sinuskurve
    void initSinus()
    {
      showindex = 0;
      int n = NValues;
      for (int i = 0; i < n; i++)
      {
        Value = (float)Math.Sin(2 * Math.PI / (n - 1) * i);
      }
    }
    private void Messwertschreiber_Paint(object sender, PaintEventArgs e)
    {
      Pen pen = new Pen(base.ForeColor);
      // Skalierung der Ausgabe
      float vscale = (float)Height / (Max - Min);
      float hscale = (float)Width / (valArr.Length - 1);
      // Nulloffset
      e.Graphics.TranslateTransform(0, Max * vscale);
      e.Graphics.ScaleTransform(1, -1); // Orientierung
      // Liniensegmente ausgeben: neuester Wert am linker Rand
      for (int i = 0; i < NValues - 1 && ArrFull || i < showindex - 1; i++)
      {
        int idx = (showindex - 1 + NValues - i) % NValues;
        float w0 = valArr[idx] * vscale;
        if (idx == 0)
          idx = NValues;
        float w1 = valArr[idx - 1] * vscale;
        PointF p0 = new PointF(i * hscale, w0);
        PointF p1 = new PointF((i + 1) * hscale, w1);
        e.Graphics.DrawLine(pen, p0, p1);
      }
    }
    private void Messwertschreiber_Load(object sender, EventArgs e)
    {
      if (DesignMode)
        initSinus();
    }
  }
```

Listing 7.2 *Form1.cs* – Das Formular der Anwendung *MesswertschreiberTester* implementiert ein Testbett für das *Messwertschreiber*-Steuerelement. Eine Timer-Routine beschickt das Steuerelement mit Funktionswerten, die teils außerhalb des Darstellungsbereichs liegen. Dies triggert die *Overflow*-Behandlung *messwertschreiber1_Overflow()*, die *Min* bzw. *Max* entsprechend anpasst.

```
public partial class Form1 : Form
{
  double arg;
  const int N = 50;
  public Form1()
  {
    InitializeComponent();
  }
  private void timer1_Tick(object sender, EventArgs e)
  {
    arg += 2 * Math.PI / (N-1);
    float v = (float)Math.Sin(arg) + (float)Math.Sin(3 * arg);
    messwertschreiber1.Value = v;
  }
  private void bOverflow_Click(object sender, EventArgs e)
  {
    Text = "Messung läuft";
    messwertschreiber1.NValues = N;
    messwertschreiber1.Max = 1.1f;
    messwertschreiber1.Min = -.9f;
    timer1.Enabled = !timer1.Enabled;
  }
  private void messwertschreiber1_Overflow(object sender,
     Messwertschreiber.MesswertEventArgs e)
  {
    Text = "Overflow"; Console.Beep();
    if (e.criticalValue < messwertschreiber1.Min)
      messwertschreiber1.Min = e.criticalValue;
    else
      messwertschreiber1.Max = e.criticalValue;
  }
}
```

7.6 Aufgaben

7–7 Implementieren Sie eine zu dem Testprogramm im nachfolgenden Listing 7.3 passende Klasse `Gummiband`, welche die im Beispielprogramm von Lektion 6 vorgestellte Funktionalität verkapselt (Abb. 7.8). Die Klasse soll über beliebigen `Control`-Objekten operieren können.

Listing 7.3 Form1.cs – Das Testprogramm *GummibandAlsKlasse* arbeitet mit einem Objekt der Klasse Gummiband, welche die in Lektion 6 vorgestellte Gummiband-Funktionalität verkapselt und eine Auswahl per Ereignis kundtut. Abbildung 7.8 zeigt das Testprogramm in Aktion.

```
public partial class Form1 : Form
{
  Gummiband gummi;
  public Form1()
  {
    InitializeComponent();
    gummi = new Gummiband(this);
    gummi.Selected += gummi_Selected;
  }
  private void button1_Click(object sender, EventArgs e)
  {
```

```
      gummi.Enabled = !gummi.Enabled;
      if (gummi.Enabled)
        button1.Text = "Deaktiviere Gummiband";
      else
        button1.Text = "Aktiviere Gummiband";
    }
    private void gummi_Selected(object sender, InvalidateEventArgs e)
    {
      ControlPaint.FillReversibleRectangle(e.InvalidRect, Color.Red);
    }
  }
```

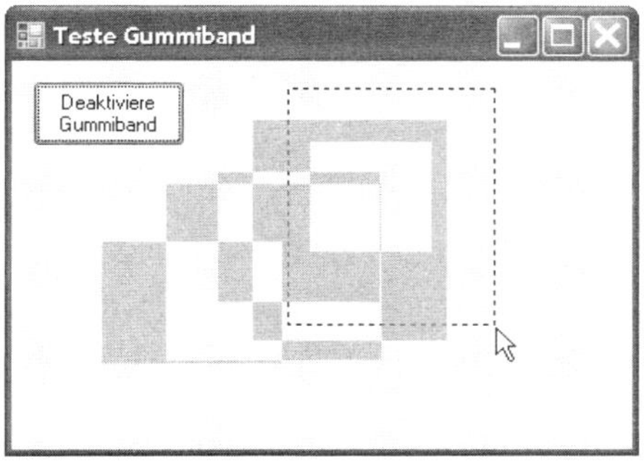

Abbildung 7.8 Testlauf des Programms *GummibandAlsKlasse*. Das Testprogramm für die Klasse *Gummiband* zeichnet eine Auswahl als ausgefülltes Rechteck mit XOR-Farbe.

7–8 Erweitern Sie die Messwertschreiber-Implementierung durch Ableitung einer Klasse `MesswertschreiberRescale` um ein `Rescale`-Ereignis. Signalisiert werden soll dieses Ereignis nach Übermittlung von jeweils `NValues` Messdaten und falls die Differenz zwischen größtem und kleinstem Wert dieser Daten weniger als 50% des aktuell angezeigten Min-/Max-Intervalls beträgt. Der Ereigniskontext soll die beiden Extremwerte der Messdaten umfassen. Erweitern Sie auch das Testformular um eine Schaltfläche samt erforderlicher Logik und passender Initialisierung des Messwertschreibers, um die Autoskalierung zu testen (Abb. 7.7 und 7.9). Überlegen Sie, warum sich `Rescale` und `Overflow` ergänzen.

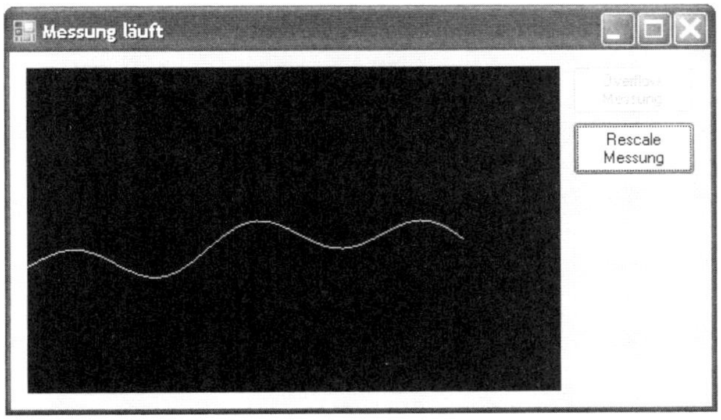

Abbildung 7.9 Die *Rescale*-Version des Programms ermöglicht die automatische Skalierung von Kurven, für die das *Min-/Max*-Intervall zu groß gewählt wurde.

8 Komponenten und Exception-Handling

Bisher haben Sie im Wesentlichen die fünf Elementarten einer Klasse und ihr Programmierumfeld kennengelernt: Datenfelder, Methoden, untergeordnete Datentypen, Eigenschaften und Ereignisse. Gut, Ereignisse sind im Prinzip gleichfalls Datenfelder bzw. Eigenschaften mit speziellem Datentyp. Dennoch, der dahintersteckende allgemeine Rückrufmechanismus mit seinen OOP-gerecht verpackten Funktionszeigern verdient es, extra gezählt zu werden. Jenseits des jeweils neuen Stoffs dürften im Verlauf der bisherigen Lektionen eine Reihe von Fragen aufgetaucht sein, auf die im Text keine Antworten zu finden waren. Das ist normal. .NET hat eine verblüffend zirkuläre Komplexität, und es macht auch Sinn, mit neuem Wissen immer wieder auch die alten Schauplätze aufzusuchen und das Bild als Ganzes zu erweitern.

Nicht weniger wichtig als die Syntax von C#: das Drumherum. Was generiert der C#-Compiler denn eigentlich? Was macht eigentlich eine Komponente aus? Was ist in .NET eine Code-Komponente? Wie entwickelt man eine Komponente für die Toolbox, wie geht man beim Programm-/Komponentendesign mit Fehlerbedingungen um? Tatsächlich gehört auch Unvorhersehbares bei .NET zum Business as usual.

Diese Lektion erledigt Aufräumarbeiten im doppelten Sinne: Sie sammelt erstens einige lose Enden ein und stellt sie in einen Gesamtkontext, dessen Erläuterung sich ohne die vorangehenden Lektionen zwangsläufig vom Hundertsten ins Tausendste verirren müsste. Zweitens geht es um den in C# integrierten Ausnahmemechanismus von .NET, der es aufgerufenem Code gestattet, seinem Aufrufer über Ausführungsprobleme, semantische Ungereimtheiten und sonstige Fehler zu berichten.

8.1 Komponenten

Anders als bei Konsolenprogrammen stehen bei Windows-Anwendungen die visuellen Elemente und deren Funktionen zur Gestaltung der Benutzerschnittstelle stark im Vordergrund. Eine moderne IDE wie das zur Visual C# 2008 Express Edition gehörige Visual Studio trägt dem Rechnung, indem sie den Entwicklungsvorgang auf zwei unterschiedliche, wechselseitig verzahnte Ansichten verteilt und dafür die passenden Werkzeuge bereitstellt. Im Gegensatz zur althergebrachten Codeansicht beschränkt sich die Design- bzw. Entwurfsansicht überwiegend auf den Initialisierungsbereich des Programms und operiert ausschließlich auf der Ebene von Komponenten, die in der Toolbox wie in einem Baukasten zusammengefasst sind.

Um es gleich klarzustellen: Das allgemeinere Konzept der .NET-Softwarekomponenten, das heißt die Verpackung von .NET-Code in Codemodule, deren Zusammenspiel und vor allem das von .NET fast abschließend gelöste Problem der Versionsproblematik, sind auf einer anderen Ebene angesiedelt. Diese Baustelle lernen Sie gleich im Anschluss ausführlicher kennen.

8.1.1 Toolbox-Komponenten

.NET ist ein offenes System, deshalb ist auch die Toolbox keine geschlossene Veranstaltung. Um im Designer visuell handhabbar zu sein, muss eine .NET-Klasse besondere strukturelle und operationale Voraussetzungen erfüllen. Wie diese Voraussetzungen im Einzelnen aussehen und welche Zwänge sich dadurch für die Codeentwicklung insbesondere mit Blick auf die Fehlerbehandlung, aber auch auf die Entsorgungsproblematik ergeben, ist durch das .NET Component Model näher beschrieben.

In den verschiedenen Abschnitten der Toolbox finden sich visuelle und nicht visuelle Komponenten. Da die Implementierung eigener Steuerelemente bereits in der vorigen Lektion Thema war, stellt dieser Abschnitt die Programmierung einer nicht visuellen Komponente vor – auch wenn diese letztlich etwas Visuelles produziert. Behalten Sie dabei aber im Hinterkopf, dass die Integration visueller Komponenten (Steuerelemente) in die Toolbox genauso aussieht. Ausschlaggebend für die Toolbox-Funktionalität ist allein die Basisklasse `Component`.

Lösungsweg der Gummiband-Aufgabe

Als Einstieg in das Thema sei der Lösungsweg der Aufgabe 7–7 kurz vorgestellt. Etwas kontextfreier formuliert lautete sie:

Implementieren Sie eine eigene Klasse `Gummiband`, *welche die in Lektion 6 vorgestellte Gummibandfunktionalität verkapselt und über beliebigen Control-Objekten operieren kann.*

Um die Aufgabenstellung sinnvoll zu lösen, sollte das Klassendesign von folgenden allgemeinen Überlegungen begleitet sein:

1. Implementiert man die geforderte Funktionalität besser auf Klassen- oder auf Instanzebene?
2. Auf Basis welcher Mechanismen lässt sich die Funktionalität umsetzen?

3. Welche Information benötigt die Klasse für eine sinnvolle Umsetzung der Funktionalität, über welche Wege wird sie kommuniziert?
4. Welche Information öffnet die Klasse für Clientcode, über welche Wege kommuniziert sie diese?

Die Antworten hierauf sind keineswegs eindeutig, sondern bis zu einem gewissen Maß auch eine Frage des persönlichen Stils. Im Prinzip wäre eine Implementation der Gummiband-Funktionalität auf Klassenebene genauso möglich und richtig, zumal in einer Anwendung zu einem Zeitpunkt normalerweise nie mehr als ein Gummiband in Erscheinung treten wird (solange nicht jemand passend zum Doppelkern-Prozessor die Doppelmaus erfindet). Die vorgestellte Lösung gibt allerdings dem „Instanzenweg" den Vorzug, da eine solche Implementation allgemeiner verwendbar ist und besser zum weiteren Lehrstoff passt.

Nachdem gefordert ist, dass ein `Gummiband`-Objekt über einem `Control`-Objekt operiert, bietet es sich an, dieses Objekt gleich im Konstruktor zu fordern. Die Umsetzung der Funktionalität geschieht über eigene Behandlungsroutinen für die Ereignisse `MouseDown`, `MouseMove` und `MouseUp` des `Control`-Objekts, die sinnvollerweise an eine Eigenschaft `Enabled` vom Typ `bool` gekoppelt sind. Um die Ereignisverarbeitung des `Control`-Objekts im deaktivierten Zustand des `Gummiband`-Objekts nicht unnötig zu verlangsamen, empfiehlt es sich, dass der `set`-Accessor dieser Eigenschaft die Handler beim Einschalten des Gummibands einhängt und beim Abschalten auch wieder aushängt.

Den Abschluss einer Auswahl signalisiert das Objekt als `Selected`-Ereignis mit geeignetem Ereigniskontext, für den sich in der .NET-Klassenbibliothek (als brauchbarer Ersatz für eine eigene, vorzugsweise verschachtelte Klassendefinition) das passende Typ-Pärchen `InvalidateEventArgs`/`InvalidateEventHandler` findet.

Damit beschränkt sich die öffentliche Schnittstelle von `Gummiband` auf den Konstruktor, der eine Referenz auf das `Control`-Objekt einfordert, die Eigenschaft `Enabled` und das Ereignis `Selected`. Listing 8.1 zeigt den gesamten Code der Lösung.

Listing 8.1 *Gummiband.cs* – Die Klasse *Gummiband* zeichnet im Clientbereich eines *Control*-Objekts ein Auswahlrechteck und signalisiert ein *Selected*-Ereignis nach Abschluss der Auswahl.

```
class Gummiband
{
  private Control parent;
  private bool enabled;
  Rectangle rectGummi;
  public event InvalidateEventHandler Selected;

  protected void OnSelected(InvalidateEventArgs e)
  {
    if (Selected != null)
      Selected(this, e);
  }

  public bool Enabled
  {
    get { return enabled; }
    set
    {
```

```
        enabled = value;
        if (parent == null) return;    // Konstruktor ausgetrickst?
        if (value)
        {
          parent.MouseDown += MouseDown;
          parent.MouseMove += MouseMove;
          parent.MouseUp += MouseUp;
        }
        else
        {
          parent.MouseDown -= MouseDown;
          parent.MouseMove -= MouseMove;
          parent.MouseUp -= MouseUp;
        }
      }
    }

    public Gummiband(Control c)
    {
      parent = c;
    }

    private void MouseDown(object sender,
                           System.Windows.Forms.MouseEventArgs e)
    {
      if ((e.Button & MouseButtons.Left) > 0)  // linke Maustaste?
      {
        rectGummi.Location = Control.MousePosition;
      }
    }

    private void MouseMove(object sender,
                           System.Windows.Forms.MouseEventArgs e)
    {
      if ((e.Button & MouseButtons.Left) > 0)  // linke Maustaste?
      {
        if (parent.ClientRectangle.Contains(new Point(e.X, e.Y)))
        {
          ControlPaint.DrawReversibleFrame(rectGummi, parent.BackColor,
            FrameStyle.Dashed);
          rectGummi.Size = (Size)Control.MousePosition -
                           (Size)rectGummi.Location;
          ControlPaint.DrawReversibleFrame(rectGummi, parent.BackColor,
            FrameStyle.Dashed);
        }
      }
    }

    private void MouseUp(object sender,
                         System.Windows.Forms.MouseEventArgs e)
    {
      if ((e.Button & MouseButtons.Left) > 0)  // linke Maustaste?
      {
        ControlPaint.DrawReversibleFrame(rectGummi, parent.BackColor,
                                         FrameStyle.Dashed);
        InvalidateEventArgs iva = new InvalidateEventArgs(rectGummi);
        OnSelected(iva);
        rectGummi.Size = new Size(0, 0);
      }
    }
  }
```

Testcode

Als Testcode für die Klasse ist ein einfaches Formular geeignet. Es muss ein `Gummiband`-Objekt unter Angabe einer Referenz auf sich selbst anlegen (`Control` ist Basisklasse von

`Form`), das `Selected`-Ereignis mit einem passenden Handler verbinden und ein interaktives Umschalten von `Enabled` ermöglichen (vgl. Listing 7.3, Abb. 7.8).

Aufnahmeprüfung in die Toolbox

Eine Eintrittskarte in die Toolbox erhält dieser Entwurf allerdings noch nicht. Das geht erst nach dem Vorrücken in die Komponentenklasse – und das wiederum fordert die Unterordnung unter das .NET Component Model, das aus Gründen der Kompatibilität zum älteren COM (Component Object Model) mit einigen etwas umständlich wirkenden Formalismen aufwartet. Im Minimalfall genügen allerdings bereits eine (direkte oder indirekte) Ableitung von `Component` und der implizite Standardkonstruktor.

Nachdem die Vererbungslinie von `Component` über `Control`, `UserControl` zu `Form` weiterläuft, läge es nahe, jenseits der Komponenten und Steuerelemente auch Formulare in der Toolbox zu finden. Aus unbekannten Gründen schneidet der Visual Studio Designer die Linie aber bei `Form` ab und schließt diese durchaus nützlich erscheinende Möglichkeit leider aus.

`Component` basiert seinerseits auf der abstrakten Basisklasse `MarshalByRefObject`, die eine Komponente mit dem nötigen Know-how zur Kommunikation mit Komponenten außerhalb der eigenen Anwendung (genauer: Anwendungsdomäne) ausstattet – ein hier nicht weiter vertieftes, eher fortgeschrittenes Thema. Weiterhin implementiert `Component` die Schnittstellen `IContainer` und `IDispose`. Der Hintergrund: Das .NET Component Model sieht vor, dass eine Komponente ihrerseits untergeordnete Komponenten enthalten kann, die sie natürlich auch verwalten können muss. Die beiden Schnittstellen definieren (und fordern) die für diese Verwaltung nötigen Funktionen.

Verschachtelte Komponenten

Erwartungsgemäß unterstützt der Designer das Einfügen von Komponenten per Drag & Drop bzw. Point & Click daher nicht nur in Steuerelement- und Formularentwürfe, sondern auch in Entwürfe nicht visueller Komponenten. Der in der Datei *Xxx.Designer.cs* automatisch gepflegte Verwaltungscode arbeitet dazu mit einem privaten `IContainer`-Datenfeld namens `components` ...

```
private System.ComponentModel.IContainer components = null;
...
private void InitializeComponent()
{
  this.components = new System.ComponentModel.Container();
  this.gummi1 = new GummibandAlsKlasse.Gummi(this.components);
...
```

... das eingefügten Komponenten bei Instanziierung übergeben wird, sofern sie dafür einen passenden Konstruktor unterstützen:

```
public Gummi(IContainer container)
{
  container.Add(this);
}
```

Interessant und für COM-Altlasten typisch: Die Komponente muss selbst entscheiden, ob sie von der übergeordneten Komponente verwaltet werden „will“ oder nicht. Fehlt der `Add()`-Aufruf oder gibt es nur einen parameterlosen Konstruktor, ist das kein Beinbruch, zumindest wenn sie selbst oder eine ihrer untergeordneten Komponenten nicht auf den `Dispose()`-Mechanismus angewiesen ist.

Über einen `Dispose()`-Aufruf erfährt eine Komponente im Wesentlichen, dass sie vom Clientcode nicht mehr benötigt wird und alle Ressourcen (dazu zählen alle möglichen Handles für Fenster, Dateien, GDI-Objekte und Verbindungen, aber auch untergeordnete Komponenten) freigeben sollte, die sie zuvor angefordert hat und die ihrerseits ein `Dispose()` unterstützen. Wie der `Dispose()`-Mechanismus arbeitet, zeigt das von der Projektvorlage WINDOWS FORMS-ANWENDUNG für Formulare generierte Gerüst (*Form1.designer.cs*) recht schön.

```
protected override void Dispose(bool disposing)
{
  if (disposing && (components != null))
  {
    components.Dispose();
  }
  base.Dispose(disposing);
}
```

Die virtuelle Überschreibung ruft also mittels `components.Dispose()` die `Dispose()`-Methoden aller untergeordneten Komponenten auf, die sich bei ihrer Instanziierung freiwillig registriert haben. Mehr dazu in Lektion 12.

8.1.2 Gummiband als Toolbox-Komponente

Der Umbau der Klasse `Gummiband` in eine Komponente `Gummi` macht an sich nur wenige Veränderungen erforderlich, an denen Sie sich auch gerne vor Lektüre der vorgestellten OOP-gerechten Schachtellösung selbst versuchen können. Wer nicht weiter kommt, sollte es auf jeden Fall parallel anhand der Beschreibung versuchen.

Ein `Gummi`-Objekt dient in der nachfolgend vorgestellten Lösung schlicht als für das .NET Component Model taugliche Hülle um ein `Gummiband`-Objekt. Aus OOP-Sicht ist eine solche *Aggregierung* der allgemeinere Weg, da die Implementation umhüllter Objekte nicht zwingend bekannt ist. Im vorliegenden Fall ließe sich die Klasse `Gummiband` alternativ natürlich auch einfach in eine Komponentenklasse umschreiben, indem man die fehlenden Elemente (Ableitung von `Component`, `Dispose()`) ergänzt. Probieren Sie diesen Weg selbst.

Aggregierte Lösung

In der Vollversion von Visual Studio 2008 gibt es die Elementvorlage KOMPONENTENKLASSE, um ein Codegerüst für eine neue Komponente, das die Forderungen des .NET Component Model bereits erfüllt, in ein bestehendes Projekt (hier: *TestGummiComponent*) einzufügen. Der Befehl dazu ist: PROJEKT / KOMPONENTE HINZUFÜGEN.

Benutzer der Visual C# 2008 Express Edition können sich behelfen, indem Sie PROJEKT / BENUTZERSTEUERELEMENT HINZUFÜGEN verwenden und im Codegerüst die Basisklasse von `UserControl` in `Component` ändern, den fehlenden Konstruktor ergänzen sowie in der Methode `InitializeComponent()` alle Zeilen jenseits der Instanziierung des `components`-Datenfelds löschen.

Da für die Aufgabenstellung der Minimalfall greift, tut es für den Fuß in die Toolbox-Tür im Prinzip auch einfach eine neue Klasse (PROJEKT / KLASSE HINZUFÜGEN) auf der Basis von `Component` ohne Konstruktor und mit leerer `Dispose()`-Methode:

```
using System.ComponentModel;
public class Gummi : Component
{
  protected override void Dispose(bool disposing){}
}
```

Die Komponente `Gummi` bedient sich der Klasse `Gummiband`, indem sie ein privates Datenfeld dieses Typs mit dem Bezeichner `gummiband` vereinbart und dessen öffentliche Schnittstelle geeignet angepasst „weiterveröffentlicht" (vgl. Listing 8.2).

Die erste Baustelle

Für die Instanziierung des Datenfelds `gummiband` ist ein `Control`-Objekt erforderlich. Einen Konstruktor mit diesem Parameter würde der Designer allerdings ignorieren. Als Workaround bietet sich daher eine Erweiterung der öffentlichen Schnittstelle um eine Eigenschaft `CtrlParent` an, die der Clientcode initialisieren muss (Abb. 8.1).

Das wiederum wirft aber das Problem auf, dass Clientcode die durchgereichte `Enabled`-Eigenschaft auf `true` setzen kann, ohne vorher ein Ziel-Objekt zu benennen; das Ergebnis wäre ein recht undurchsichtiger Laufzeitfehler. Von der Implementierung her hat man nun zwei Möglichkeiten: Die Komponente kann `Enabled` schlicht auf `false` belassen, wenn `parent` noch den Wert `null` hat, und den Fehler somit stillschweigend tolerieren. Der Set-Accessor könnte dann so formuliert sein:

```
gummiband.Enabled = (parent == null) ? false : value;
```

Aufseiten des Clientcodes kann diese Nachsicht allerdings zu weiteren, schwer auffindbaren Logikfehlern führen. Es ist daher besser, den Clientcode über den Missstand per Ausnahme zu „informieren". Der Set-Accessor sieht dann so aus:

```
if (parent == null && value == true)
  throw new Exception("Kein Parent definiert");
else
  gummiband.Enabled = value;
```

Die `throw`-Anweisung generiert einen Laufzeitfehler, den die Clientanwendung behandeln kann, aber nicht muss. Ignoriert sie ihn, erzwingt er allerdings eine Beendigung des Programmlaufs. Wie die Fehlerbehandlung im Einzelnen aussieht, erfahren Sie an späterer Stelle im Abschnitt „Ausnahmen".

Eine vergleichbare Situation kann übrigens auch in der Klasse `Gummiband` auftreten, wenn man dem Konstruktor dort eine `null`-Referenz unterjubelt. Bei Komponenten sind Laufzeitfehler im Bereich der Instanziierung und Initialisierung im Allgemeinen unangenehme Zeitgenossen, weil sie den aus Entwicklersicht extrem lästigen Nebeneffekt haben können, dass der Designer aus dem Tritt kommt und einen Formular- oder Steuerelemententwurf nicht mehr anzeigen kann.

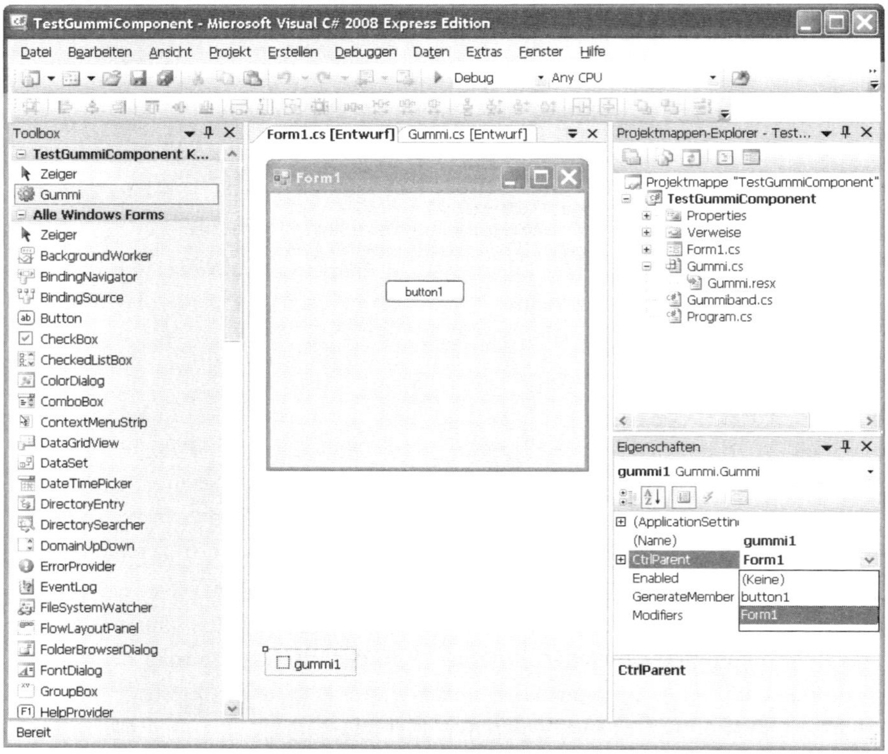

Abbildung 8.1 Die Komponente *Gummi* erscheint nach Übersetzung in der TOOLBOX. Sie lässt sich per Drag&Drop auf einem Formular platzieren und über das Eigenschaftenfenster initialisieren. Als Werte für die Eigenschaft *CtrlParent* bietet der Designer eine Liste mit allen bekannten *Control*-Objekten an.

So ist es beispielsweise eine böse Falle, dass der Designer den Initialisierungscode für Eigenschaften in alphabetischer Ordnung generiert und somit implizit eine Initialisierungsreihenfolge vorgibt. Hieße die neu eingeführte Eigenschaft nun `Parent` statt `CtrlParent`, würde die Initialisierung von `Enabled` mit `true` im EIGENSCHAFTEN-Fenster den Designer auch dann aus dem Tritt bringen (Abb. 8.2), wenn ein `Control`-Objekt für `Parent` gesetzt ist – eben weil die Reihenfolge nicht mehr stimmt:

```
//
// gummi1
//
this.gummi1.Enabled = true;
this.gummi1.Parent = this;
```

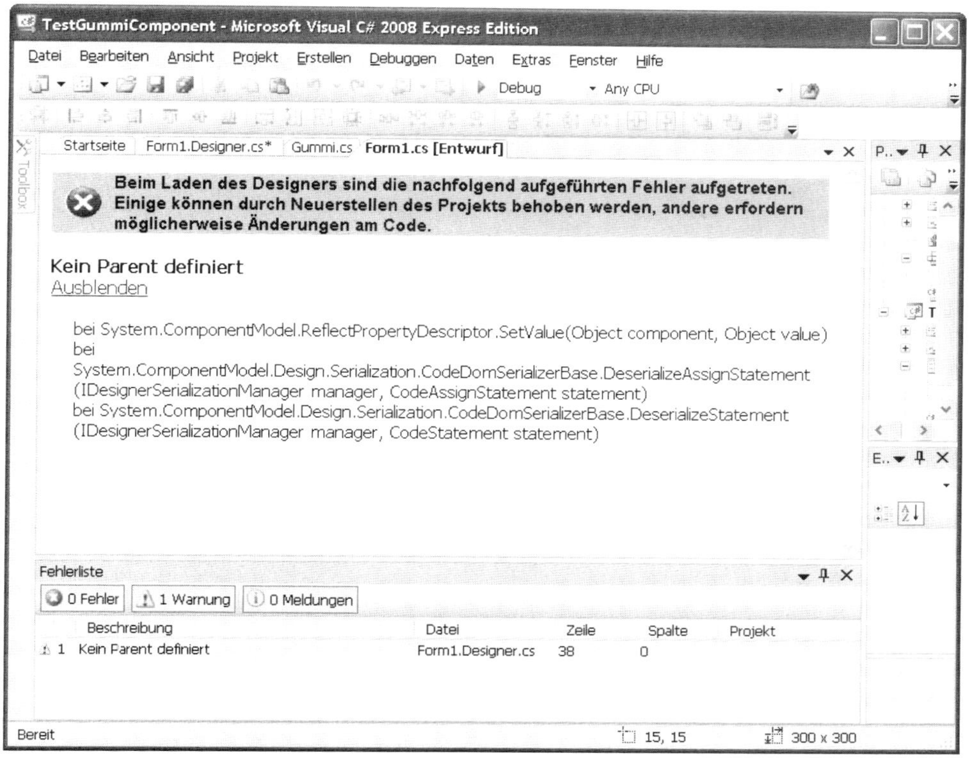

Abbildung 8.2 Ist der Designer einmal aus dem Tritt geraten, kann er den Formularentwurf nicht mehr darstellen. Aus dieser wirklich unangenehmen Sackgasse führt nur eine manuelle Korrektur der zugehörigen Datei *Form1.Designer.cs* heraus.

Wenn der Compiler nichts auszusetzen hat, erscheint die Komponente nach dem Erstellungsvorgang mit einem Standardsymbol (Zahnrad) in der Toolbox und lässt sich nun in gewohnter Weise per Drag & Drop auf dem Formular der Testanwendung platzieren. Das Attribut `[DefaultEvent("Selected")]` sorgt dafür, dass ein Doppelklick darauf eine passende Behandlungsroutine für das `Selected`-Ereignis in das Testformular einfügt. Ansonsten müssen Sie nur noch `CtrlParent` (Abb. 8.1) und `Enabled` geeignet initialisieren, um die Komponente in Aktion zu sehen.

Listing 8.2 Die Klasse *Gummi* verkapselt ein *Gummiband*-Objekt und adaptiert dessen Schnittstelle komponentengerecht.

```
[ToolboxBitmap(typeof(Gummi))]
[DefaultEvent("Selected")]
public class Gummi : Component
{
  Gummiband gummiband = new Gummiband(null);
  public event InvalidateEventHandler Selected;
  private Control parent;

  public Control CtrlParent
  {
```

```
        get {return parent;}
        set
        {
          parent = value;
          gummiband = new Gummiband(parent);
          gummiband.Selected += gummiband_Selected;
        }
      }
      public bool Enabled
      {
        get { return gummiband.Enabled;}
        set
        {
          if (parent == null && value == true)
            throw new Exception("Kein Parent definiert");
          else
            gummiband.Enabled = value;
        }
      }
      private void gummiband_Selected(object sender, InvalidateEventArgs e)
      {
        if (Selected != null)
          Selected(sender, e);
      }
    }
```

In die Toolbox

In dem vorgestellten Szenario erscheint die `Gummi`-Komponente nur dann in der Toolbox, wenn das Projekt *TestGummiComponent* geladen ist, schließlich ist sie Teil des Projekts. Um Komponenten oder Steuerelemente für die Verwendung in allen Projekten dauerhaft in der Toolbox verfügbar zu machen, findet sich im Kontextmenü der Toolbox der Befehl ELEMENTE AUSWÄHLEN. Im erscheinenden Dialog eröffnet die Schaltfläche DURCHSUCHEN die Möglichkeit, eine beliebige .exe- oder .dll-Datei als Quelle anzugeben. Es würde also reichen, hier die ausführbare Datei der Testanwendung zu suchen und auszuwählen. Im Bereich .NET FRAMEWORK-KOMPONENTEN des Dialogs steht daraufhin für jede Klasse aus der Quelle, die von `Component` abstammt, ein Eintrag zur Verfügung. Ein Häkchen im zugehörigen Auswahlfeld aktiviert die Komponente.

Zweite Baustelle: Auslagern von Klassen in Klassenbibliotheken

Dennoch, wenn Sie Komponenten oder Steuerelemente mit dem Ziel entwickeln, diese dauerhaft in die Toolbox zu übernehmen, empfiehlt sich eine andere Verpackung bzw. ein anderes Arrangement: Der Code sollte in ein eigenes Projekt mit dem Vorlagentyp KLASSENBIBLIOTHEK gepackt werden, das der Compiler zu einer DLL übersetzt. Testcode in einem anderen Projekt braucht nichts weiter als einen zusätzlichen Verweis, um mit den Klassen der Klassenbibliothek so zu arbeiten, als gehörten sie zum selben Projekt.

Die folgende Prozedur beschreibt stellvertretend für ähnliche Szenarien den Weg, wie Sie den Code der `Gummi`-Komponente aus der Testanwendung in ein Projekt mit dem Vorlagentyp KLASSENBIBLIOTHEK absondern.

Ausgehend von der Testanwendung *TestGummiComponent* gehen Sie dabei wie folgt vor:

1. Geben Sie im PROJEKTMAPPEN-EXPLORER aus dem Kontextmenü der PROJEKTMAPPE den Befehl HINZUFÜGEN / NEUES PROJEKT. Alternativ können Sie natürlich auch ein neues Projekt anlegen und später ein Projekt für die Testanwendung hinzufügen.

2. Wählen Sie im erscheinenden Dialogfeld NEUES PROJEKT die Vorlage KLASSENBIBLIOTHEK, und vergeben Sie einen passenden Namen für das Projekt: „Gummi" (vgl. Abb. 8.3). Achtung, Sie erhalten nun ein Projekt, einen Namensraum und später auch noch eine Klasse mit diesem Namen. Das ist etwas unübersichtlich, aber aufgrund der automatischen Vorgaben letztlich der Weg des geringsten Widerstands.

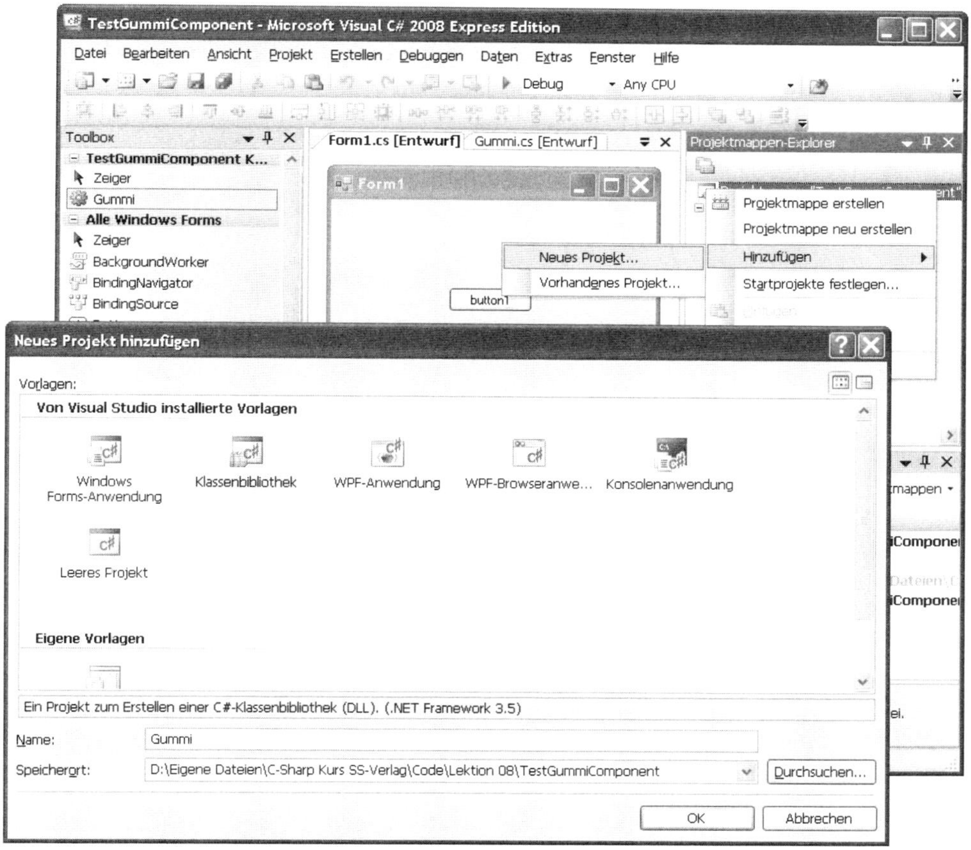

Abbildung 8.3 Der Projektmappe eines bestehenden Projekts lassen sich weitere Projekte hinzufügen. Man kann so mehrere Projekte, auch unterschiedlichen Typs, nebeneinander bearbeiten. Sind in einer Projektmappe mehrere Projekte, legt der Befehl ALS STARTPROJEKT FESTLEGEN in den Kontextmenüs der Projektknoten fest, welches Projekt die Taste F5 startet.

3. Fügen Sie dem Projekt `Gummi` über den Kontextmenübefehl VERWEIS HINZUFÜGEN Verweise auf die Bibliotheken `System.Windows.Forms` und `System.Drawing` hinzu.

Die Vorlage für den Projekttyp KLASSENBIBLIOTHEK gibt diese Verweise nicht automatisch vor, deshalb müssen sie manuell eingefügt werden (Abb. 8.4). Sie erinnern sich: Die Klasse `Gummiband` arbeitet mit diesen Bibliotheken, denn sie zeichnet ja in einem `Control`-Objekt.

4. Löschen Sie im PROJEKTMAPPEN-EXPLORER die von der Vorlage generierte Datei *Class1.cs*, und fügen Sie dem Projekt über den Befehl HINZUFÜGEN / VORHANDENES ELEMENT die bestehenden Dateien *Gummiband.cs* (Listing 8.1) und *Gummi.cs* (Listing 8.2) hinzu. Die IDE fertigt Kopien dieser Dateien im neuen Projektverzeichnis an. Achten Sie darauf, dass die Quelltexte `using`-Anweisungen für die Namensräume `System`, `System.Windows.Forms` und `System.Drawing` enthalten. Die Klasse `Gummi` verwendet weiterhin den Namensraum `System.ComponentModel`. Außerdem sollten beide Klassen der Einfachheit halber ein und demselben Namensraum (hier: `Gummi`) angehören:

```
using System;
using System.Windows.Forms;
using System.Drawing;
using System.ComponentModel;
namespace Gummi
{
```

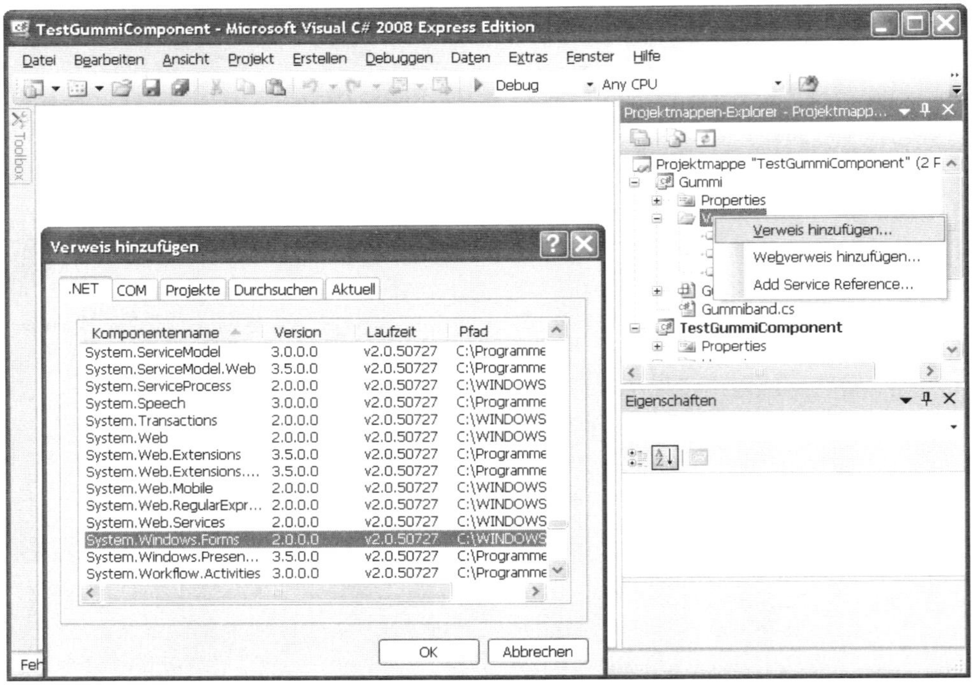

Abbildung 8.4 Einfügen eines Verweises auf die *Windows.Forms*-Bibliothek

Nach diesen Schritten sollte die Projektmappe mit `F6` fehlerfrei übersetzbar sein – und die Toolbox nach der Übersetzung eine weitere Komponente namens `Gummi` im Abschnitt `Gummi Komponenten` zeigen. Um die neue Komponente zu testen, müssen Sie weiterhin:

5. die Dateien *Gummi.cs* und *GummiBand.cs* aus dem Testprojekt *TestGummiComponent* entfernen (dieser Schritt dient nur der Entwirrung, er ist nicht unbedingt erforderlich).
6. die Instanz `gummi1` der alten (nicht ausgelagerten) Komponente in der Designeransicht des Testformulars löschen.
7. eine Instanz der neuen `Gummi`-Komponente in das Testformular einfügen, deren Eigenschaft `CtrlParent` auf `Form1` setzen und das `Selected`-Ereignis mit der bestehenden Routine `gummi1_Selected()` verschalten. (Wenn die Benennungen stimmen, sollte das per Doppelklick gehen.)

Da der Compiler das neue Projekt in eine eigenständige DLL übersetzt hat (auch zu diesem Thema gleich noch mehr), besteht nun die Möglichkeit, die Komponente über den Toolbox-Kontextmenübefehl ELEMENTE AUSWÄHLEN/DURCHSUCHEN dauerhaft in die Toolbox aufzunehmen – am besten in den Abschnitt KOMPONENTEN.

Mit eigenem Symbol in die Toolbox

Bevor Sie das aber tun, noch eine kleine Schönheitsoperation: Man kann einer Toolbox-Komponente nämlich in Form einer 16 · 16 Pixel großen Bitmap noch ein eigenes Toolbox-Symbol spendieren. Als Malprogramm dafür eignet sich bspw. das zum Window-Zubehör gehörige *Paint*; Benutzern einer Vollversion von Visual Studio steht auch ein integrierter Bitmap-Editor zur Verfügung. Nachdem Sie die *.bmp*-Datei dem Projekt als neues bzw. bestehendes Element hinzugefügt haben, setzen Sie dessen Eigenschaft BUILDVORGANG im EIGENSCHAFTEN-Fenster auf den Wert EINGEBETTETE RESSOURCE. Das auf Klassenebene operierende `ToolboxBitmap`-Attribut erledigt den Rest:

```
[ToolboxBitmap(typeof(Gummi))]
public class Gummi : Component
```

Wundern Sie sich nicht, wenn das nicht gleich klappt. Die Funktionsweise der hier verwendeten Überladung des `ToolboxBitmapAttribute`-Konstruktors ist etwas schwer zu durchschauen: Der `typeof`-Operator liefert ein Typobjekt (vgl. Abschnitt 5.3.3) für die Klasse, der die *.bmp*-Datei unter gleichem (!) Hauptnamen als Ressource zugeordnet ist. Wichtig (und wirklich schlecht dokumentiert) ist dabei, dass auch die im Projekteigenschaftenfenster zu findende Eigenschaft STANDARDNAMESPACE mit dem Klassennamen übereinstimmt. Dummerweise stellt sich der gewünschte Effekt aufgrund einer Nachlässigkeit in der Toolbox-Implementation nur ein, wenn die Komponente dauerhaft in der Toolbox übernommen wird bzw. wenn eine Instanz der Komponente zum Beispiel auf einem Formular platziert wurde. Letzteres funktioniert wiederum nur, wenn auch noch das Komponentenprojekt `Gummi` aus der Projektmappe entfernt wurde bzw. keine andere Komponente gleichen Namens in einem temporären Abschnitt auftaucht. Ein Trost: Die Probleme treten wirklich nur bei der Entwicklung einer Komponente auf – da aber nerven sie gewaltig.

8.2 Codekomponenten

Sie haben sich nun von Klassen über Komponenten bis zu Toolbox-Elementen durch gearbeitet – und die Frage, wo oder wie sich Software-Bausteine in die .NET-Laufzeitumgebung einfügen, ist eigentlich seit der in der ersten Lektion vorgestellten `using`-Anweisung offen.

8.2.1 .NET-Compiler erzeugen Assemblies

Assemblies sind Dateien mit altbekannten Benennungen (*.exe* für Anwendungen, *.dll* für Komponenten), jedoch neuen Formaten, die noch keine Prozessorbefehle, sondern eine ausgesprochen kompakte zwischensprachliche Repräsentation im sogenannten IL-Code (Intermediate Language) enthalten. Diese Ebene gibt ihrerseits eine perfekte Angriffsfläche für verschiedene Werkzeuge und Kontrollmechanismen des .NET-Laufzeitsystems ab, darunter die unter .NET stark verfeinerte Codezugriffssicherheit. Zielvorgabe für die Entwicklung von .NET war unter anderem, dass ein .NET-Programm bereits aus formalen Gründen an Aktionen scheitern soll, die dem System Schaden zufügen oder es angreifen könnten. Neben bestimmten sprachlichen Vorgaben (Delegaten und Referenzdatentypen als Ersatz für herkömmliche Zeiger lassen grüßen) für den Code in einer Assembly spielen dabei auch verschiedene Merkmale einer Assembly eine Rolle. Ein wichtiges Merkmal, das unmittelbar vor Ausführung getestet wird, ist beispielsweise die Herkunft einer Assembly. Stammt sie aus dem Internet oder einer anderen nicht voll vertrauenswürdigen Quelle, sind ihre Rechte bezogen auf die Ausführung bestimmter Systemoperationen (bspw. Dateizugriff) massiv beschränkt.

JIT-Compiler

Erst nachdem eine Assembly vom .NET-Laufzeitsystem auf Herz und Nieren geprüft wurde, wird sie in einem weiteren Übersetzungsvorgang von einem speziell auf die Zielplattform optimierten JIT-Compiler (Just in Time) in plattformspezifische Prozessorbefehle umgesetzt. Dieser zweite Übersetzungslauf findet jedes Mal erneut (technisch gesehen: nicht immer, denn es gibt auch ein Caching) und unmittelbar vor Ausführung statt. Diese Architektur eröffnet tatsächlich die Möglichkeit, ein und dieselbe .NET-Assembly auf stark unterschiedlichen Zielsystemen, also nicht nur unter Windows, sondern auch unter Linux, verschiedenen Unix-Derivaten oder Macintosh, auszuführen (Google-Stichwort: Mono-Projekt).

Manifest

Der zweite Unterschied gegenüber herkömmlichen *.exe*- und *.dll*-Dateien besteht darin, dass eine Assembly neben IL-Code auch noch Metadaten mit der vollständigen Typinformation zu den darin enthaltenen Datentypen umfasst, *Manifest* genannt. Darin obligatorisch enthalten: eine eigene Versionsnummer und eine Liste mit einer genauen Charakterisierung aller weiteren Assemblies, auf die der Code während seiner Ausführung zurückgreift. Mit dem zum .NET SDK gehörigen und im Ordner *Programme\Microsoft Visual Studio 8\SDK\v2.0\Bin* gut versteckten Dienstprogramm *ILDASM* (Intermediate Language Disassembler) lassen sich diese Daten anzeigen, wie Abbildung 8.5 zeigt.

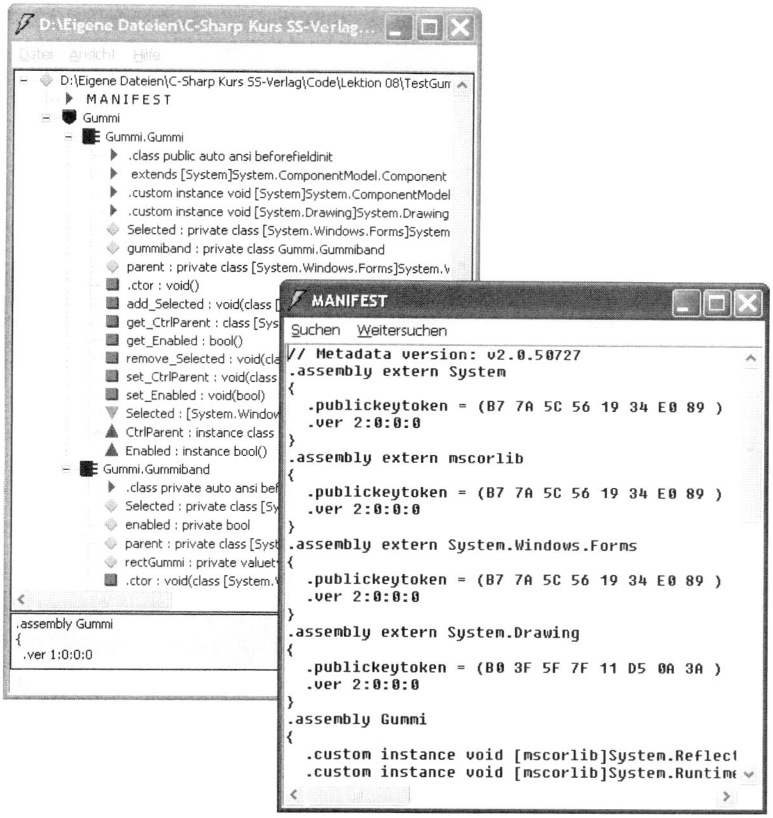

Abbildung 8.5 Die *Gummiband*-Komponente in der Anzeige von ILDASM. Wie zu sehen, enthält die Datei nicht nur eine detaillierte Beschreibung sämtlicher Methoden, sondern auch die Versionsnummern von Assemblies, auf denen sie ihrerseits aufbaut.

Wie die Typbeschreibung zustande kommt, dürfte klar sein – schließlich steht sie im Quelltext. Der hohe Grad der Detaillierung ist unter anderem notwendig, weil diese Metadaten tatsächlich die einzige Informationsquelle sind, die ein .NET-Compiler bei Ableitungen einer bestehenden Klasse hat (und braucht).

Versionits

Mit den Versionsnummern ist es etwas komplizierter, weil sie aus zwei verschiedenen Quellen stammen. Um die Versionsnummer der `Gummi`-Komponente festzulegen, rechtsklicken Sie im PROJEKTMAPPEN-EXPLORER auf dem Projektknoten GUMMI und wählen dann EIGENSCHAFTEN aus dem Kontextmenü. Auf der Seite ANWENDUNG des erscheinenden Eigenschaftenfensters sehen Sie unter anderem, welcher AUSGABETYP für das Projekt eingestellt ist und wie der STANDARDNAMESPACE lautet. Ein Klick auf die Schaltfläche ASSEMBLYINFORMATIONEN... führt schließlich zu einem Dialogfeld mit entsprechenden Eingabemöglichkeiten. Die Alternative ist die direkte Bearbeitung der über den Knoten PROPERTIES im Projektmappen-Explorer erreichbaren Standardprojektdatei *Assembly-Info.cs* – dort landen die Informationen sowieso im Klartext (Abb. 8.6). Wie für Metadaten üblich, kommen auch hier Attribute zum Einsatz.

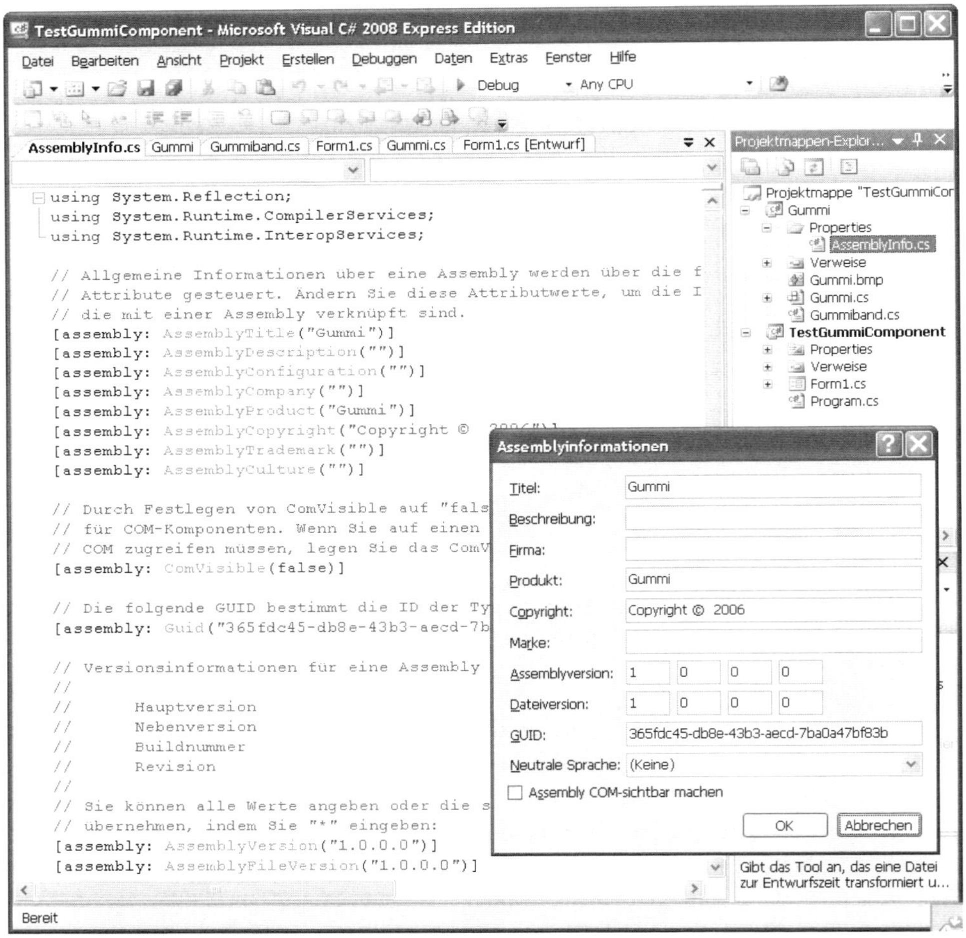

Abbildung 8.6 Das über die Projekt-Eigenschaften erreichbare Dialogfeld zur Festlegung der Versionsnummern und sein Ergebnis. Dieser Screenshot ist eine Bildmontage, normalerweise bekommt man beide Fenster nicht zusammen zu sehen.

Die zweite Quelle der im Manifest aufgelisteten Versionsnummern sind die (wiederum im Projektmappen-Explorer aufgelisteten) *Verweise*. Bei Anlegen eines neuen Projekts bekommen Sie für Standards wie *System* automatisch die Versionsnummern der Assemblies serviert, die sich auf dem Entwicklungssystem befinden und zur verwendeten ,.NET-Version passen. Im Moment läuft das auf eine Mischung von Versionsnummern der Form 2.0.x.y und 3.x.y.z hinaus, in den kommenden .NET-Versionen wird sich diese im Zuge kleinerer und größerer Fehlerkorrekturen zunehmend ändern, wobei auch die alten Versionen dieser Bibliotheken weiterhin nutzbar bleiben und (anders bei COM) friedlich mit den neuen koexistieren können. Mit dem (per Rechtsklick auf VERWEISE erreichbaren) Dialogfeld VERWEIS HINZUFÜGEN lässt sich auch gezielt festlegen, welche Version einer Assembly verwendet werden soll. Wie Abbildung 8.7 zeigt, kann eine Assembly mit verschiedenen Versionsnummern (oder auch nur mit verschiedenen Speicherorten) auf einem System existieren.

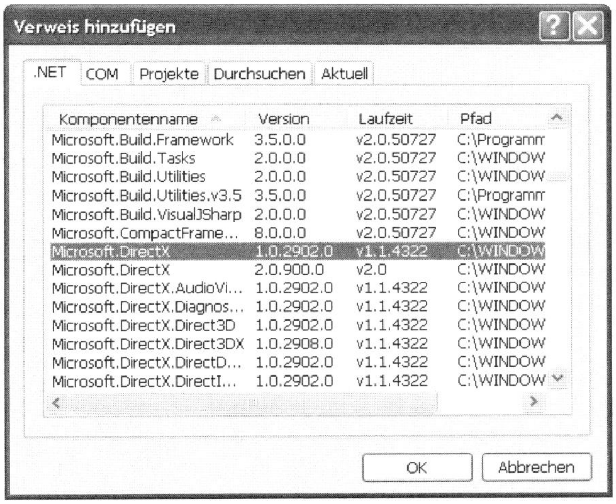

Abbildung 8.7 Assemblies können sowohl mit verschiedenen Versionsnummern als auch Speicherorten auf einem System koexistieren. Das ist eine der großen Errungenschaften von .NET und sichert die Codekompatibilität.

Wie bereits verschiedentlich erwähnt, hat die .NET-Laufzeitumgebung im Rahmen der Typauflösung (= Auffinden des gewünschten Datentyps, wenn verschiedene Assemblies zu Auswahl stehen) eine Versionsverwaltung zu bieten, welche die Koexistenz einer beliebigen Zahl unterschiedlicher Versionen ein und derselben Assembly erlaubt. Gucken Sie mal in mit dem Datei-Explorer in Windows\assembly. Hinter dieser Anzeige steht in Wirklichkeit eine komplette Verzeichnishierarchie, die über ebendiese Versionsnummern strukturiert ist und von einem Explorer-Plug-in flach angezeigt wird. Überprüfen lässt sich diese Aussage mit einem Kommandozeilenfenster.

Dank dieser Verwaltung kann sich .NET leisten, dass ein Verweis auf – beispielsweise – die Version 9.0.242.0 von EXCEPTIONMESSAGEBOX eine Anwendung oder Komponente auf exakt diese Version festlegt – und die Laufzeitumgebung die Ausführung auf einem System verweigert, das diese Assembly nicht oder nur in einer anderen Version zu bieten hat. Freilich gibt es auch in diesem Zusammenhang Schleichwege und Möglichkeiten der späteren Anpassung. Wie das geht, finden Sie bei Bedarf in der MSDN-Dokumentation.

Global Assembly Cache

Selbst geschriebene Komponenten, die per Verweis in eine Anwendung eingebunden werden, wird man üblicherweise als LOKALE KOPIE (vgl. Verweiseigenschaften) in den Ordner der Anwendung übernehmen, um ein sogenanntes *Copy Deployment* zu ermöglichen, also die Weitergabe der Anwendung durch schlichtes Kopieren der entsprechenden Ordnerhierarchie. Hersteller wie Microsoft oder Borland liefern hingegen Komponenten, die in einer einzigen Kopie global allen Anwendungen auf einem System zur Verfügung stehen sollen, und packen diese in den sogenannten *Global Assembly Cache* (GAC) – also in die Ordnerstruktur, die im Datei-Explorer als Windows\assembly erscheint. Solche Assemblies müssen unter anderem signiert sein, und direkt in den GAC stecken kann man sie mit gutem Grund nicht einfach konsequenzlos: Dafür wird dann allem Fortschritt zum Trotz auf einem Zielsystem doch wieder eine Installation gebraucht (Stichwort: Installationsprojekte).

8.3 Ausnahmen

Ein Fehler in einem Computer ist keineswegs ein ungeordneter oder gar chaotischer Zustand. .NET gibt Programmen und Benutzern die Sicherheit, dass Abstürze im klassischen Sinne, die das gesamte System in Verlegenheit bringen, Vergangenheit sind. Nicht korrigierte Laufzeitfehler führen zwar letztlich zu einem Programmabbruch, der im .NET-Kontext aber eine wohldefinierte und vollständig geordnete Operation darstellt.

Wann immer eine Methode eine Fehlerbedingung oder außergewöhnliche Situation erkennt, aufgrund derer eine normale Fortsetzung des Programmablaufs nicht mehr möglich oder sinnvoll erscheint, muss sie die Möglichkeit haben, angemessen darauf zu reagieren und ihren Aufrufer in irgendeiner Form darüber zu informieren.

Im Prinzip könnte eine Methode diese Information schlicht über einen weiteren Parameter kommunizieren, doch das wäre zu schwach, denn sie würde verloren gehen, wenn sich der Aufrufer einfach nicht darum schert. In .NET ist daher ein spezieller – dem Ereignismechanismus nicht unähnlicher – Ausnahmemechanismus definiert, der einerseits dem ausgeführten Code den Weg für einen außergewöhnlichen Rücksprung unter Rückgabe eines strukturierten Fehlerkontextes eröffnet und andererseits dem aufrufenden Code optional ein Auffangen solcher Rücksprünge und die Auswertung von Fehlerkontexten ermöglicht. Schert dieser sich nicht darum, geht die Kontrolle unmittelbar weiter an den Aufrufer des Aufrufers und so weiter, bis zur Methode `Main()`. Wird die Ausnahme auch hier nicht aufgefangen, kümmert sich das Laufzeitsystem darum und erzwingt den sofortigen Abbruch der Anwendung. Ist auf dem System ein geeigneter Debugger installiert, erhält der Benutzer zuvor noch das Angebot, die Kontrolle über die sterbende Anwendung im Debugger zu übernehmen und diese zu inspizieren.

8.3.1 Fehlerbehandlung – die sprachliche Seite

C# bildet den .NET-Fehlermechanismus auf der Sprachebene über die vier Schlüsselwörter `throw`, `try`, `catch` und `finally` ab. Das schon erwähnte Auslösen mit

```
throw myException;
```

signalisiert eine durch das Kontextobjekt `myException` näher beschriebene Ausnahme. Als strukturierter Fehlerkontext fungiert grundsätzlich ein Objekt mit einem von der Klasse `Exception` abgeleiteten Datentyp, wobei die Ableitungsebene das Strukturmerkmal für die strukturierte Fehlerbehandlung bildet.

Tipp

Die Codeausschnitte *try* und *tryf* liefern fertige Codegerüste für *try*-Strukturen.

Unstrukturierte Fehlerbehandlung

Zunächst aber ein Blick auf die unstrukturierte Fehlerbehandlung; sie hat die Form:

```
try
  { TryAnweisungen; }
catch
  { CatchAnweisungen; }
finally
  { FinallyAnweisungen; }
```

Der `try`-Block enthält die regulären Anweisungen des Programms, die möglicherweise zu einer Ausnahme führen. Im `catch`-Block erfolgt die Analyse und Behandlung der Ausnahme. Falls ein Fehler nicht behandelbar ist, signalisiert der `catch`-Block dies seinerseits durch eine `throw`-Anweisung. Die im `finally`-Block enthaltenen Anweisungen, auch Aufräumcode genannt, werden auf jeden Fall ausgeführt, unabhängig davon, ob eine `catch`-Behandlung erfolgt ist oder nicht. Auf einen `try`-Block muss mindestens ein weiterer Block folgen, gleich ob `catch`- oder `finally`-Block.

Strukturierte Fehlerbehandlung

Für die strukturierte Fehlerbehandlung ist eine Unterteilung in beliebig viele, auf unterschiedliche Ausnahmeklassen spezialisierte `catch`-Blöcke zulässig, wobei deren Anordnung den Ableitungszusammenhang vom Speziellen zum Allgemeinen widerspiegeln muss. Wenn die Klasse `ExeptionB` von `ExceptionA` abgeleitet ist und diese ebenso wie `ExceptionA1` von `Exception`, dann sieht eine strukturierte Fehlerbehandlung, die alle Fälle unterscheidet, so aus:

```
try { ... }
catch (ExceptionB e) { ... }
catch (ExceptionA e) { ... }
catch (ExceptionA1 e) { ... }
catch (Exception e) { ... }
catch { ... }
finally { ... }
```

Bis auf die mögliche Vertauschung der `catch`-Blöcke für die auf gleicher Ableitungsebene befindlichen Klassen `ExceptionA` und `ExceptionA1` ist die Anordnung also durch die Ableitungshierarchie festgelegt.

Beispiel

Das in Listing 8.3 aufgeführte kleine Konsolenprogramm *TestException* demonstriert, wie die Fehlerbehandlung in der Praxis abläuft.

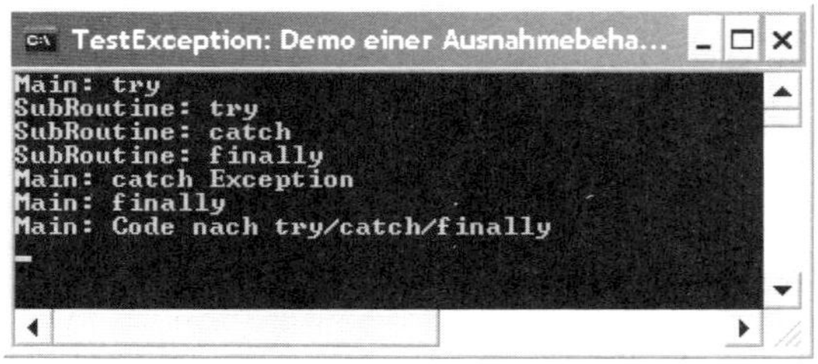

Abbildung 8.8 Anhand der Ausgabe des Programms *TestException* (Listing 8.3) lässt sich nachvollziehen, welchen Weg die Ausführung bei der strukturierten Ausnahmebehandlung nimmt.

Listing 8.3 Das Konsolenprogramm *TextException* demonstriert die unstrukturierte und die strukturierte Ausnahmebehandlung.

```
class MyException : Exception { }
class Program
{
  static void Main(string[] args)
  {
    try
    {
      Console.WriteLine("Main: try");
      SubRoutine();
    }
    catch (MyException e)
    {Console.WriteLine("Main: catch MyException");}
    catch (Exception e)
    {Console.WriteLine("Main: catch Exception");}
    catch { Console.WriteLine("Main: catch"); }
    finally { Console.WriteLine("Main: finally"); }
    Console.WriteLine("Main: Code nach try/catch/finally");
    Console.ReadKey();
  }

  static void SubRoutine()
  {
    try
    {
      Console.WriteLine("SubRoutine: try");
      throw new MyException();
    }
    catch
    {
      Console.WriteLine("SubRoutine: catch");
      throw new Exception();
    }
    finally { Console.WriteLine("SubRoutine: finally"); }
    Console.WriteLine("test: Code nach try/catch/finally");
  }
}
```

8.4 Aufgaben

8–1 Die Klasse `Gummiband` enthält einen Fehler, der absichtlich unkorrigiert blieb: Wird die Eigenschaft `Enabled` eines ihrer Objekte mehrfach hintereinander auf `true` gesetzt, registriert das Objekt seine Routinen mehrfach. Überlegen Sie, warum das so ist und wie sich das auswirkt. Obwohl das Objekt im Clientcode steckende Fehler dieser Art einfach stillschweigend über eine tolerante Implementierung korrigieren könnte (stellen Sie Überlegungen hierzu an), sollte ein ernsthaftes Software-Design hier mit einer Ausnahme reagieren und so den Verfasser von Clientcode darauf aufmerksam machen, dass seine Logik überarbeitungswürdig ist. Implementieren Sie eine entsprechende Reaktion, und schreiben Sie ein Testprogramm dafür, das beide möglichen Ausnahmen strukturiert behandelt – welche war nun gleich wieder die andere? Sie ist im Text der Lektion angedeutet.

8–2 Implementieren Sie eine Toolbox-Komponente namens `MultiSelection`, welche die Mehrfachauswahl von Bereichen bei gedrückter Taste UMSCHALT ermöglicht und nach Abschluss über ein `Multiselect`-Ereignis mit geeignetem Ereigniskontext kommuniziert. (Hinweis: Studieren Sie dazu die Klasse `Region`.)

9

9 C# und XAML

Mit zunehmender Verbreitung von browserbasierten Web-Anwendungen als nicht nur vom Design her, sondern auch von der Benutzerführung her ansprechendere Alternative zu den eher trist auftretenden Windows Forms-Anwendungen hat Microsoft mit dem dritten Aufguss des .NET Framework einen Schritt unternommen, Windows- und Web-Anwendungen näher zusammenzubringen. Das schlägt sich unter anderem in einem stark in Richtung Web-Anwendung bzw. ASP.NET veränderten Programmiermodell nieder, bei dem eine neue Sprache, nämlich eine XML-Variante namens XAML (Extended Application Markup Language), eine wichtige Rolle spielt. Als deklarative Sprache, die ein wenig an HTML erinnert, taugt sie hervorragend für eine ebenso kompakte wie gut lesbare Beschreibung der Benutzerschnittstelle. Zugleich eröffnet sie einen enormen Gestaltungsspielraum, der für herkömmliche Windows-Anwendungen undenkbar ist. Und nicht ganz unwichtig: Der Sprachübergang zwischen XAML und C# akzentuiert die natürliche Trennung zwischen dem GUI-Design der Benutzeroberfläche und der dahintersteckenden Programmlogik. So entsteht eine Schnittstelle, die den Entwicklungsprozess stark entwirrt.

Diese Lektion beschäftigt sich daher weniger mit Konzepten der Sprache C# selbst, sondern mit den Neuerungen im Umfeld der Sprachanwendung, an denen ein C#-Programmierer über kurz oder lang nicht vorbeikommen wird. Vom C#-Sprachverständnis und den Lerntechniken her, die Sie im Verlauf der Lektüre der ersten acht Kapitel erlangt haben, sollten Sie für alle vier neuen .NET-Technologien (WPF, WCF, WF, CardSpace) bereits weitgehend gerüstet sein. Einzig die hier und da in diese Technologien bereits eingeflossenen Generics-Konzepte könnten Sie noch etwas in Verlegenheit bringen, zumindest, solange Sie Lektion 10 noch nicht durchgearbeitet haben. Das soll natürlich nicht heißen, dass in der dafür stark erweiterten .NET-Klassenbibliothek der Teufel nicht wie immer in den zahllosen Details steckt. Diesem Umstand lässt sich nur durch intensives Studium der MSDN-Dokumentation und bereits bestehenden Quellcodes zu Leibe rücken.

Lernziel dieser Lektion ist es, Ihnen einen steilen Einstieg in die Welt der WPF-Programmierung zu ermöglichen. Dazu gehört ein gewisses Verständnis, wie WPF-Anwendungen aufgebaut sind, wie das Zusammenspiel zwischen XAML und C# funktioniert und – ganz praktisch – wie der Entwicklungsprozess dazu aussieht. Eigene WPF-Steuerelemente, Abhängigkeitseigenschaften und Routingereignisse dürfen da nicht fehlen.

9.1 HelloWPF

Da Microsoft für Technologien dieses Kalibers in Visual Studio nicht nur einen roten Teppich in Form von gut geschneiderten Projekt- und Elementvorlagen auslegt, sondern auch noch die passenden Werkzeuge dazu mitliefert, ist die erste WPF-Anwendung in gewohnter Manier recht schnell zusammengeklickt.

1. Legen Sie unter Auswahl der Vorlage WPF-ANWENDUNG ein neues Projekt mit dem Namen *HelloWPF* an.

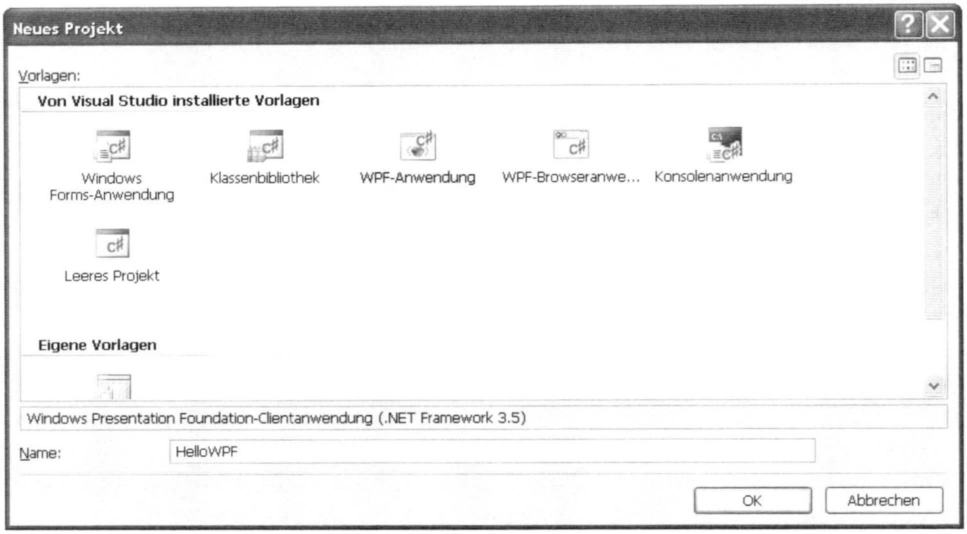

Abbildung 9.1 Die Projektvorlage WPF-ANWENDUNG unterscheidet sich von der Projektvorlage WPF-BROWSERANWENDUNG darin, dass die fertigen Programme nicht direkt unter Windows, sondern im Webbrowser (Internet Explorer und Firefox) ausgeführt werden.

Nach Beendigung des Dialogs (Abb. 9.1) schaltet Visual Studio wie gewohnt in die Entwurfsansicht. Der für Dateien mit der Endung *.xaml* zuständige WPF-Designer funktioniert von Prinzip her ähnlich wie der Windows Forms-Designer, es gibt aber eine Reihe von Unterschieden: Die Toolbox ist mit WPF-Steuerelementen bestückt, das Eigenschaftenfenster ist etwas schlichter aufgebaut und lässt insbesondere eine Auflistung der Ereignisse (Blitzsymbol) vermissen. Schließlich ist das Entwurfsfenster selbst in zwei veränderliche Bereiche unterteilt: den grafischen Entwurfsbereich und die dazu äquivalente XAML-Beschreibung des aktuellen Entwurfs (Abb. 9.2).

2. Ziehen Sie ein `Button`-Steuerelement auf den Entwurfsbereich, und installieren Sie per Doppelklick einen `Click`-Handler mit dem Code:

```
private void button1_Click(object sender, RoutedEventArgs e)
{
  MessageBox.Show("HelloWPF");
}
```

Das war es bereits. Nun können Sie Ihre erste WPF-Anwendung wie gewohnt per F5 starten und erhalten den schon aus Lektion 6 bekannten Meldungsdialog.

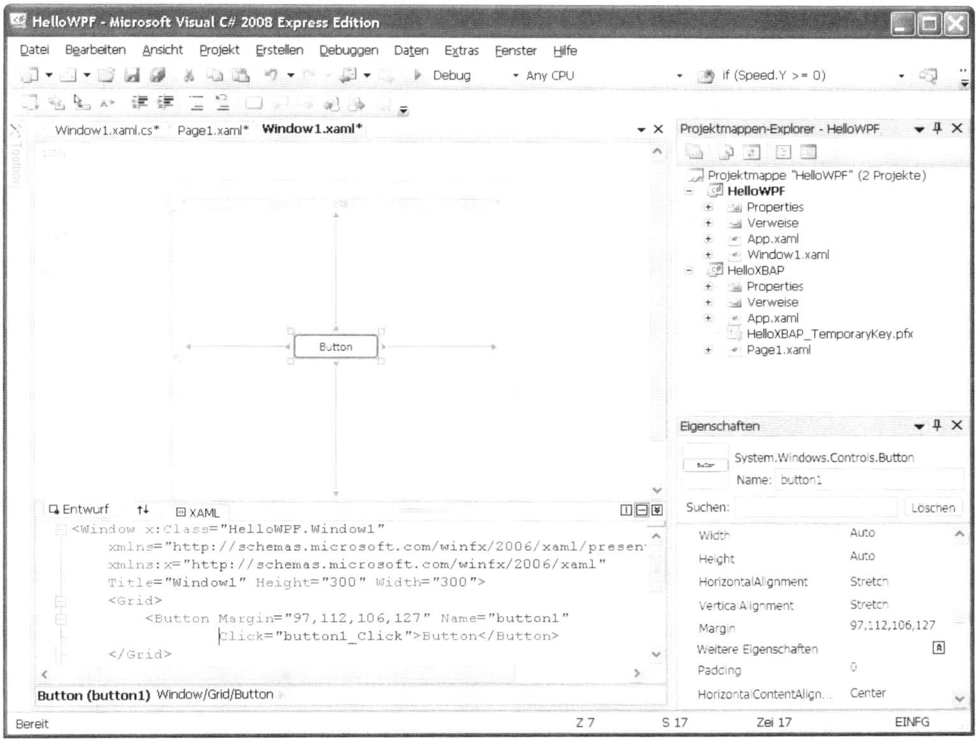

Abbildung 9.2 Der WPF-Designer in Aktion. Der XAML-Code im unteren Bereich des Entwurfsfensters ist eine vollständige Beschreibung des Entwurfs und spiegelt auch alle über das EIGENSCHAFTEN-Fenster gesetzten Werte für Entwurfseigenschaften wider.

9.1.1 Kompatibilität mit Windows Forms

Was nicht sofort ersichtlich ist: Die Klasse `MessageBox` entstammt dem neuen Namensraum `System.Windows`, und ihre Implementierung generiert natürlich ein WPF-Fenster, dem ein völlig anderes Visualisierungsmodell mit anderen Mechanismen und eine eigene Klassenbibliothek zugrunde liegt. Wenn Sie sich an den Codeausschnitt `mbox` gewöhnt haben und diesen verwenden, dann erhalten Sie allerdings:

```
global::System.Windows.Forms.MessageBox.Show("HelloWPF");
```

und einen Kompilierfehler. Der Namensraumqualifizierer `global::` teilt dem Compiler mit, dass hier ein Namensraum gemeint ist, und nicht ein Element einer Klasse namens `System`. IntelliSense setzt diesen Qualifizierer immer dann automatisch, wenn ein Namensraum verwendet wird, für den kein Code (Assembly) verfügbar ist. Die zum Namensraum `System.Windows.Forms` gehörige Implementation steckt in einer .NET 2.0 Assembly namens `System.Windows.Forms`, für die – wie der Projektmappen-Explorer enthüllt – die Projektvorlage keinen Verweis generiert hat.

Beachte

Die Gleichbenennung von Namensraum und Assembly ist nicht zwingend! So wie eine Assembly Code für mehrere Namensräume beisteuern kann, darf der Code für einen Namensraum auch auf mehrere Assemblies verteilt sein. Zudem steht es Ihnen auch frei, bestehende Namensräume wie System durch eigenen Code zu erweitern.

Es besteht aber die Möglichkeit, einen solchen Verweis für das Projekt nachzutragen (VERWEIS HINZUFÜGEN), um die Chimäre ans Laufen zu bekommen. Tatsächlich hindert Sie niemand daran, aus WPF-Anwendungen heraus Windows Forms-Formulare aufzurufen und bestehenden Code weiterzuverwenden. Die Kompatibilität geht sogar so weit, dass sich selbst Windows Forms-Steuerelemente in WPF-Fenstern weiterverwenden lassen – sofern sie in einer `WindowsFormsHost`-Komponente platziert werden. Wie das genau geht, klärt der zweite Teil der Lektion. Umgekehrt steht es Ihnen genauso frei, WPF-Formulare aus Windows Forms-Anwendungen heraus aufzurufen. Selbst bei WPF-Steuerelementen in Windows Forms-Programmen hört der Spaß nicht auf – auch hierfür gibt es eine Adapterkomponente: `ElementHost`.

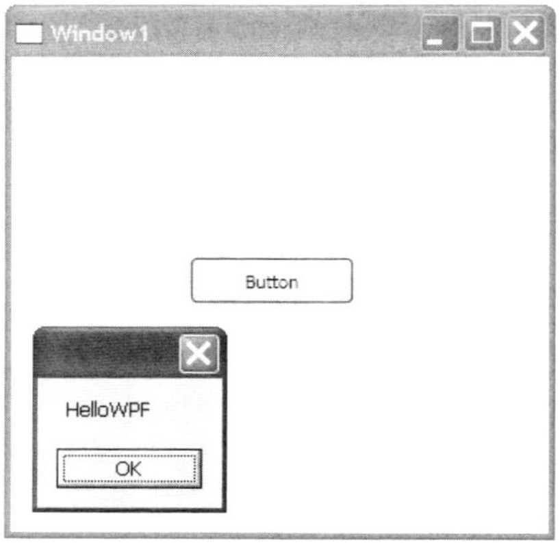

Abbildung 9.3 Ausgabe des Programms *HelloWPF*

Inwieweit es sinnvoll ist, die beiden Welten zu mischen, ist natürlich eine andere Frage. Oft aber spart es Zeit, und die ist ja bekanntlich Geld. Zumal reinen WPF-Lösungen, zumindest in der nächsten Zeit, noch etwas das Hinterland fehlen dürfte.

Zwischenaufgaben

Vor dem genaueren Blick in das Codegerüst der Projektvorlage sollten Sie sich den dualen Fall der sogenannten XBAP-Anwendung (XAML Browser Application) selbst erarbeiten.

9–1 Fügen Sie der Projektmappe ein neues Projekt namens *HelloXBAP* unter Verwendung der Projektvorlage WPF-BROWSERANWENDUNG hinzu (Abb. 9.2). Implementieren Sie die beiden `MessageBox`-Ausgaben über je einen eigenen Button. Beobachten Sie die Ausgabe.

9–2 Sofern Sie Zugriff auf eigenen Webspace haben: Kopieren Sie den Inhalt des Ausgabeverzeichnisses in ein Verzeichnis Ihres Webservers (Hinweis: Da die *.pdb*-Dabei nur Debuggerinformationen enthält, ist sie nicht erforderlich), und rufen Sie die *.xbap*-Datei unter Angabe des URL im Internet Explorer (ab 6.0) oder Firefox (ab 2.0) auf. (Hinweis: XBAP laufen nur auf Maschinen mit installiertem .NET Framework 3.x, und falls sich bei Firefox dennoch nichts tut, müssen Sie das XBAP-Plug-in nachinstallieren.)

Wie Sie sehen, lassen sich WPF-Anwendungen im Gegensatz zu Windows Forms-Anwendungen auch in einem Browser hosten. Obwohl die Codegerüste (und insbesondere die in Visual Studio nicht ohne den Trick der Umbenennung anzeigbare *.csproj*-Projektbeschreibungsdatei) augenscheinlich kleine Unterschiede aufweisen und auch die Programmier- und Anzeigelogik (Fenster vs. Seiten) entsprechend der verschiedenen Welten etwas unterschiedlich ist, ist der Ansatz aus einem Guss. Sie arbeiten in beiden Fällen mit ein und denselben Komponenten und vor allem: mit ein und demselben Programmiermodell.

9.1.2 Das Codegerüst einer WPF-Anwendung

Es ist Ihnen sicher aufgefallen, dass der Designer nach jeder Entwurfsaktion die XAML-Beschreibung im unteren Teil des Entwurfsfensters sofort angepasst hat. Mit Einfügen des Steuerelements hat er ein `<Button>`-Tag ergänzt und auf den Doppelklick hin ein `Click`-Attribut mit dem Namen der Behandlungsroutine. Auch Änderungen im Eigenschaftenfenster finden sofort in der *.xaml*-Datei ihren Niederschlag. Damit ist *Window1.xaml* eine vollständige Beschreibung des Fensterdesigns und ersetzt die Datei *Form1.designer.cs* der Windows Forms-Anwendung (vgl. Lektion 6).

Im Unterschied zu *Form1.designer.cs* lädt einen der XAML-Designer aber durch seine Doppelansicht förmlich dazu ein, in der *.xaml*-Datei Veränderungen vorzunehmen, die er umgekehrt, soweit es geht, sofort im Design und auch im Eigenschaftenfenster widerspiegelt. Das ist auch so beabsichtigt. XAML ist eine sehr reichhaltige Sprache, die enorm viele Möglichkeiten bietet, ein Design zu layouten und mit jedwedem Schnickschnack bis hin zur aufwendigsten 3D-Animation zu verzieren, um der Anwendung ein möglichst interessantes Auftreten zu verleihen.

Code-behind-Datei

Die Programmlogik steckt über die Sprachgrenze vom Layout gut abgetrennt in der sogenannten Code-behind-Datei *Window.xaml.cs*. In diese, Ihnen bereits bekannte Datei hat der Designer in gewohnter Manier auch das Codegerüst für den `Click`-Handler gepackt.

Wo ist Main?

Natürlich lohnt es auch bei einer WPF-Anwendung, erst mal nach der Methode `Main()` zu suchen. Da keine weiteren Quelltextdateien im Angebot sind, wird man erst auf der Ebene des Object-Codes, das heißt im Ordner *obj* des Projekts, fündig. In diesem Ordner, den der Projektmappen-Explorer nur in der Ansicht ALLE DATEIEN ANZEIGEN auflistet, legt der Erstellungsprozess die Ergebnisse von Zwischenübersetzungen ab.

Neben der *.baml*-Datei, die eine Übersetzung des gesamten XAML-Codes im Projekt in eine rein binäre Repräsentation darstellt und der Assembly als Ressource beigefügt wird, sind darin die beiden *.g.cs*-Dateien von besonderem Interesse. (Das *g* im Dateinamen steht für „generated" – es hat also keinen Zweck, Änderungen darin vorzunehmen.) *App.g.cs* definiert den C#-seitigen Teil der Klasse `App` und ist die automatisch generierte Code-behind-Datei zu *App.xaml*.

Listing 9.1 *App.g.cs* – in *App.xaml* ist eine neue Klasse *App* als Ableitung von *System.Windows.Application* definiert. Der XAML-Compiler generiert dafür eine partielle Erweiterung der Klassendefinition, in welcher der prozedurale Teil steckt.

```
namespace HelloWPF
{
  public partial class App : System.Windows.Application
  {
    public void InitializeComponent()
    {
      StartupUri = new System.Uri("Window1.xaml",
                                   System.UriKind.Relative);
    }
    public static void Main()
    {
      HelloWPF.App app = new HelloWPF.App();
      app.InitializeComponent();
      app.Run();
    }
  }
}
```

`App` ist offensichtlich eine Ableitung der neuen WPF-Anwendungsklasse `Application`. Der Codegenerator ergänzt hier die Instanzmethode `InitializeComponent()`, die das XAML-seitig definierte Startelement *Window1.xaml* ins Boot holt, auch eine Definition von `Main()`. `Main()` erzeugt eine Instanz von `App`, ruft `InitializeComponent()` und startet die Nachrichtenschleife.

Hinweis

XBAP-Anwendungen hängen an der Nachrichtenschleife der Hostanwendung bzw. des Browsers. Daher fehlt hier der `app.Run()`-Aufruf.

`App` ist zwar als partielle Klasse vereinbart, eine weitere Fortsetzung durch das Codegerüst der Vorlage gibt es aber nicht. Eine solche wird man aber manuell hinzufügen, wenn es darum geht, das Startverhalten der Anwendung individuell abzuändern, z.B. wenn eine Kulturanpassung stattfinden soll. Das ist aber bereits eine weit fortgeschrittene Baustelle.

Anders die in der Datei *Window1.g.cs* definierte partielle Klasse `Window1`. Sie wird von *Window1.xaml* (hierzu gleich mehr) auf der XAML-Seite und von *Window1.xaml.cs* auf der C#-Seite fortgesetzt und birgt sozusagen den Kitt zwischen den beiden Welten. Auch ihr Code ist gut überschaubar: Basisklasse ist die neue Klasse `Window` des WPF. Es gibt:

- ein Datenfeld für das `Button`-Element, das – aufgrund des Zugriffsmodifizierers `internal` – nur innerhalb der Assembly bekannt ist,
- eine Methode `InitializeComponent()`, die den XAML-Teil der Klassendefinition lädt,
- eine `Connect()`-Implementierung für die in der Basis genannte Schnittstelle `IComponentConnector`.

Aufgabe von `Connect()` ist es, alle im XAML-seitigen Teil der Klassendefinition benannten Objekte (also Komponenten, Steuerelemente usw. mit gesetztem `Name`-Attribut) an eigens dafür vereinbarte Datenfelder (hier: `button1`) der Klasse zu binden und die jeweils dazugehörigen Ereignis-Handler zu verschalten. Das geschieht per `switch`-Konstrukt. Der Aufruf von `Connect()` erfolgt automatisch durch den XAML-Reader der .NET-Infrastruktur, wenn die XAML-Beschreibung in eine Objektstruktur überführt wird. Als deklarative Sprache bietet XAML diese Möglichkeit selbst nicht.

Listing 9.2 *Window1.g.cs* – diese Code-behind-Datei generiert und pflegt der XAML-Compiler automatisch, wenn er auf eine Klassendefinition stößt. Sie bildet den Kitt zwischen dem XAML-seitigen und dem C#-seitigen Teil.

```
public partial class Window1 : System.Windows.Window, Sys-
tem.Windows.Markup.IComponentConnector
{
  internal System.Windows.Controls.Button button1;
  private bool _contentLoaded;
  public void InitializeComponent()
  {
    if (_contentLoaded) { return; }
    _contentLoaded = true;
    System.Uri resourceLocater = new System.Uri(
      "/HelloWPF;component/window1.xaml", System.UriKind.Relative);
    System.Windows.Application.LoadComponent(this, resourceLocater);
  }
  void System.Windows.Markup.IComponentConnector.Connect(
    int connectionId, object target)
  {
    switch (connectionId)
    {
      case 1:
      this.button1 = ((System.Windows.Controls.Button)(target));
      this.button1.Click += new System.Windows.RoutedEventHandler(
                              this.button1_Click);
      return;
    }
    this._contentLoaded = true;
  }
}
```

9.1.3 Was steht da in der XAML-Datei?

Um Ihnen etwas Vorgefühl für die folgende, eher trockene Syntax-Beschreibung von XAML zu vermitteln, ein kurzer, eher informeller Flug über *Window1.xaml* (Listing 9.3):

Listing 9.3 *Window1.xaml* – nach Einfügen und Verdrahten eines Button-Steuerelements in das Fensterdesign der WPF-Anwendung *HelloWPF*

```
<Window x:Class="HelloWPF.Window1"
  xmlns="http://schemas.microsoft.com/winfx/2006/xaml/presentation"
  xmlns:x="http://schemas.microsoft.com/winfx/2006/xaml"
  Title="Window1" Height="300" Width="300">
  <Grid>
    <Button Margin="97,112,106,127" Name="button1"
            Click="button1_Click">Button</Button>
  </Grid>
</Window>
```

Die Datei beschreibt das Layout des (bislang einzigen) Fensters der Anwendung. Bei einer Stand-alone-Anwendung ist das Stammelement ein `<Window>`-Tag und bei einer XBAP-Anwendung ein `<Page>`-Tag. Das Stammelement wird im Weiteren durch Attributzuweisungen und einen strukturell untergeordneten Inhalt näher beschrieben.

Inhalt

Als Inhalt gibt die Elementvorlage ein unsichtbares `<Grid>`-Element vor, das seinerseits als Container für im Allgemeinen sichtbaren Inhalt, nämlich das `<Button>`-Element, fungiert. Ganz unsichtbar ist `<Grid>` aber nicht: Es handelt sich hier um eine Komponente, die ihren Inhalt in einem Gitterlayout präsentiert und dabei gewissen Automatismen hinsichtlich der Platzierung, Größenanpassung, Ausrichtung und Platzeinteilung unterwirft. Das sollte bereits als Erklärung reichen, warum der Button in *HelloXBAP* (Aufgabe 9–2) so unanständige Ausmaße annimmt, wenn das Browserfenster vergrößert wird. Die standardmäßig auf 1 • 1 Zellen gesetzte Gitterstruktur lässt sich durch Anfügung von Spalten und Zeilendefinitionen nach Belieben weiter aufrastern. Als Alternative zum Gitterlayout gibt es in der WPF-Bibliothek verschiedene weitere Panel-Klassen (darunter: `StackPanel`, `DockPanel`, `WrapPanel`, ...) mit spezifischen Layouts sowie die ohne jegliche Layout-Automatismen und explizite Platzierung arbeitende `Canvas`-Klasse.

Der Button ist durch das `<Button>`-Element näher beschrieben. Das `Margin`-Attribut setzt die vier Randabstände zum umgebenden `Panel`-Element, im vorliegenden Fall also der umgebenden Zelle des Gitterlayouts. Seine Beschriftung ergibt sich wiederum aus dem Inhalt des Elements. Unter den weiteren (der Übersichtlichkeit halber hier teils weggelassenen) Attributfestlegungen findet sich als Wert für `Name` der Bezeichner des `Button`-Datenfelds, `button1`, der in der generierten Code-behind-Datei für das Steuerelement vereinbart und daran gebunden wird. Gleiches gilt für den `Click`-Handler.

Tipp

WPF-Ereignisse werden in Visual Studio derzeit nicht in einer eigenen Ansicht des Eigenschaftenfensters aufgelistet. Man ist daher unschönerweise auf die von IntelliSense angezeigte gesamte Attributliste angewiesen. Ereignisse sind durch ein Blitzsymbol gekennzeichnet; Bezeichnervorschläge für neue und bereits bestehende Routinen mit passendem Datentyp erhalten Sie per TAB-Taste

Attributzuweisungen des Stammelements

Da sich die Attribute `Width`, `Height` und `Title` des Stammelements von selbst erschließen, bleiben noch die beiden Namensraumattribute `xmlns` und `xmlns:x` und das `x:Class`-Attribut. Namensraumattribute haben in XAML dieselbe Funktion wie `using`-Direktiven in C#, zumal wenn diese in der erweiterten Syntax einen Alias vereinbaren (vgl. Lektion 1).

Das `xmlns`-Attribut führt den sogenannten präfixlosen Namensraum ein, von dem es in der Struktur des Elements, das ihn definiert, immer nur einen geben kann. Vom Prinzip her darf jedes Element einen eigenen präfixlosen Namensraum definieren, in der Praxis werden Namensräume aber meist nur im Stammelement vereinbart. Das Attribut macht alle zu diesem Namensraum gehörigen Elemente bekannt und ermöglicht ihre Notation ohne weitere Zusätze. Der Wert *http://schemas.microsoft.com/winfx/2006/xaml/presentation* ist nicht etwa ein Webadresse, sondern schlicht ein im URL-Format ausgedrückter XML-Namensraum, der wiederum als Zusammenfassung verschiedener .NET-Namensräume definiert ist – konkret sind das hier die wichtigsten Namensräume der WPF-Implementierung.

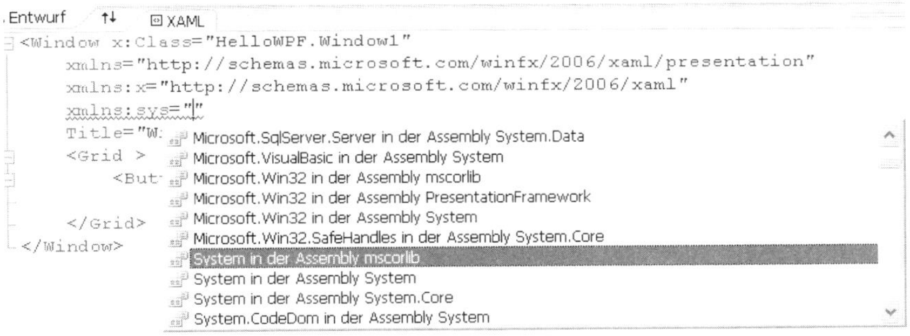

Abbildung 9.4 IntelliSense bietet wertvolle Schützenhilfe beim Einbinden von .NET-Namensräumen. Im Angebot stehen alle Namenräume aus allen Assemblies in der Verweisliste des Projekts. Für *System* gibt es da offensichtlich einige Überschneidungen.

Anders das `xmlns:x`-Attribut. Es führt den Namensraum „x:" ein. Elemente daraus müssen immer mit dem Namensraumpräfix notiert werden. So entstammt das Attribut `x:Class` also dem Namensraum *http://schemas.microsoft.com/winfx/2006/xaml*, der – unverzichtbar – die Basiselemente der XAML-Implementierung bekannt macht. Diese stellt man sich am besten als Regeln vor, die dem XAML-Compiler beschreiben, wie er mit dem betroffenen Element verfahren soll. Das nur für das Stammelement zulässige `x:Class`-Attribut weist ihn beispielsweise an, eine (partielle) Klasse von der Stammelementklasse abzuleiten und mit dem Attributwert zu benennen. Konkret definiert die Zeile

```
<Window x:Class="HelloWPF.Window1" ...>
```

also im Namensraum `HelloWPF` die partielle Klasse `Window1` als Ableitung von `Window` und veranlasst den Compiler zudem, für diese Klasse die besagte Codebehind-Datei mit der Endung *.g.cs* automatisch zu generieren.

Um in einem XAML-Dokument einzelne .NET-Namensräume einzuführen, gibt es eine eigene Schreibweise mit `clr-namespace`-Präfix: Für den Namensraum `System` aus der Assembly `mscorlib` sieht die Attributzuweisung so aus:

```
xmlns:sys="clr-namespace:System;assembly=mscorlib"
```

Hinweis

Hinter einem Namensraum steckt immer auch eine Implementierung. Achten Sie also darauf, dass es entsprechende Assembly-Verweise im Projekt gibt. Da sich Namensräume zuweilen über mehrere Assemblies erstrecken, kann oft nur die MSDN-Dokumentation klären, wo die Implementierung eines Elements steckt. IntelliSense hilft leider nicht weiter, es bietet zwar wertvolle Schützenhilfe beim Einbinden von Namensräumen, die angebotene Auflistung ist aber oft mehrdeutig (Abb. 9.4) und unvollständig. Lassen Sie sich davon nicht irritieren.

Auch projekteigene Namensräume müssen Sie bei Bedarf explizit auf diese Weise einführen, da sie nicht automatisch bekannt sind:

```
xmlns:hello="clr-namespace:HelloWPF"
```

Es spielt vom Prinzip her übrigens keine Rolle, welchen Alias Sie für welchen Namensraum einführen und welcher Namensraum präfixlos bleibt, solange Sie die Elemente nur korrekt nach Ihrem System benennen. Da jedoch verschiedene XAML-Tools den präfixlosen Namenraum sowie `x:` in der vorliegenden Definition erwarten, könnten Abweichungen letztlich doch Probleme bereiten.

9.2 XAML-Syntax im Überblick

Als deklarative Programmiersprache stellt XAML einen doch recht gewöhnungsbedürftigen Ansatz dar, der von C#-Programmierern anfangs eher als „von hinten durch die Brust“ empfunden wird. Deklarative Programmiersprachen bieten keine Mittel, um den Programmablauf zu gestalten. Dieser ergibt sich vielmehr implizit aus der Struktur der Beschreibung und ihrer Semantik über die untergelegte Implementierung. Wer sich bereits etwas mit HTML und XML im Zusammenhang mit ASP .NET beschäftigt hat, für den sollte diese Hürde nicht ganz so groß sein.

WPF-Programmierung mit XAML geht vor dem Hintergrund des mächtigen .NET Framework allerdings erheblich weiter als ASP .NET und bietet für sich genommen bereits einen Funktionsumfang mit ungeahntem Ausmaß, der selbst eingefleischten Programmierern beim Einstieg erhebliches Kopfzerbrechen bereiten kann. Das Gute daran ist allerdings, dass es im Bereich der Oberflächengestaltung sehr mächtige Werkzeuge gibt, die bereits fertigen XAML-Code generieren und einem den drögen Teil der Programmierarbeit willfährig abnehmen. Ein solches Werkzeug ist der WPF-Designer von Visual Studio, den Sie ja schon etwas kennengelernt haben (Abb. 9.2). Ein anderes mächtiges Tool, gleichfalls aus dem Hause Microsoft, wäre das zu Expression Studio gehörige Expression Blend, mit dem sich ein Layout sehr effizient gestalten und mit allerlei multimedialem Schnickschnack anreichern lässt.

Hinweis

In der aktuellen Version 2 bietet Expression Studio im Übrigen auch Unterstützung für Microsoft Silverlight, eine Art abgespecktes WPF, das als reine Web-Frontend-Technologie nicht mehr das gesamte .NET Framework 3.x auf der Zielmaschine voraussetzt, sondern nur noch ein Plug-in.

Langfristig lohnt es sich jedoch auf jeden Fall, sich auf die Sprache direkt einzulassen. Mit dem folgenden kurzen Überblick über die Ausdrucksmöglichkeiten der XAML-Syntax sollten Sie das notwendige Handwerkszeug für ein allgemeineres Verständnis bereits zusammen haben. Auch wenn Ihnen diese Lektion aus der Codesicht nur einen recht splitterhaften ersten Einstieg in die Welt der WPF-Programmierung vermitteln kann und Sie sich insbesondere die WPF-Klassenbibliothek im Weiteren selbst bzw. anhand anderer Quellen erarbeiten müssen, so werden Sie zumindest in der Lage sein, diese Quellen lesen zu können. Das ist doch auch schon was.

9.2.1 XAML-Dokument

Ein XAML-Dokument verkörpert die Beschreibung einer Objektstruktur, die im Zuge des Ladevorgangs mit einer konkreten Implementierung unterlegt wird. Diese steckt im Fall der WPF in den mit .NET 3.0 hinzugekommenen WPF-Erweiterungen der .NET-Klassenbibliothek.

Als XML-Ableger arbeitet XAML mit sogenannten *wohlgeformten* Dokumenten. Darin gibt es ein Stammelement (oder Wurzelelement), dem alle anderen Elemente untergeordnet sind. Visual C# 2008 Express bietet WPF-Elementvorlagen für die folgenden Stammelemente: `Window`, `Page`, `ResourceDictionary`, `UserControl`, `CustomControl`, `PageFunction` und `FlowDocument`.

Die wichtigsten syntaktischen Regeln für die Beschreibung eines Stammelements sind in den folgenden Abschnitten kurz zusammengefasst.

9.2.2 Elemente

Jedes XAML-Element wird auf ein Objekt derjenigen .NET-Klasse abgebildet, die es bezeichnet. Aus einem `<Button ... />`-Element wird zur Laufzeit also eine Instanz der

Klasse `Button`, genauer: `System.Windows.Controls.Button`, die der als präfixlos vereinbarte Namensraum einführt.

Für Elemente gilt die *Elementobjektsyntax*: Elemente (im XAML-Editor braun dargestellt) werden als Tags notiert, d.h. in spitze Klammern eingeschlossen. Die einteilige Form ist:

```
<Element ... />
```

In der zweiteiligen Form muss jedem öffnenden Tag ein schließendes folgen:

```
<Element...>...</Element>
```

Zweiteilige Tags müssen korrekt verschachtelt sein (vom XAML-Editor als Einrückung dargestellt), wenn eine Unterordnung vorliegt:

```
<Element1>
  <Element2>
    ...
  <Element2/>
</Element1>
```

9.2.3 Attribute

Ein XAML-Element dröselt sich in eine Ansammlung von Attributen auf, deren Werte den Initialisierungszustand des bei Ausführung generierten .NET-Objekts beschreiben – nicht anders als ein spezifischer Konstruktor. Dabei wird jedes XAML-Attribut auf ein Member des Objekts (Datenfeld, Eigenschaft, Ereignis) abgebildet.

Attribute, die einen von der Standardinitialisierung abweichenden Wert liefern sollen, müssen daher eigens eine entsprechende Wertzuweisung erfahren. Eine Reihenfolge ist dabei nicht vorgeschrieben. Für die Wertzuweisung stehen drei unterschiedliche Schreibweisen zur Verfügung:

- die *Attributsyntax* (Attribute Syntax)
- die *Eigenschaftenelementsyntax* (Element Property Syntax)
- die *XAML-Inhaltssyntax* (Content Attribute Syntax)

In der zumeist verwendeten Attributsyntax enthält das Elementtag eine durch Leerzeichen separierte Liste von Attributzuweisungen (Attributbezeichner stellt der XAML-Editor braun dar, Attributwerte blau):

```
<Element Attribut1="Wert1" Attribut2="Wert2" ... />
```

Diese recht kompakte Schreibweise setzt aber voraus, dass die Werte als Literale elementarer Datentypen notiert werden können und für den Datentyp des Attributs eine implizite Typumwandlung aus einem elementaren Datentyp verfügbar ist, die als *Typkonverter* des Zieldatentyps bezeichnet wird.

Da nicht für jeden Datentyp ein geeigneter Typkonverter verfügbar ist, gibt es in XAML (in Erweiterung zu XML) alternativ die etwas aufwendigere, dafür aber wesentlich ausdrucksstärkere Eigenschaftenelementsyntax. Bei dieser, die zweiteilige Elementsyntax voraussetzenden Schreibweise werden die Attribute als untergeordnete Elemente mit zweiteiligem Namen `<Element.Attribut>` notiert, wobei der Namensteil vor dem Punkt das Element und der danach das Attribut bezeichnet:

```
<Element>
  <Element.Attribut1>
    Wert
  </Element.Attribut1>
</Element>
```

`Wert`, also der `Attribut1` zuzuweisende Wert, kann nur mit XAML-Inhaltssyntax angegeben werden. Der Wert darf (wie im Beispiel gezeigt) literal notiert werden, wenn ein Typkonverter für den erwarteten Datentyp verfügbar ist – dann wäre allerdings auch die kürzere Attributsyntax verwendbar. Ansonsten muss `Wert` als untergeordnetes Element des geforderten Datentyps bzw. im Falle eines Containertyps als Folge von Elementen des dem Containertyp zugrunde liegenden Elementdatentyps (oder Ableitungen davon) notiert werden. Ein konkretes Beispiel mit einer WPF-Klasse wäre:

```
<ListBox ...>
  <ListBox.Items>
    <TextBlock>Erster Eintrag</TextBlock>
    <TextBlock>Zweiter Eintrag</TextBlock>
    ...
  </ListBox.Items>
</ListBox>
```

Einer gemischten Verwendung beider Schreibweisen steht nichts im Wege, solange je Attribut nur eine Wertzuweisung notiert wird.

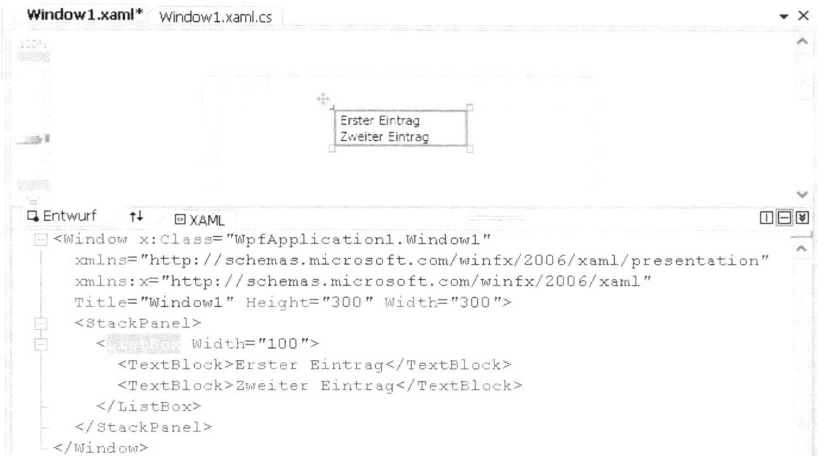

Abbildung 9.5 Designer-Ansicht einer Listbox mit zwei Elementen in einem *StackPanel*-Layout

Die XAML-Inhaltssyntax kann abkürzend auch direkt mit der zweiteiligen Elementobjektsyntax verwendet werden, um den Wert eines ganz bestimmten Attributs zu setzen, nämlich desjenigen, das als Inhaltseigenschaft (*Content Property*) vereinbart ist. (C#-seitig wird die betroffene Eigenschaft über ein `ContentProperty`-Attribut auf Klassenebene erklärt.) Dieses braucht dann nicht mehr notiert zu werden, und sein Wert ergibt sich implizit als Inhalt zwischen dem öffnenden und schließenden Elementtag. Tatsächlich wurde diese Möglichkeit in dem `<Listbox>`-Beispiel von eben auch schon fleißig verwendet, denn die Inhaltseigenschaft von `<TextBox>` ist das Attribut `Text`, und dieses bindet den Inhalt. Das `<Listbox>`-Beispiel lässt sich damit also noch kürzer schreiben:

```
<ListBox ...>
  <TextBlock>Erster Eintrag</TextBlock>
  <TextBlock>Zweiter Eintrag</TextBlock>
  ...
</ListBox>
```

Nicht zum Inhalt gehört natürlich der diesem voran- oder nachzustellende Block mit weiteren Attributzuweisungen in Eigenschaftenelementsyntax.

Zwischenaufgabe

9–3 Finden Sie heraus, welche Inhaltseigenschaften für die Elemente `<Button>`, `<TextBox>`, `<Window>`, `<Grid>`, `<Listbox>` und `<DocumentViewer>` definiert sind.

9.2.4 Angefügte Eigenschaften

Containerelemente wie `<Grid>` müssen eine Sammlung von untergeordneten Elementen verwalten. Um dieser Aufgabe nachzukommen, ist es vorteilhaft, diesen Elementen zusätzliche Attribute anheften zu können, die nur für das Containerelement eine spezifische Bedeutung haben – und auch von diesem implementiert werden. Die Schreibweise für eine angefügte Eigenschaft (*Attached Property*) ähnelt der Eigenschaftenelementsyntax, lässt sich aber als Mischung aus Attribut- *und* Eigenschaftenelementsyntax notieren:

```
<ContainerElement>
  <Element ContainerElement.Attribut1="Wert">
</ContainerElement>
```

Angenommen, Sie benötigen ein `<Grid>`-Layout, das aus zwei Zeilen und einer Spalte besteht. Das will natürlich erst einmal definiert sein:

```
<Grid>
  <Grid.ColumnDefinitions>
    <ColumnDefinition Width="*"/>
  </Grid.ColumnDefinitions>
  <Grid.RowDefinitions>
    <RowDefinition Height="Auto"/>
    <RowDefinition Height="*"/>
  </Grid.RowDefinitions>
</Grid>
```

Der Wert `Auto` bedeutet hier, dass das `Grid`-Steuerelement die Höhe der ersten Zeile nach den Erfordernissen des Inhalts berechnet, und der Wert `*`, dass es gegebenenfalls übrigen Platz oben und unten bezogen auf die zweite Zeile bzw. rechts und links bezogen auf die erste (und einzige) Spalte gleichmäßig aufteilt. Werte wie `2*` oder `3*` ermöglichen es zudem, die Verteilung des verfügbaren Platzes unterschiedlich auf einzelne Spalten bzw. Zeilen zu gewichten.

Der Inhalt in diesem Grid will zudem auch platziert sein. Mit angefügten Eigenschaften ist das kein Problem (beachten Sie, wie ein Kommentar formuliert wird):

```
<Grid ...>
  ...
  <Textbox Grid.Row="0" ...>      <!--Attributsyntax->
  <Textbox Grid.Row="0" ...>      <!--Attributsyntax->
  <Textbox Grid.Row="0" ...>      <!--Attributsyntax->
  <ListBox
    <Grid.Row>1</Grid.Row> ...>   <!--Eigenschaftenelementsyntax->
    ...
  </ListBox>
</Grid>
```

Es geht aber auch der umgekehrte Fall, nämlich dass ein Attribut, das in allen untergeordneten Elementen eines bestimmten Typs den gleichen Wert erhalten soll, an zentraler Stelle in einem übergeordneten Element eine Zuweisung erfährt:

```
<Grid TextBlock.TextAlignment="Center" ...>
  ...
  <Textbox Grid.Row="0" ...>      <!--Attributsyntax->
  <Textbox Grid.Row="2" ...>      <!--Attributsyntax->
  <Textbox Grid.Row="1" ...>      <!--Attributsyntax->
    ...
</Grid>
```

Ein Element exponiert natürlich nur solche Attribute als angefügte Eigenschaften, für die das auch Sinn macht. Die Implementierung steckt grundsätzlich immer in dem Element, das vor dem Punkt genannt ist, während der Wert dem Element zugeordnet ist, in dem die Attributzuweisung erfolgt.

Hinweis

Die IntelliSense-Unterstützung des XAML-Editors von Visual Studio 2008 zeigt hier derzeit weniger an, als möglich ist. Das kann zu Verwirrungen führen.

9.2.5 Ereignisse

Ereignisbehandlungen werden in XAML wie Attributzuweisungen notiert:

```
<Element Ereignis="Handler"/>
```

Ähnlich wie für angefügte Eigenschaften gibt es auch eine Syntax für Ereignisse, die eine zusammenfassende Ereignisbehandlung für viele untergeordnete Elemente eines bestimmten Typs durch eine Handler-Definition im übergeordneten Element ermöglicht.

```
<Grid TextBox.SelectionChanged="TBBSelectionChanged" ...>
  ...
  <Textbox Grid.Row="0" ...>      <!--Attributsyntax->
  <Textbox Grid.Row="0" ...>      <!--Attributsyntax->
  <Textbox Grid.Row="0" ...>      <!--Attributsyntax->
    ...
</Grid>
```

Die syntaktische Freiheit für bestimmte Ereignisse geht sogar so weit, dass sie in nahezu jedem Element in der gezeigten qualifizierten Schreibweise notiert und mit einem Handler aufgerufen werden dürfen – ja selbst wenn das Element, das sie definiert, gar nicht in Erscheinung tritt. Hierbei handelt es sich um das Konzept der angefügten Ereignisse, die eine Element-zu-Element-Kommunikation ermöglichen sollen, ohne dass das Element, das sie definiert, notwendigerweise Sender oder Empfänger des Ereignisses ist.

Achtung

Auch angefügten Ereignissen begegnet die IntelliSense-Unterstützung des XAML-Editors von Visual Studio 2008 derzeit mit Skepsis. Viele Routingereignisse, darunter auch selbst definierte, werden nicht aufgelistet und genießen damit auch keine Unterstützung für die Handler-Definition. Umso verwirrender ist es daher, dass die Ereignisse bestimmter Elemente wie *<Mouse>*, *<AccessKeyManager>*, *<ClipBoard>*, *<CommandManager>* bei jedem Element im Angebot sind.

Handler-Zuweisungen für Ereignisse sind allerdings nur in XAML-Dateien legitim, die über ein `x:Class`-Attribut im Stammelement eine Klasse vereinbaren – für die also C#-Code generiert wird. Der XAML-Compiler entfernt Ereigniszuweisungen nämlich aus dem XAML-Code und setzt diese über die Code-behind-Datei direkt in C#-Code um. Der XAML-interne Ereignismechanismus fußt hingegen auf dem sehr mächtigen Konzept der *Abhängigkeitseigenschaften*. Die im Praxisabschnitt 9.3 ausführlicher beleuchteten Abhängigkeitseigenschaften (Dependency Properties) stellen Sie sich am besten als „verwaltete Eigenschaften" vor, denen intern ein `ValueChanged`-Ereignis samt Behandlung angeheftet ist. Die automatisierte Behandlung beginnt bei der Berechnung der Werte für andere abhängige Eigenschaften und reicht bis hin zur Aktualisierung der Anzeige.

Arten von Ereignissen

Von der Windows Forms-Programmierung her kennen Sie Ereignisse, die von einem konkreten Objekt erkannt und ausgelöst werden – meist als Reaktion auf andere oder primäre Ereignisse, was zur Abarbeitung einer Aufrufliste führt, in der Clientobjekte ihre Handler registrieren können. Ein `Form`-Objekt beispielsweise muss daher explizit Handler bei allen untergeordneten Steuerelementen registrieren, wenn es von dessen Ereignisaktivitäten etwas mitbekommen will. In der WPF ist das anders. Die Lieferung erfolgt hier sozusagen frei Haus.

Ereignismodell

Die WPF verwendet neben den für Windows Forms in den Lektionen 6 und 7 bereits vorgestellten sogenannten *CLR-Ereignissen* ein erweitertes Ereignismodell mit sogenannten Routingereignissen (Routing Events). Diese „wandern" entweder nach dem *Bubbling*-Prinzip von einem inneren, auslösenden Element der Reihe nach zu allen übergeordneten Elementen oder nach dem *Tunneling*-Prinzip genau in die andere Richtung, vom Stammelement zum auslösenden Element. Ein Routingereignis kann entweder nur für das eine oder das andere Prinzip bei der WPF registriert sein, nicht jedoch für beide. Daher wird es meist komplementär implementiert: In der WPF-Klassenbibliothek finden sich zu den meisten Bubbling-Routingereignissen komplementäre Tunneling-Routingereignisse, mit gleichem Bezeichner und Präfix Prewiew – beispielsweise das Pärchen MouseEnter und PreviewMouseEnter.

Ein Element kann eine solche „Wanderung“ übrigens jederzeit abbrechen, indem es die Handled-Eigenschaft im RoutedEventArgs-Ereigniskontext auf true setzt. Auf die Implementierung eigener Routingereignisse geht der Praxisabschnitt 9.3 ein.

Zwischenaufgabe

9–4 Schreiben Sie ein WPF-Programm, welches das Routing für die Ereignisse MouseEnter und PreviewMouseEnter anhand von drei verschachtelten Elementen (z.B. <Window>, <Grid>, <TextBox>) nachweist. (Hinweis: Verwenden Sie nicht <Button>, da dieses Steuerelement einiges verschluckt.)

9.2.6 Markup-Erweiterungen

Die bisher vorgestellten Schreibweisen bewirken, dass der XAML-Reader bei Ausführung für jedes Element und jeden Attributwert jeweils ein neues Objekt des geforderten Typs instanziiert. Mit der Markup-Erweiterungssyntax steht in XAML eine sehr allgemeine Schreibweise zur Verfügung, die es ermöglicht, einem Attribut auch eine Referenz auf ein bereits bestehendes bzw. schon anderweitig angelegtes Objekt als Wert zuzuordnen.

Der Mechanismus zum Ermitteln solcher Referenzen ist selbst wieder ein Klassensystem, das seinen Ausgang in der dem Namensraum System.Windows.Markup angehörigen abstrakten Klasse MarkupExtension nimmt. Die Implementierung der Erweiterungssyntax steckt demnach in den verschiedenen Ableitungen von MarkupExtension, denen auferlegt ist, die Methode ProvideValue() zu implementieren. Ihre Aufgabe ist es, die gewünschte Objektreferenz zu ermitteln. Der XAML-Reader übersetzt Markup-Erweiterungen in einen Aufruf dieser Methode für das angeführte Markup-Element. Im Rahmen der Attributsyntax muss der auszuwertende Ausdruck in geschweiften Klammern notiert werden:

```
<Element Attribut="{MarkupSubClass Parameterliste}" .../>
```

Dabei muss *MarkupSubClass* durch eine konkrete Ableitung von MarkupExtension unter Weglassung der Namensendung „Extension“ ersetzt werden (meist: Binding, StaticResource, DynamicResource oder Static) und *Parameterliste* durch eine kommaseparierte Liste mit allen Parametern, die der angesprochene Konstruktor dieser Klasse erwartet, gefolgt von den erforderlichen Attributzuweisungen in der üblichen Form *Attribut=Wert*.

Beachte

Leider endet die Kontextsensitivität von IntelliSense bei Visual Studio 2008 bereits am Anführungszeichen vor der öffnenden geschweiften Klammer. Sie müssen Markup-Erweiterungen daher ohne Netz und doppelten Boden eingeben, was eher lästig ist und einem ziemlich schnell vor Augen führt, was für ein Segen IntelliSense doch ist. Der Compiler findet natürlich etwaige Fehler. Und da der Designer auf das Kompilat bereits angewiesen ist, kann er in so einem Fall den Entwurf nicht mehr darstellen und liefert eine „Problem beim Laden“-Warnung.

Erlaubt ist auch die Verschachtelung von Markup-Erweiterungen in beliebiger Tiefe:

```
<Element Attribut="{Binding Source={StaticResource myResourceElement}}">
```

Ressourcen

In einer XAML-Datei darf nicht jedes Element als Inhalt des Stammelements, eines `<Grid>`- oder sonstigen Elements notiert werden. Was minimal als Basisklasse für ein Inhaltselement gefordert ist, bestimmt der Datentyp der Inhaltseigenschaft. Handelt es sich um eine sogenannte *Containereigenschaft*, entscheidet der Elementtyp des Containers, welche Elemente als Inhalt aufgelistet werden dürfen.

Das `Resources`-Attribut steht bei allen WPF-Elementen im Angebot, die von `Framework-Element` oder `FrameworkContentElement` abstammen, bis hinauf zum alles beherrschenden `<Application>`-Element. Es ist als übersichtlicher Sammelplatz (Dictionary) für alle möglichen Elemente (allen voran Styles und Templates) gedacht, die im weiteren Verlauf an einer oder mehreren Stellen als Attributwert benötigt werden. Das für die meisten Elemente – Ausnahmen sind z.B. `<Style>`- und `<xxxTemplate>`-Elemente – obligatorische Attribut `x:Key` legt einen Schlüssel für den Abruf durch die `MarkupExtension`-Elemente `StaticResource` und `DynamicResource` fest:

```
<Element1>
  <Element1.Resources>
    <Element2 x:Key="mykey1"
    <Element3 x:Key="mykey2"
  <Element1.Resources
  ...
  <Element4 Attribut="{StaticResource mykey1}" .../>
  <Element5 Attribut="{DynamicResource mykey2}" .../>
```

`StaticResource` liefert eine im Initialisierungszustand eingefrorene Kopie des Elements, `DynamicResource` spiegelt auch zwischenzeitliche Veränderungen des Objektwerts wider. Die Suche nach dem Schlüssel beginnt im elementeigenen `Resources`-Container und geht über das jeweils übergeordnete Element schrittweise bis zum Stammelement weiter. `x:Key`-Schlüssel müssen nur auf einer Ebene eindeutig sein, und Ressourcen dürfen auch aufeinander verweisen.

Datenbindung

Markup-Erweiterungsausdrücke lassen sich auch unter Verwendung der Eigenschaftenelementsyntax notieren. Das für Datenbindungen aller Art zuständige `<Binding>`-Element findet man recht häufig in dieser Schreibweise, da es eigentlich nur die Voraussetzung hat, dass das entsprechende Attribut als Abhängigkeitseigenschaft implementiert sein muss. In dieser Notation entfallen dann die geschweiften Klammern:

```
<Element>
  <Element.Attribut>
    <Binding Attributliste>
  </Element.Attribut>
</Element>
```

Was hier kompliziert klingt, lässt sich über ein einfaches Beispiel leicht verstehen. Angenommen, Sie wollen Ihre HelloXBAP-Anwendung (Aufgabe 9–2) dahingehend erweitern, dass sich die Breite des Buttons über ein `Slider`-Steuerelement variieren lässt. In Windows Forms müssten Sie dafür ein `TrackBar`-Steuerelement einsetzen und einen Handler für das Ereignis `Scroll` implementieren, der die `Button`-Eigenschaft `Width` anpasst.

In der WPF kommen Sie mit diesem Ansatz zwar gleichfalls zum Ziel (das Ereignis heißt hier `ValueChanged`), nur die Geschichte lässt sich viel einfacher XAML-intern lösen:

```
<Slider Name="slider1" Minimum="30" Maximum="100" .../>
<Button Width="{Binding Path=Value, ElementName=slider1}" .../>
```

Das `Binding`-Objekt liefert hier einen Verweis auf das Attribut `Value` des Elements mit dem Namen *slider1*. Wenn Sie Code wie diesen verwenden, dürfen Sie das `Button`-Element im Designer allerdings nicht mehr in der Größe verändern, sonst wird der Ausdruck überschrieben.

Damit Sie sehen, was im Prinzip noch alles so geht, hier noch ein etwas komplexeres Beispiel: Indem Objekte an das `Resources`-Attribut eines Elements gebunden werden, lassen sie sich in untergeordneten Elementen auf einfache Weise mehrfach verwenden, da sie nach Bedarf über ein `StaticResource`-Objekt angesprochen werden können. Dieses Verfahren ist zum Beispiel für `Style`-Attribute recht effektiv – man definiert ihre Werte einmal an zentraler Stelle und referiert dann darauf.

Listing 9.4 *HelloXBAP.xaml* – in diesem Programm haucht ein als Ressource definiertes *Style*-Attribut mit eigener Ereignisbehandlung (*Trigger*) einem der beiden *Button*-Elemente etwas Eigenleben ein. Sein Hintergrund wird rot, wenn die Maus drüber ist.

```
<Page x:Class="HelloXBAP.Page1"
  xmlns="http://schemas.microsoft.com/winfx/2006/xaml/presentation"
  xmlns:x="http://schemas.microsoft.com/winfx/2006/xaml"
  Title="Page1" Height="426" VerticalAlignment="Top"
  HorizontalAlignment="Left">
  <Page.Resources>
    <Style x:Key="SpecialButton" TargetType="{x:Type Button}">
      <Style.Triggers>
        <Trigger Property="Button.IsMouseOver" Value="true">
          <Setter Property="Background" Value="Red"/>
        </Trigger>
      </Style.Triggers>
    </Style>
  </Page.Resources>
  <Canvas>
    <Button Style="{StaticResource SpecialButton}" Name="button1"
        Height="20" Canvas.Left="18" Canvas.Top="36" Width="Auto">
      Button1
    </Button>
    <Button Name="button2"
        Height="20" Canvas.Left="18" Canvas.Top="66" Width="Auto">
      Button2
    </Button>
  </Canvas>
</Page>
```

Es sei angemerkt, dass die Deklarationsreihenfolge und auch die Bindungsrichtung in dem angeführten Datenbindungsbeispiel eine Rolle spielt. Eine solche Bindung ist nur zu Elementen möglich, die im Quelltext „davor“ stehen, also die der XAML-Reader schon gelesen hat – ein prozeduraler Aspekt in der deklarativen Programmierung. Während die gezeigte XAML-Lösung mit der vorgeschlagenen Windows Forms-Lösung semantisch noch weitgehend identisch ist, lässt sich durch Notation der umgekehrten Beziehung eine (oft sehr erwünschte) zweiseitige Abhängigkeit schaffen:

```
<Button Width="100" Click="Button_Click" .../>
<Slider Name="slider1" Value={Binding Path=Width, ElementName=button1}
  Minimum="30" Maximum="100" .../>
```

Hier bindet das `<Slider>`-Element seinen `Value`-Wert an die Button-Breite. Trotzdem wirkt der Regler in gewünschter Weise auf den Button. Zudem schlagen Änderungen der Button-Breite von dritter Seite, etwa durch Code wie

```
private void Button_Click(object sender, RoutedEventArgs e)
{
  button1.Width = 50;
}
```

wegen der Bindung auch auf das `<Slider>`-Element durch. Das ist ungewohnt. Beide Attribute verweisen also aufeinander, und Änderungen auf einer Seite führen automatisch zu einer Aktualisierung beider Anzeigen. `slider1.Value = 50` hätte genau denselben Effekt.

Dieses Verhalten ist unter anderem darauf zurückzuführen, dass die Attribute von WPF-Elementen in den untergelegten WPF-Klassen als Abhängigkeitseigenschaften definiert sind. Die Implementierung für Abhängigkeitseigenschaften steckt in der WPF-Klasse `DependencyObject`. Diese Klasse taucht im Stammbaum aller WPF-Klassen auf, die Abhängigkeitseigenschaften anbieten, und ist somit auch für eigene Klassen Pflicht, wenn diese von den damit verbundenen WPF-Mechanismen profitieren sollen.

9.3 WPF-Techniken in der Praxis

Der praktische Teil der Lektion stellt Ihnen einige wichtige WPF-Techniken ein wenig genauer vor, die Sie aufmerksam studieren sollten, um die Aufgaben am Ende der Lektion lösen zu können. Am besten ist es, wenn Sie die folgenden Beschreibungen direkt an Ihrer Maschine nachvollziehen. Den Code können Sie z.B. in die Dateien *Window1.xaml* und *Window1.xaml.cs* einer neuen WPF-Anwendung packen.

9.3.1 Abhängigkeitseigenschaften implementieren

Das Implementierungsschema für Abhängigkeitseigenschaften ist ein wenig komplexer, als Sie es von Eigenschaften bisher gewohnt waren. Visual Studio 2008 bietet aber einen Codeausschnitt namens *propdp* (Abb. 9.6) an, der einem die Schreibarbeit weitgehend abnimmt und per TAB-Taste zielsicher an die wenigen Stellen führt, die geändert werden müssen (Abb. 9.7).

Der generierte Code vereinbart eine `readonly`-Variable mit dem Datentyp `DependencyProperty` und initialisiert diese mit dem Rückgabewert der statischen Methode `DependencyProperty.Register()`. Dieses Objekt verkörpert eine Art Handle, der das Abhängigkeitsobjekt für den weiteren Zugriff gegenüber der Verwaltung beschreibt und identifiziert. `Register()` gibt es in drei Überladungen mit drei bis fünf Aufrufparametern. Der Codeausschnitt generiert die vierparametrige Variante, die es gestattet, neben dem Namen, dem Zieldatentyp und der Klassenzugehörigkeit über ein `xxxPropertyMetaData`-Objekt auch noch einen Initialisierungswert anzugeben, bei dem allerdings peinlichst auf den richtigen Datentyp geachtet werden muss, da Fehler erst zur Laufzeit auffallen und anhand der Fehlermeldung nur schwerlich zuzuordnen sind.

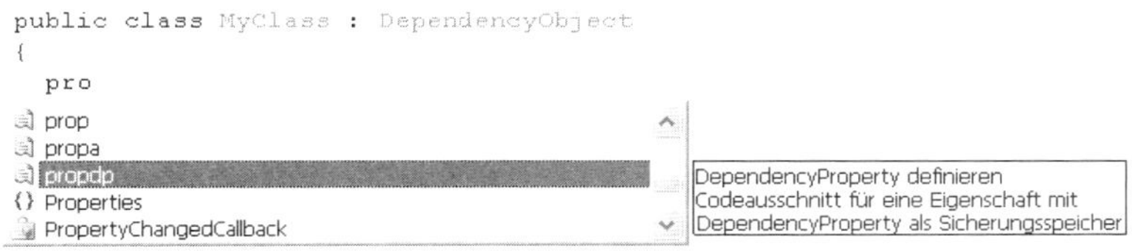

Abbildung 9.6 Für die Implementierung von Eigenschaften bietet IntelliSense in WPF-Projekten drei Codeausschnitte an: *prop* fügt das Gerüst einer gewöhnlichen Eigenschaft ein, *propdp* das Gerüst einer Abhängigkeitseigenschaft und *propa* das Gerüst einer angefügten Abhängigkeitseigenschaft.

```
public class MyClass : DependencyObject
{
  public int MyProperty
  {
    get { return (int)GetValue(MyPropertyProperty); }
    set { SetValue(MyPropertyProperty, value); }
  }
  // Using a DependencyProperty as the backing store for MyProperty.
  public static readonly DependencyProperty MyPropertyProperty =
    DependencyProperty.Register("MyProperty", typeof(int),
      typeof(ownerclass), new UIPropertyMetadata(0));
```

Abbildung 9.7 Ergebnis des *propdp*-Codeausschnitts für eine neue Abhängigkeitseigenschaft. Der individuelle Zuschnitt erfordert nur vier Anpassungen: den Bezeichner, die Eigentümerklasse (meist die umgebende Klasse, hier: *MyClass*) und den Vorgabewert (für *int* ist das 0).

Da die Verwaltung das der Abhängigkeitseigenschaft zugrunde liegende Objekt vollständig verkapselt, ist die Implementierung ansonsten völlig transparent: Sie können eine Abhängigkeitseigenschaft im weiteren Code wie jede andere `get/set`-Eigenschaft einsetzen.

Falls ein Referenztyp als Datentyp gewählt wird, muss die Eigenschaft (z.B. im Konstruktor) entweder explizit an ein bereits instanziiertes Objekt gebunden werden, oder man gibt ein solches als statischen Vorgabewert im vierten Parameter des `Register()`-Aufrufs statt `null` an. Es kommt dann allen Objekten der Klasse zugute. Die C#-Seite ist also recht unspektakulär.

Und die XAML-Seite? Hier steht nun, nach dem allfälligen Import des projekteigenen Namensraums, ein neues Element `<MyClass>` mit dem Attribut `MyProperty` zur Verfügung, das sich nahtlos in die Gegebenheiten der XAML-Syntax einfügt und umgehender IntelliSense-Unterstützung erfreut. Das folgende kleine XAML-Codebeispiel veranschaulicht das Szenario:

Listing 9.5 Vereinbarung eines *<MyClass>*-Elements als Ressource mit dem Schlüssel "myClass"

```
<Window x:Class="WpfApplication1.Window1"
  ...
  xmlns:my="clr-namespace:WpfApplication1">
  <Window.Resources>
    <my:MyClass x:Key="myClass" MyProperty="50"></my:MyClass>
  ...
```

Es sei angemerkt, dass die WPF-Implementierung bei der Pflege von Abhängigkeiten interne Zugriffe auf die Werte von Abhängigkeitseigenschaften *nicht* über die vereinbarten `get`/`set`-Handler abwickelt. Der Weg, um sich in diesen Mechanismus einzuklinken, führt vielmehr über eine statische Rückrufmethode, die nach folgendem Muster definiert und über das für die statische Initialisierung verantwortliche `PropertyMetaData`-Objekt eingeklinkt wird:

```
...
public static readonly DependencyProperty MyProperty =
  DependencyProperty.Register("Max", typeof(propertyType),
    typeof(ownerclass), new UIPropertyMetadata(initalvalue, myPropCB));
public static void myPropCB(DependencyObject dp,
   DependencyPropertyChangedEventArgs e)
{
  // dp ist das Objekt und e.NewValue der geänderte Wert
}
```

Der Rückruf erfolgt nun jedes Mal, wenn sich der Wert der Eigenschaft `MyProperty` ändert – auch wenn ein Binding im Spiel ist.

9.3.2 Angefügte Abhängigkeitseigenschaften implementieren

Die Implementierung angefügter Eigenschaften hat ein ähnliches Muster, sieht aber statische Zugriffsmethoden vor und verwendet die Methode `RegisterAttached()` für die Registrierung. Abb. 9.8 zeigt das Resultat des *propa*-Codeausschnitts, das sich nach Einpflegen von `MyClass` statt `ownertype` für erste Gehversuche unverändert verwenden lässt.

```
public class MyClass : DependencyObject
{
  public static int GetMyProperty(DependencyObject obj)
  {
    return (int)obj.GetValue(MyPropertyProperty);
  }
  public static void SetMyProperty(DependencyObject obj, int value)
  {
    obj.SetValue(MyPropertyProperty, value);
  }
  // Using a DependencyProperty as the backing store for MyProperty.
  public static readonly DependencyProperty MyPropertyProperty =
    DependencyProperty.RegisterAttached("MyProperty", typeof(int),
      typeof(ownerclass), new UIPropertyMetadata(0));
```

Abbildung 9.8 Ergebnis des *propa*-Codeausschnitts für eine angefügte Abhängigkeitseigenschaft. Änderungen mit weiteren Fundstellen, wie *int* und *MyProperty*, erledigt IntelliSense. Die Verwaltungsklasse *DependencyProperty* nutzt das Bezeichnungsschema (Präfix, Suffix) um den Bezeichner *MyProperty* intern. Veränderungen können zu schwer auffindbaren Fehlern führen.

Um die Eigenschaft im Kontext einer weiteren Klasse halbwegs sinnvoll einsetzen zu können, sei ein kleiner Vorgriff auf die nächste Lektion erlaubt: Stellen Sie sich `Collection<MyClass>` bis dahin einfach abstrakt als Datentyp vor, der – ähnlich dem Arraytyp `MyClass[]` – eine Liste von `MyClass`-Objekten implementiert. Es gibt eine `Add()`-Methode, um Elemente einzufügen, und eine `Remove()`-Methode zum Entfernen. Weiterhin lassen sich die Listenelemente über eine `foreach`-Schleife in gewohnter Weise aufzählen. Die in Listing 9.6 definierte Klasse `MyContainerClass` wird zum Container für `MyClass`-Objekte, indem Sie eine Abhängigkeitseigenschaft `Content` mit diesem ominösen Datentyp vereinbart.

Listing 9.6 *MyContainer.Window1.xaml.cs* – Implementierung der Klasse *MyContainerClass*, die XAML-seitig als Containerelement für *<MyClass>*-Elemente verwendbar ist.

```
namespace MyContainer
{
  [System.Windows.Markup.ContentProperty("Content")]
  class MyContainerClass : Panel
  {
    public MyContainerClass()
    {
      Content = new Collection<MyClass>();
    }
    public Collection<MyClass> Content
    {
      get { return (Collection<MyClass>)GetValue(ContentProperty); }
      set { SetValue(ContentProperty, value); }
    }
    public static readonly DependencyProperty ContentProperty =
      DependencyProperty.Register("Content",
        typeof(Collection<MyClass>), typeof(MyContainerClass));
  }
}
```

Als Basisklasse wurde hier `Panel` vereinbart. Damit lässt sich ein `<MyContainerClass>`-Element z.B. direkt als Inhalt des Stammelements `<Window>` oder eines `<Grid>`-Elements notieren. Da das vorangestellte `ContentProperty`-Attribut Inhaltssyntax für die Eigenschaft `Content` vereinbart, ist XAML-seitig jetzt im Prinzip die in Listing 9.7 gezeigte Schreibweise möglich.

Listing 9.7 *MyContainer.Window1.xaml* – Testcode für *<MyContainerClass>* und *<MyClass>*

```
<Window ...>
  <MyContainerClass xmlns="clr-namespace:Lektion9"
    MyClass.MyProperty="1">
    <MyClass/>
    <MyClass MyProperty="12"/>
    <MyClass/>
  </MyContainerClass>
</Window >
```

Sehen tut man natürlich auch bei vorhandenen `<MyClass>`-Elementen noch nichts, da `MyClass` ebenso wie `MyContainerClass` nichts Visuelles zu bieten haben. Das soll hier aber keine weitere Rolle spielen.

Beachten Sie, dass es völlig legal ist, speziell für das `<MyContainerClass>`-Element den Namensraum `Lektion9` in präfixloser Notation einzuführen, wodurch die Schreibweise etwas übersichtlicher wird. Natürlich blendet diese Maßnahme alle Elemente aus dem übergeordneten präfixlosen Namensraum aus. Um diese gleichfalls verwenden zu können, müsste dieser Namensraum lokal neu eingeführt werden – diesmal mit Präfix.

Hinterland für angefügte Eigenschaften

Allein schon um keine Bezeichnerkollision zu erhalten, sollte klar sein, dass Sie sich bei der Konzeption einer Eigenschaft für eine Implementierung als Abhängigkeitseigenschaft *oder* als angefügte Eigenschaft entscheiden müssen. Nachdem ein Element angefügte Eigenschaften, die es definiert, auch selbst nutzen kann, stellt das aber keine Einschränkung dar. Auch einer Ergänzung einer echten Eigenschaft mit get/set-Handler steht nichts im Wege.

Hinweis

Da IntelliSense angefügte Eigenschaften, wie schon erwähnt, etwas stiefmütterlich behandelt, müssen Sie XAML-seitig dabei einen gewissen Blindflug in Kauf nehmen oder die qualifizierte Schreibweise Namensraum:Element.AngefügteEigenschaft="Wert" verwenden.

Die vollständige Implementierung einer angefügten Eigenschaft ergibt sich aus dem Zweck, den die Eigenschaft erfüllen soll. Dass der Lösungsweg für die eine oder andere Semantik mitunter recht verschlungen sein kann und auch sprachlich einiges hergibt, zeigt der vollständige Code (Listing 9.8) für das bereits skizzierte Szenario. Hier soll das Containerelement `<MyContainer>` ja über eine angefügte Eigenschaft die kollektive Wertbindung und zudem die Initialisierung für alle nicht individuell initialisierten `<MyClass>`-Elemente betreiben.

Um eine individuelle Initialisierung eines `MyClass`-Objekts am Wert erkennen zu können, trägt die Eigenschaft nun den nullbaren Datentyp `int?`. (Bei `int?` handelt sich um eine Erweiterung des Datentyps `int` um den Wert `null` und, verzeihen Sie, um einen weiteren kleinen Vorgriff auf Lektion 10). Dieser wird, um eine noch nicht erfolgte explizite Initialisierung kenntlich zu machen, mit dem Vorgabewert `null` initialisiert. Die gesamte restliche Semantik steckt erwartungsgemäß im besagten Rückruf `myPropCB`, der Wertänderungen nach außen signalisiert.

Dass die Signatur des `PropertyChangedCallback`-Rückruftyps eine statische Methode fordert, birgt gerade für die Initialisierungsproblematik gewisse Schwierigkeiten: Ausgehend von Listing 9.7 kommt der Rückruf das erste Mal zustande, wenn der XAML-Reader das `MyProperty`-Attribut des `<MyContainer>`Elements verarbeitet. Da zu diesem Zeitpunkt weder untergeordnete Elemente bekannt sind noch eine vollständige Initialisierung vorliegt, muss die kollektive Initialisierung auf einen Zeitpunkt verschoben werden, an dem der Inhalt vollständig ist. `myPropCB` registriert daher beim ersten Aufruf (in Abhängigkeit von der `IsInitialized`-Eigenschaft) seinerseits einen Rückruf für das Ereignis `Initialized`. Dieser hier gleich *inline* als anonyme Methode formulierte Rückruf setzt die `MyProperty`-Eigenschaften aller in `Content` versammelten Objekte, die noch den Initialisierungswert `null` aufweisen, auf den im Ereigniskontext gelieferten neuen Wert. Beachten Sie, dass hier der gesamte Stackframe bis zum Aufruf der inline-Methode in Reaktion auf das `Initialized`-Ereignis des `MyContainer`-Objekts erhalten bleibt. Der Handler tut daher gut daran, sich selbst abzumelden, um keine Ressourcen sinnlos zu blockieren – zumal ein weiteres `Initialized`-Ereignis ja auch nicht eintreten wird.

Der zweite Rückruf von `myPropCB` erfolgt, wenn der XAML-Reader die Attributzuweisung für das zweite `MyClass`-Element verarbeitet. Nachdem der `as`-Operator eine Typumwandlung des übergebenen `DependencyObject`-Objekts, das nun ja ein `MyClass`-Objekt ist, in `MyContainerClass` nicht zustande bringt und `null` liefert, passiert nichts weiter.

Zum nächsten Aufruf von `myPropCB` kommt es erst, wenn eines der genannten Elemente einen neuen `MyProperty`-Wert zugewiesen bekommt. Im hier einzig interessierenden Fall des `MyContainerClass`-Objekts zählt der Code erneut die `Content`-Eigenschaft auf und setzt diesmal ausnahmslos die `MyProperty`-Eigenschaft aller darin enthaltenen `MyClass`-Objekte auf den neuen Wert.

Listing 9.8 *MyContainer.Window1.xaml.cs* – Implementierung einer angefügten Eigenschaft *MyProperty* für <*MyClass*>-Elemente mit kollektiver Initialisierung und Bindung durch übergeordnetes <*MyContainerClass*>-Element

```
public class MyClass : DependencyObject
{
  public int? MyProperty
  {
    get { return (int?)GetValue(MyPropertyProperty); }
    set { SetValue(MyPropertyProperty, value); }
  }
  public static int? GetMyProperty(DependencyObject obj)
  {
    return (int?)obj.GetValue(MyPropertyProperty);
  }
  public static void SetMyProperty(DependencyObject obj, int value)
  {
    obj.SetValue(MyPropertyProperty, value);
  }
  public static readonly DependencyProperty MyPropertyProperty =
```

```
    DependencyProperty.RegisterAttached("MyProperty",
      typeof(int?), typeof(MyClass),
      new UIPropertyMetadata(null, myPropCB));
  public static void myPropCB(DependencyObject dp,
    DependencyPropertyChangedEventArgs e)
  {
    MyContainerClass mcc = dp as MyContainerClass;
    if (mcc != null)          // Zutritt nur MyContainerClass-Objekte
      if (!mcc.IsInitialized) // kollektive MyClass-Initialisierung?
      {
        EventHandler InitCB = null;  // für Rückruf
        InitCB = delegate   // Rückruf ist als anonyme Methode formuliert
        {
          mcc.Initialized -= InitCB; // Handler wird nicht mehr gebraucht
          foreach (MyClass mc in mcc.Content)
            if(mc.MyProperty == null)  // nur nicht initialisierte
              mc.MyProperty = (int?)e.NewValue;
        };
        mcc.Initialized += InitCB;    // fertigen Handler einhängen
      }
      else   // Änderungen an MyClass-Objekte weiterreichen
        foreach (MyClass mc in mcc.Content)
          mc.MyProperty = (int?)e.NewValue;
  }
}
```

9.3.3 Konverter

Als weitgehende Selbstläufer sind Abhängigkeitseigenschaften in der XAML-seitigen Handhabung nicht in jedem Fall pflegeleicht. Ein Problemfeld sind komplexere Datentypen, die sich nicht mehr so ohne Weiteres als String schreiben lassen, und ein anderes, dass XAML schlicht keine Wertausdrücke ausrechnen kann. Bereits eine Aufgabe wie das einfache Hochzählen des Wertes mehrerer untereinander angeordneter `Label`-Elemente oder das Abschneiden von Nachkommastellen in einer `TextBox`-Ausgabe macht die Grenzen von XAML deutlich.

Typkonverter

Die Antwort auf das erste Problemfeld sind die bereits erwähnten Typkonverter. Dazu stellen Sie sich eine Klasse `Verabredung` vor, die eine Eigenschaft `info` mit dem Typ `WoUndWann` hat, der seinerseits aus einer `string`- und einer `DateTime`-Eigenschaft zusammengesetzt ist. Um einen solchen Wert in Attributsyntax notieren zu können, braucht es einen speziell darauf zugeschnittenen Typkonverter, der aus einer – übrigens völlig frei wählbaren – `string`-Repräsentation ein `WoUndWann`-Objekt bastelt. Für die Form eines Typkonverters ist eine Ableitung von der Klasse `TypeConverter` vorgeschrieben.

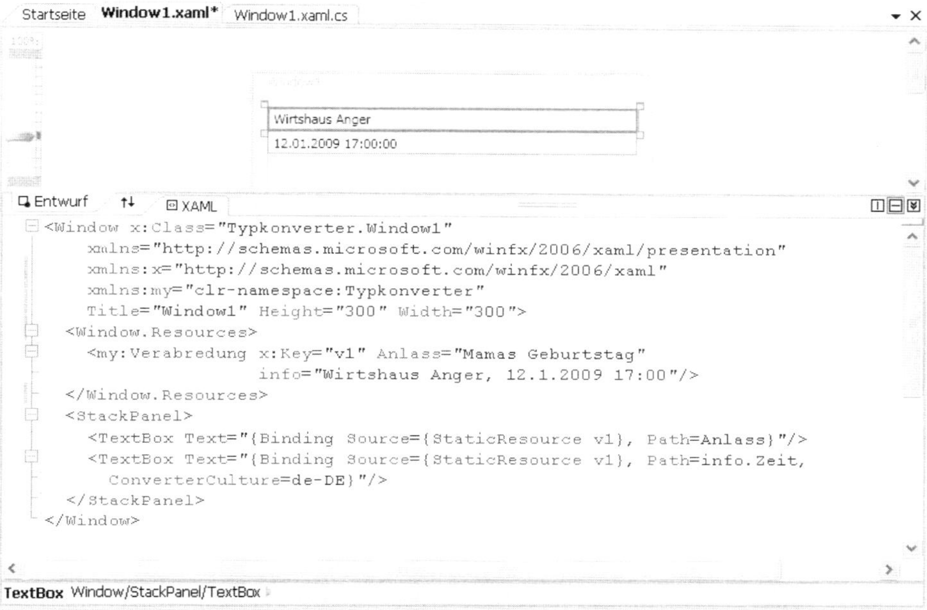

Abbildung 9.9 Die *info*-Zuweisung erfordert einen Typkonverter, der den *string*-Wert aufdröselt. Für die Rückwandlung des *DateTime*-Werts verwendet XAML den zu *DateTime* gehörigen Standard-Typkonverter. Fehlt das *ConverterCulture*-Attribut, übersetzt dieser den Wert in das Datumsformat der Kultur "en-US".

Im vorliegenden Fall muss er zumindest die beiden virtuellen Methoden `CanConvertFrom()` und `ConvertFrom()` überschreiben, deren Funktion sich direkt aus dem Bezeichner erschließt. Ein C#-seitiges `TypeConverter`-Attribut sorgt schließlich dafür, dass der XAML-Reader weiß, welchen Typkonverter er für die betroffene Eigenschaft verwenden soll. Abbildung 9.9 zeigt die XAML-Seite und den Effekt, Listing 9.9 die Implementierung

Listing 9.9 *Typkonverter.Verabredung.cs* – Implementierung eines Typkonverters

```
public class Verabredung : DependencyObject
{
  public string Anlass {get; set;}
  [TypeConverter(typeof(WWTypeConverter))]
  public WoUndWann info {get; set;}
}
public class WoundWann : DependencyObject
{
  public string Ort {get; set;}
  public DateTime Zeit {get; set;}
}
public class WWTypeConverter : TypeConverter
{
  public override bool CanConvertFrom(ITypeDescriptorContext context,
    Type sourceType)
  {
    if (sourceType == typeof(string))
      return true;
    else
      return base.CanConvertFrom(context, sourceType);
```

```
    }
    public override object ConvertFrom(ITypeDescriptorContext context,
      System.Globalization.CultureInfo culture, object value)
    {
      WoUndWann ww = new WoUndWann();
      string[] werte = ((string)value).Split(',');
      if(werte.Length >1)
      {
        ww.Ort = werte[0];
        ww.Zeit = DateTime.Parse(werte[1]);
      }
      return ww;
    }
  }
```

Wertkonverter

Die Antwort auf das zweite Problemfeld sind Wertkonverter. Wertkonverterklassen müssen die Schnittstelle `IValueConverter` implementieren – sprich: die beiden Methoden `Convert()` und `ConvertBack()`. Die Methodengerüste kann man sich übrigens bequem über den Befehl SCHNITTSTELLE IMPLEMENTIEREN aus dem Kontextmenü des Schnittstellenbezeichners generieren lassen. Über ein oder mehrere der Klasse voranzustellende `ValueConversion`-Attribute erfährt der XAML-Reader, zwischen welchen Datentypen die Klasse wandeln kann.

Listing 9.10 demonstriert das Prinzip in Form der Klasse `GleitkommaFormatierung`, die unliebsame Nachkommastellen von Gleitkommawerten einstellbar rundet. Abbildung 9.10 zeigt ein kleines XAML-Testprogramm dafür.

Listing 9.10 *Wertkonverter.Window1.xaml.cs* — Die eher hemdsärmelig konzipierte Umwandlungsklasse rundet *double*-Werte auf die über die Eigenschaft *Nachkommastellen* steuerbare Anzahl von Stellen hinter dem Komma.

```
[ValueConversion(typeof(double), typeof(string))]
public class GleitkommaFormatierung : IValueConverter
{
  public int Nachkommastellen { get; set; }
  public object Convert(object value, Type targetType,
    object parameter, System.Globalization.CultureInfo culture)
  { return Math.Round((double)value, Nachkommastellen).ToString();}
  public object ConvertBack(object value, Type targetType,
    object parameter, System.Globalization.CultureInfo culture)
  { return int.Parse(value.ToString()); }
}
```

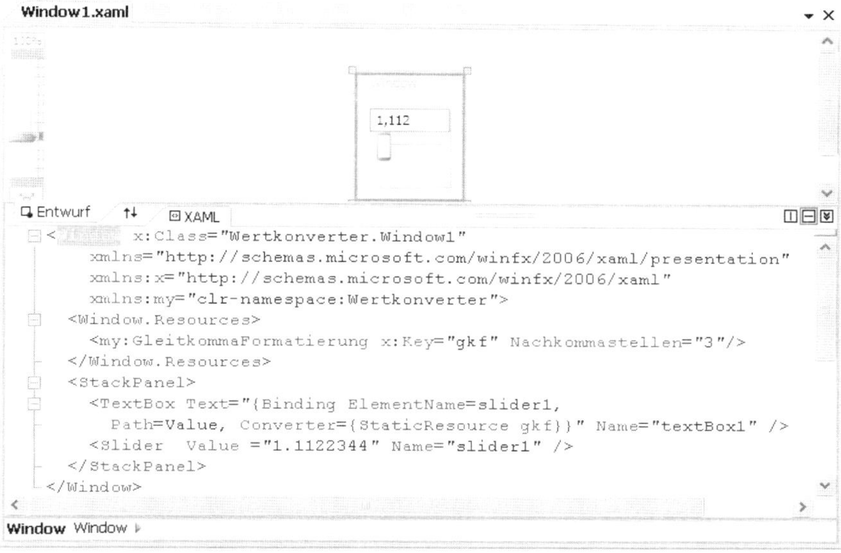

Abbildung 9.10 *Wertkonverter.Window1.xaml* – das *<TextBox>*-Element lässt sich den krummen Wert des *<Slider>*-Elements von einem *GleitkommaFormatierung*-Objekt auf drei Stellen stutzen.

9.3.4 Windows Forms-Komponenten in WPF nutzen

Eine neue Benutzerschnittstellentechnologie wie die WPF kann nicht alles ignorieren und einfach über Board werfen, was vor ihr Bestand hatte. Es ist daher nicht verwunderlich, dass die Toolbox eine `WindowsFormsHost`-Komponente im Angebot hat, deren Aufgabe exakt darin besteht, nach innen hin einer Windows Forms-Komponente die Umgebung vorzugaukeln, für die sie entwickelt wurde, und nach außen hin deren Schnittstelle WPF-gerecht umzumünzen. Der Einsatz von `WindowsFormsHost` sei hier kurz beschrieben.

Zieht man ein `WindowsFormsHost`-Element in den Designbereich, ergänzt der Designer auf Projektebene einen Verweis auf die Assembly *WindowsFormsIntegration.dll* und erweitert den Inhalt des übergeordneten Elements um:

```
<wfi:WindowsFormsHost Name="windowsFormsHost1"
  xmlns:wfi="clr-namespace:System.Windows.Forms.Integration;
   assembly=WindowsFormsIntegration"/>
```

Als Nächstes muss ein Verweis auf die Assembly des Windows Forms-Steuerelements ergänzt sowie dessen Namensraum in XAML eingeführt werden. Nach diesen Vorbereitungen lässt sich das Steuerelement per XAML-Tag als Inhalt des `WindowsFormsHost`-Elements schreiben und initialisieren. Für das Steuerelement `Messwertschreiber` aus Lektion 7 sieht das dann so aus:

```
<wfi:WindowsFormsHost Name="windowsFormsHost1"
  xmlns:wfi="clr-namespace:System.Windows.Forms.Integration;
    assembly=WindowsFormsIntegration"
  xmlns:messi="clr-namespace:Messwertschreiber;
    assembly=TestSteuerelement">
  <messi:Messwertschreiber ForeColor="White"
```

```
    x:Name="Messw" Min="-0.5" Max="1" NValues="100"
    Load="Messwertschreiber_Load"/>
</wfi:WindowsFormsHost>
```

Beachten Sie, dass der Bezeichner für ein selbst definiertes Element, das nicht auf einem WPF-UIElement fußt, mit `x:Name` vereinbart werden muss. Leider pflegt die `Windows-FormsHost`-Komponente über die Größenanpassung hinaus weder das `DesignMode`-Flag – das Steuerelement zeichnet im Designer also keine Darstellung seiner Entwurfseigenschaften –, noch setzt er die Eigenschaften in Abhängigkeitseigenschaften und Ereignisse in Routingereignisse um. Es lässt sich also nur zur Laufzeit ersehen, ob und wie es arbeitet. Auch ein XAML-seitiges Füttern mit Werten ist nicht möglich. Im vorliegenden Fall übernimmt dies eine `Load`-Behandlung.

Zwischenaufgabe

9–5 Implementieren Sie das Beispiel soweit vorgestellt, und ergänzen Sie eine `Load`-Behandlung, die eine Sinusfunktion mit den Extremwerten -1 und 1 in das Steuerelement einfüttert.

9–6 Implementieren Sie `Overflow`- und `Rescale`-Behandlungen, die den Darstellungsbereich des Steuerelements anpassen (vgl. Aufgabe 7–8).

9.3.5 Eigene WPF-Komponenten

Die beiden Projekttypen WPF-ANWENDUNG und WPF-BROWSERANWENDUNG sind im Prinzip nichts anderes als eine gut geteerte Straße für eigene `Window`- und `Page`-Spezialisierungen. Wie bei Windows Forms kann im Prinzip natürlich jede (nicht versiegelte) WPF-Klasse Ausgangspunkt für eigene Spezialisierungen sein. Allerdings wird man in der Praxis eher seltener gezwungen sein, solche Spezialisierungen vorzunehmen. Das liegt vor allem daran, dass das Steuerelementmodell der WPF in struktureller Hinsicht erheblich feiner abgestuft ist und die WPF-Klassenbibliothek im Zusammenspiel mit der sehr mächtigen Beschreibungssprache XAML bereits eine schier unglaubliche Fülle an Ausdrucksmöglichkeiten und Funktionsvielfalt in sich bringt.

Um ein sicher nicht typisches, aber durchaus realistisches Beispiel zu nennen: Allein mit den Mitteln von XAML ist es kein allzu großer Akt, in einen Button ein Grid mit 16 Zellen zu packen und darin kaleidoskopartig in bunter Mischung Animationen und Videos abzuspielen, die zudem beliebigen Verzerrungen (z.B. Fischauge) unterzogen werden sowie um irgendwelche sich bewegende und zudem rotierende 3D-Körper gewickelt sind.

Vom Standpunkt der Wiederverwendbarkeit her kann es natürlich trotzdem sinnvoll sein, solche Entwicklungen mundgerecht zu eigenständigen Komponenten zu verpacken.

Für die Umsetzung eigener WPF-Komponenten hat Visual C# 2008 Express zwei unterschiedliche Elementvorlagen im Angebot – die gerne verwechselt werden, weil sie sprachlich leider nicht sehr treffend unterschieden wurden: BENUTZERSTEUERELEMENT (WPF) und BENUTZERDEFINIERTES STEUERELEMENT (WPF).

Benutzersteuerelemente

Die Elementvorlage BENUTZERSTEUERELEMENT (WPF) generiert eine XAML-Datei mit Stammelement `<UserControl>` samt Code-behind-Datei und leitet davon eine Klasse mit dem im NEUES ELEMENT HINZUFÜGEN-Dialog gewählten Bezeichner ab. Abgesehen von der Erbmasse, die diese Klasse vorfindet, gibt es, was die Programmierung, das Layout und gesamte Handling betrifft, keine wesentlichen Unterschiede zu den bereits vorgestellten `Window`- und `Page`-Ableitungen. Sie können selbst definierte Benutzersteuerelemente ohne weitere Maßnahmen in die ToolBox übernehmen und nach Belieben in anderen XAML-Dateien und Projekten einsetzen. Dabei ist es wichtig, dass Sie nicht vergessen, dort den Namensraum einzuführen und, wenn eine Projektgrenze dazwischen liegt, auch einen Verweis auf die Assembly.

Sollten Sie konkret eine Ableitung von einem bestimmten WPF-Steuerelement wie `Button` oder `TextBox` im Auge haben, ändern Sie einfach in der XAML-Datei das Stammelement und in der Code-behind-Datei die Basisklasse:

Listing 9.11 Für die Ableitung eines eigenen *Button*-Typs münzt man am besten das Codegerüst der *UserControl*-Elementvorlage um.

```
<Button x:Class="MyButton.MyButton"
  xmlns="http://schemas.microsoft.com/winfx/2006/xaml/presentation"
  xmlns:x="http://schemas.microsoft.com/winfx/2006/xaml"
  MinHeight="30" MinWidth="30" Background="Aquamarine"  >
</Button>
```

Benutzerdefinierte Steuerelemente

Die Elementvorlage BENUTZERDEFINIERTES STEUERELEMENT (WPF) gibt ein Gerüst für eine Ableitung von `CustomControl` vor und bedient dabei den etwas abstrakteren Ansatz der vorlagenbasierten Steuerelemente – vergleichbar einer Dokumentvorlage in einer Textverarbeitung. Über eine zusätzliche hierarchische Schichtung des Layouts wird hier eine noch stärkere Entkopplung von Layout und Funktionalität erzielt. Die XAML-Seite des Codegerüsts erschöpft sich in der Datei *Themes/Generic.xaml*, die ein `<ResourceDictionary>`-Stammelement definiert. Solche Stammelemente lassen sich einerseits per `MergedDictionaries`-Attribut mit weiteren Elementen gleichen Typs schichten (geschichtetes Layout) und andererseits als Quelle für den Wert eines `Ressources`-Attributes verwenden:

Listing 9.12 *Generic.xaml* – Codegerüst der Vorlage für ein *CustomControl*-Element

```
<ResourceDictionary
  xmlns="http://schemas.microsoft.com/winfx/2006/xaml/presentation"
  xmlns:x="http://schemas.microsoft.com/winfx/2006/xaml"
  xmlns:local="clr-namespace:WpfApplication1">
  <Style TargetType="{x:Type local:CustomControl1}">
    <Setter Property="Template">
      <Setter.Value>
        <ControlTemplate TargetType="{x:Type local:CustomControl1}">
          <Border Background="{TemplateBinding Background}"
            BorderBrush="{TemplateBinding BorderBrush}"
            BorderThickness="{TemplateBinding BorderThickness}">
```

```
          </Border>
        </ControlTemplate>
      </Setter.Value>
    </Setter>
  </Style>
</ResourceDictionary>
```

Wichtigstes Element ist hier ein auf die neue Klasse `CustomControl1` zugeschnittenes `<Style>`-Element. `Style`-Elemente sind nur als Inhalte von `Ressources`-Attributen verwendbar. Liegt keine `x:Key`-Vereinbarung vor, bindet der XAML-Reader ein `Style`-Element automatisch an das `Style`-Attribut eines jeden Elements, dessen Typ mit dem Wert des `TargetType`-Attributs übereinstimmt (bzw. daraus hervorgeht) und das im Einflussbereich des `Resources`-Attributs ist. Im vorliegenden Fall ordnet das `Style`-Element wiederum dem `Template`-Attribut seines Target-Elements ein `ControlTemplate`-Element zu, das ein Masterlayout für das Target-Element vorgibt. Im generierten Codegerüst besteht dieses vorerst nur aus einem `Border`-Element mit Vorlagenbindungen für die wichtigsten drei Attribute `Background`, `BorderBrush` und `BorderThickness`.

Den Ladevorgang für *Themes/Generic.xaml* und Bindung an die `Resources`-Eigenschaft des Steuerelements stößt der im Codegerüst vordefinierte statische Konstruktor implizit über die folgende, etwas unvermittelt wirkende Anweisung an:

```
DefaultStyleKeyProperty.OverrideMetadata(
  typeof(CustomControl1),
  new FrameworkPropertyMetadata(typeof(CustomControl1)));
```

Routingereignisse

Was Ihnen noch fehlt, um richtig loslegen zu können, ist das Schema für die Implementierung eigener Routingereignisse. Es lässt sich am besten anhand einer Beispielanwendung verstehen. Ausgangspunkt sei das bereits kurz angesprochene `MyButton`-Steuerelement aus Listing 9.11. Es wird mit einem `DualClick`-Routingereignis, das einen gleichzeitigen rechten und linken Mausklick anzeigt, ausgestattet und in einer Testanwendung ausprobiert. Listing 9.14 zeigt die C#-Seite der `MyButton`-Klasse und Abbildung 9.11 die Testanwendung. Leider hat IntelliSense keinen Codeausschnitt für Routingereignisse im Angebot, daher bleibt es einem nicht erspart, das Schema stückweise selbst zu implementieren.

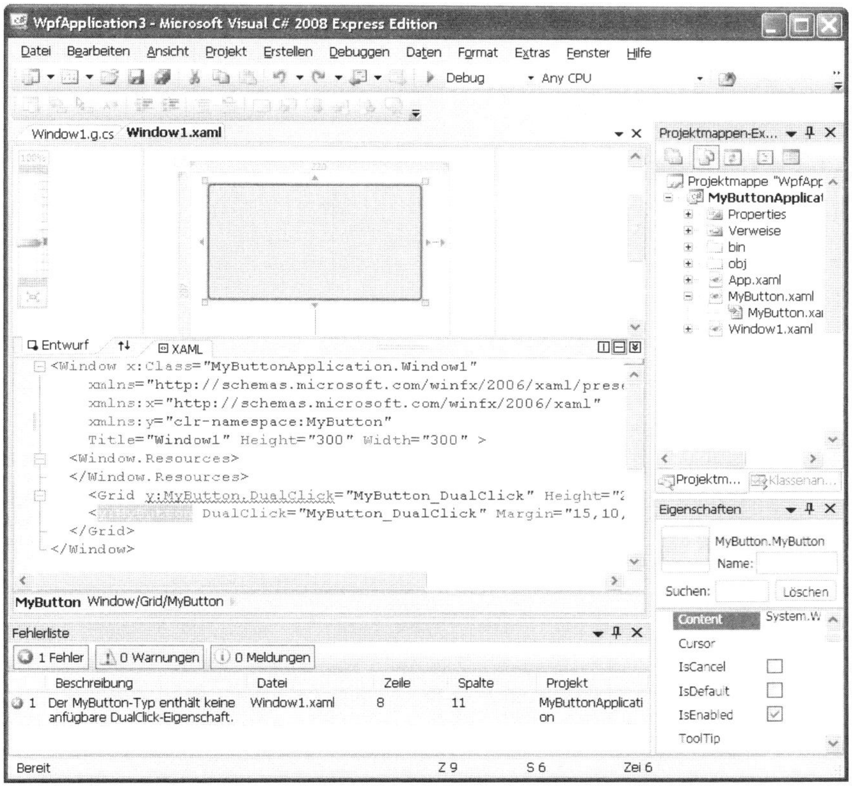

Abbildung 9.11 In der XAML-Datei der Testanwendung *Window1* für das *MyButton*-Steuerelement moniert der Designer zu Unrecht die Verwendung des *DualClick*-Routingereignisses im übergeordneten <*Grid*>-Element. Das Programm ist ausführbar, und der Handler *MyButton_DualClick()* wird erwartungsgemäß zweimal ausgeführt.

Listing 9.13 *MyButton.xaml.cs* – die Klasse definiert ein Routingereignis *DualClick* und signalisiert dieses, wenn die rechte und linke Maustaste gleichzeitig gedrückt sind.

```
using System;
using System.Windows;
using System.Windows.Controls;
using System.Windows.Input;
namespace MyButton
{
  public partial class MyButton : Button
  {
    public MyButton()
    {
      InitializeComponent();
    }
    public static readonly RoutedEvent DualClickEvent =
      EventManager.RegisterRoutedEvent("DualClick",
      RoutingStrategy.Bubble, typeof(RoutedEventHandler),
      typeof(UIElement));

    public event RoutedEventHandler DualClick
    {
      add { AddHandler(DualClickEvent, value); }
```

```
            remove { RemoveHandler(DualClickEvent, value); }
        }

        protected virtual void OnDualClick()
        {
            RaiseEvent(new RoutedEventArgs(DualClickEvent));
        }

        protected override void OnMouseDown(MouseButtonEventArgs e)
        {
            if (e.LeftButton == MouseButtonState.Pressed &&
                e.RightButton == MouseButtonState.Pressed)
            {
                OnDualClick();
                e.Handled = true;
            }
            base.OnMouseDown(e);
        }
    }
}
```

Die Definition umfasst im ersten Schritt die Registrierung des neuen Ereignisses beim Event-Manager mit `RegisterRoutedEvent()` unter Angabe der gewünschten Routingstrategie. Der zweite Schritt besteht in der Definition des Datenfelds `DualClick` für das Ereignis. Das `event`-Schlüsselwort wird hier in der erweiterten Syntax unter Angabe von Accessoren gebraucht, die eine Anbindung der für Multicast-Delegaten vordefinierten Operatoren `+=` und `-=` an die für ein Routingereignis erforderlichen Zugriffsmethoden `AddHandler()` und `RemoveHandler()` vornehmen.

Damit sich die Ereignisauslösung in abgeleiteten Klassen überschreiben lässt, erfolgt der für Routingereignisse zuständige `RaiseEvent()`-Aufruf in einer virtuellen Methode. Im vorliegenden Fall reagiert die spezifische Auslösungslogik für das Ereignis auf `MouseDown`-Ereignisse. Für andere Routingereignisse sieht das natürlich anders aus.

Um das Bubbling des `DualClick`-Ereignisses sichtbar zu machen, gibt die XAML-Datei der Testanwendung nicht nur im `<MyButton>`-Element einen Handler vor, sondern auch im übergeordneten `<Grid>`-Element.

Hinweis

Ärgerlicherweise tritt bei selbst implementierten Ereignissen dieser Art derzeit ein recht unschöner Effekt auf, der das Vertrauen in die XAML-Implementation von IntelliSense und auch des Designers etwas ankratzt. Obwohl sich der Code fehlerfrei übersetzen lässt und auch das erwartete Ergebnis präsentiert, moniert der Designer über die Fehlerliste einen lästigen Fehler, der eigentlich keiner ist (Abb. 9.11), und generiert auch keine Methodengerüste für Handler in der Code-behind-Datei. Probieren Sie es aus, der Code lässt sich dennoch ausführen!

Falls Sie Informationen an ein eigenes Routingereignis binden wollen, führt der Weg (ganz geradeaus) über eine eigene `RoutingEventArgs`-Ableitung, etwa *MyRoutingEventArgs* mit korrespondierendem *MyRoutingEventHandler*, der dann natürlich auch beim `RegisterRoutedEvent()`-Aufruf genannt sein will:

```
public delegate void MyEventHandler(object sender, MyRoutedEventArgs e);
public class MyRoutedEventArgs : RoutedEventArgs { infoType info; ... }
...
```

```
public static readonly RoutedEvent MyInfoEvent
=EventManager.RegisterRoutedEvent("MyInfo",
RoutingStrategy.Bubble, typeof(MyEventHandler),typeof(UIElement));
```

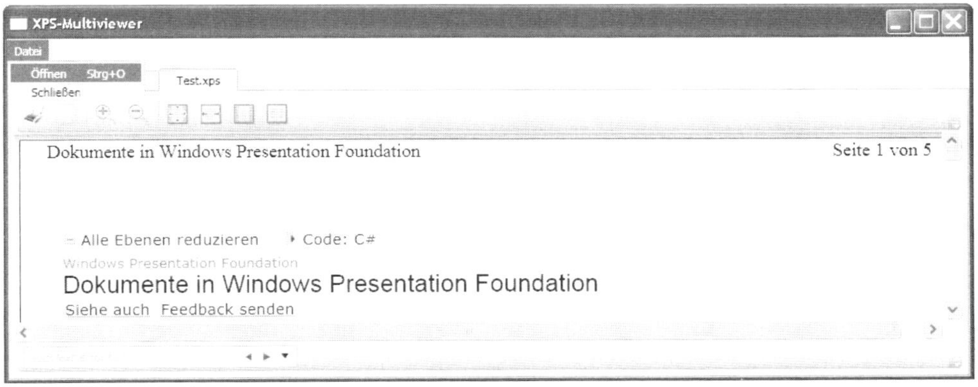

Abbildung 9.12 *XPS-MultiViewer* zeigt XPS-Dokumente in einem <*TabControl*>-Element an.

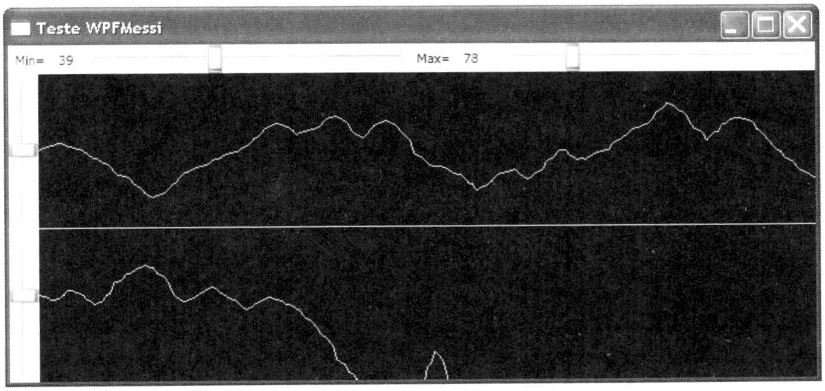

Abbildung 9.13 Testbett für zwei *WPFMessi*-Elemente. Die links daneben liegenden <*Slider*>-Elemente füttern die mit einem WPF-Wrapper versehenen Windows Forms-Steuerelemente individuell mit Werten. Die oben gelegenen <*Slider*>-Elemente wirken über angefügte Eigenschaften im umfassenden <*Grid*>-Element kollektiv auf beide Steuerelemente.

9.4 Aufgaben

9–6 Mit dem .NET Framework 3.x wurde auf Ihrem System ein XPS-Druckertreiber installiert, der Ihre Druckausgaben als XPS-Dokumente speichert. Das von Microsoft als Konkurrenz zum PDF-Format eingeführte Dateiformat genießt direkte Unterstützung durch die WPF. Schreiben Sie eine WPF-Anwendung namens *XPS-Viewer*, die auf einen Button-Klick hin einen Datei-Dialog mit **.xps*-Filter anzeigt und ein darin ausgewähltes XPS-Dokument lädt und anzeigt. (Hinweis: Es gibt ein Steuerelement, das die Anzeige von XPS-Inhalten direkt unterstützt.)

9–7 Erweitern Sie die WPF-Anwendung aus Aufgabe 9–6 zur Anwendung *XPS-Multiviewer*. Diese soll menügesteuert in beliebiger Reihenfolge mehrere XPS-Dokumente öffnen und wieder schließen können und die geöffneten auf den Seiten eines `<TabControl>`-Elements anzeigen. (Hinweise: WPF-Menüs bieten eine automatisierte Unterstützung für Kommandos wie „Open" und „Close". Diese werden in Menüs dann wie in Abbildung 9.10 angezeigt. Pflegen Sie Umgestaltungen des `TabControl`-Elements per Code ein.)

9–8 Schreiben Sie einen WPF-Wrapper namens `WPFMessi` um das Steuerelement `MesswertschreiberRescaling` aus Aufgabe 7–8, der die Eigenschaften `Min`, `Max`, `NValues` und `Value` als Abhängigkeitseigenschaften exponiert. Testen Sie den Wrapper in einer Testanwendung z.B. durch Binden an `<Slider>`-Elemente. (Hinweis: Eine Musterimplementierung des `MesswertschreiberRescaling`-Steuerelements finden Sie auf der Webseite zum Buch.)

9–8 Schreiben Sie ein Testprogramm mit zwei `<WPFMessi>`- und vier `<Slider>`-Elementen (vgl. Abb. 9.12). Je ein `<Slider>`-Element soll ein `<WPFMessi>`-Element mit Werten füttern. Zwei weitere `<Slider>`-Elemente sollen die `Min`- und `Max`-Werte über eine Bindung an das umgebende `<Grid>`-Element kollektiv für beide `<WPFMessi>`-Elemente setzen. Ändern Sie dafür die Implementierung der Eigenschaften `Min`, `Max`, `NValues` in angefügte Eigenschaften um.

9–9 Ergänzen Sie in `WPFMessi` zwei Routingereignisse `Overflow` und `Rescale`, welche die gleichnamigen Ereignisse der verkapselten Windows Forms-Komponente in Bubbling-Ereignisse ummünzen. Testen Sie die Ereignisse im Aufbau von Aufgabe 9–8 durch einen gemeinsamen Handler auf der Ebene des `<Grid>`-Elements.

10

10 Generische Klassen

In dieser Lektion lernen Sie die Errungenschaften der Sprache kennen, die erst mit Erscheinen von .NET 2.0 gegen Ende des Jahres 2005 verfügbar wurden. Von vielen zunächst als akademische Auswüchse abgetan und gemieden, weisen die „Generics" nicht nur den Weg in eine zunehmend sichere Programmierung nach dem Motto „alle Macht dem Compiler". Seit Erscheinen des neuen Sprachstandards C# 3.0 und der zugehörigen Implementierung im .NET Framework 3.5 bilden sie auch die Eintrittskarte in die Welt der sogenannten *objektrelationalen Programmierung* auf der Basis von LINQ (Language Integrated Query), das Sie in Lektion 11 ausführlicher kennenlernen werden.

Ihre volle Blüte erreicht die bei der OOP großgeschriebene Wiederverwendbarkeit von Code erst mit der generischen Programmierung. Das Ziel dabei: Problemstellungen mit allgemeingültigen Lösungen an der Wurzel zu packen und ihnen einen Anzug zu schneidern, der nicht nur ihnen für alle Zeiten passt, sondern auch noch von der Verwandtschaft getragen werden kann.

Interessanterweise erhielt C# als modernste aller OOP-Sprachen erst mit der Version 2.0 die notwendige Ausdruckskraft für eine typsichere Implementierung von abstrakten Datentypen und anderen generischen Konzepten. Dieses zusätzliche Potenzial bescherte der .NET-Klassenbibliothek einen alternativen Satz für verschiedene Schnittstellen und Klassen, diesmal mit typsicherer generischer Implementation. Zusammengefasst im Namensraum `System.Collections.Generic` sollen sie langfristig ihre Pendants aus dem Namensraum `System.Collections` ersetzen.

Das klingt ein wenig nach Spagat, und ein solcher ist es auch. Diese Lektion stellt Ihnen die Schnittmuster beider Welten vor und baut wie üblich auf Ihre fleißige Mitarbeit, auch wenn die Materie diesmal eher irgendwo zwischen staub- und knochentrocken angesiedelt ist. Da sie aber das Lebenselixier für das wirklich elegante, leider nicht weniger abstrakte LINQ bildet, können Sie sicher sein, dass Ihre Mühe nicht vergebens sein wird, zumal wenn Sie es mit Datenbanken zu tun bekommen.

10.1 Abstrakte Datentypen

Unter einem *abstrakten Datentyp* (ADT) versteht man eine hochgradig allgemein und unabhängig von jeglicher Implementation spezifizierte Datenstruktur über einem oder mehreren Elementtypen und deren Operationen – also OOP reinsten Wassers. Typische Beispiele für abstrakte Datentypen sind auf besondere Weise organisierte Datenstrukturen, die eine effiziente Speicherung und Verwaltung anderer (meist konkreter) Daten vornehmen:

- Container
- Stack
- Schlange
- Array
- Liste
- Baum

Je nach Verwendungszweck und gewünschtem Komfort kann die Ausstattung eines abstrakten Datentyps stark unterschiedlich ausfallen. *Container* bieten üblicherweise Operationen wie `Add()` und `Remove()` sowie Mengenoperationen, darunter beispielsweise auch eine Auflistung aller Elemente. Bei *Stacks* – also Organisationsformen nach dem LIFO-Prinzip für „Last in, First out“ – werden traditionell die Operationen `Push()` und `Pop()` spezifiziert, hinzu kommt meist noch ein `IsEmpty()`-Prädikat, das darüber Auskunft gibt, ob mindestens ein Wert gespeichert – und also eine `Pop()`-Operation möglich – ist. Für die nach dem FIFO-Prinzip („First in, First out“) arbeitenden *Schlangen* gehören die Operationen `Enqueue()` und `Dequeue()` sowie gleichfalls ein `IsEmpty()`-Prädikat zur üblichen Ausstattung. Bei *Arrays* steht hingegen der indexsequenzielle Elementzugriff im Vordergrund, bei *Listen* und *Bäumen* die Operationen zur Verkettung, Aufteilung und natürlich der schnelle Zugriff.

10.2 Generische Implementierungen vor C# 2.0

In den schon erwähnten `Collections`-Namensräumen der .NET-Laufzeitbibliothek finden sich recht komfortable Implementierungen der meisten angeführten ADTs, die ihrerseits in zahllosen anderen Klassen der Klassenbibliothek Verwendung finden.

10.2.1 Beispiel: Implementierung einer Schlange

Im Weiteren soll das Beispiel des abstrakten Datentyps *Schlange* verdeutlichen, wie die beiden Arten der generischen Implementierung – die alte und die neue – im Detail aussehen. Die folgende .NET-Schnittstelle `IQueue` beschreibt eine sehr einfache Variante des ADT Schlange:

```
interface IQueue
{
  void Enqueue(object elem);
  object Dequeue();
  bool IsEmpty();
}
```

Unschwer zu erkennen: Generisch ist die Spezifikation allein wegen des verwendeten Elementtyps. Da hier `object`, die Mutter aller Datentypen, vorgegeben ist, lassen sich mit `Enqueue()` Objekte jeglichen Datentyps an das Ende der Schlange anfügen. `Dequeue()` liefert hingegen das vorderste Element der Schlange immer als `object` zurück. `IsEmpty()` gibt Auskunft darüber, ob die Schlange überhaupt Objekte enthält. Eine solche Abfragemöglichkeit ist wichtig, denn bei einer leeren Schlange bleibt `Dequeue()` nichts anderes übrig, als eine Ausnahme (`InvalidOperation`) zu signalisieren.

Abbildung 10.1 verdeutlicht auf grafischem Wege, wie eine Implementierung der Schnittstelle durch die Klasse `Queue` aussehen könnte.

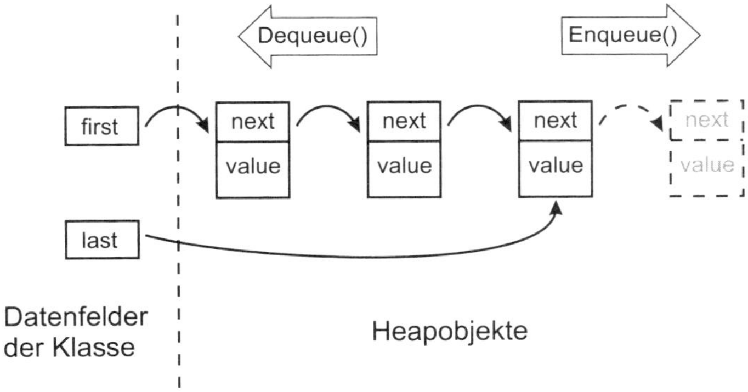

Abbildung 10.1 Implementierung einer generischen Schlange als einfach verkettete Liste mit Zeigern auf das erste und letzte Element

Die `Queue`-Implementierung in Listing 10.1 basiert auf dem Prinzip der vorwärts verketteten Liste. Als Datentyp für die Kettenglieder dient die private verschachtelte Klasse `elem`. Nach Instanziierung ist ein `Queue`-Objekt zunächst noch leer. Die `Enqueue()`-Operation verpackt jedes einzufügende Objekt in ein Kettenglied des Typs `elem`. Da sich dieses bei seiner Instanziierung selbsttätig an das angegebene Vorgängerelement hängt, reicht es, wenn das `Queue`-Objekt den Zugriff auf das erste und letzte Listenelement behält. Die `Dequeue()`-Operation entfernt das erste Element aus der Liste (wodurch das Nachfolgerelement zum ersten Element wird) und liefert den darin gespeicherten Wert als Funktionswert.

Listing 10.1 Implementation einer generischen Schlange, die Werte des Typs *object* verwaltet und deshalb für jeden beliebigen Objekttyp einsetzbar ist

```
class Queue: IQueue
{
    elem first;
    elem last;
```

```
        public void Enqueue(object o)
        {
            last = new elem(o, last);
            if (first == null)
                first = last;
        }
        public bool IsEmpty()
        {
            return first == null;
        }
        public object Dequeue()
        {
            if (first == null)
                throw new InvalidOperationException();
            object o = first.value;
            first = first.next;
            if (first == null)
                last = null;
            return o;
        }
        class elem
        {
            public object value;
            public elem next;
            public elem(object val, elem prev)
            {
                value = val;
                if(prev != null) prev.next = this;
            }
        }
    }
```

Testcode für `Queue` wäre:

```
Queue q = new Queue();
q.Enqueue(13);
q.Enqueue("Drittes Element");
q.Enqueue(true);
q.Enqueue(12.45);
while (!q.IsEmpty())
  Console.WriteLine(q.Dequeue());
```

Augenscheinlich schluckt ein solches `Queue`-Objekt im Prinzip alles an Werten, was man ihm so vorsetzt (Abb. 10.2). Das kann so gewünscht sein, im Regelfall ist es das aber nicht – und auch wenn der Testcode hier harmlos aussieht, funktioniert er nur deshalb korrekt, weil die als „Prüfinstrument" eingesetzte Methode ihrerseits einen Spezialfall darstellt und implizit auf eine generisch implementierte Methode baut: `WriteLine()` operiert mit der Methode `ToString()`, die für alle Objekte definiert ist und eine Stringdarstellung liefert – notfalls die von `object` vererbte, die einfach nur den Klassennamen durch Typreflexion ermittelt und ausgibt. Was die `Dequeue()`-Operation liefert, sind tatsächlich nichts weiter als `object`-Objekte, um deren korrekte Weiterverarbeitung sich der Clientcode bitte schön selbst zu kümmern hat.

Das kann bei gemischten Datentypen recht schwierig und vor allem zu einer ärgerlichen Fehlerquelle werden: Versuchen Sie beispielsweise mal ein Aufsummieren der von `Dequeue()` gelieferten Werte. Dazu ist ein Unboxing erforderlich, also eine explizite Typumwandlung in den ursprünglichen Datentyp, und die serviert Ihnen gezwungenermaßen einen Laufzeitfehler beim Versuch, einen `string`-Wert als `int` zu behandeln.

Natürlich spricht nichts gegen eine typenreine Verwendung von `Queue` oder anderen nach diesem Schema implementierten ADTs, an die sich der Clientcode dann aber – und das ist der springende Punkt – freiwillig halten muss. Der Compiler kann nur darüber wachen, dass der für den ADT spezifizierte Elementtyp eingehalten wird. Da eine Implementierung umso „generischer" ist, je allgemeiner man den Elementtyp hält, wird man in den allermeisten Fällen zu `object` greifen, was auch bei euphemistischer Betrachtungsweise nicht als Fortschritt in Sachen Typsicherheit bezeichnet werden kann.

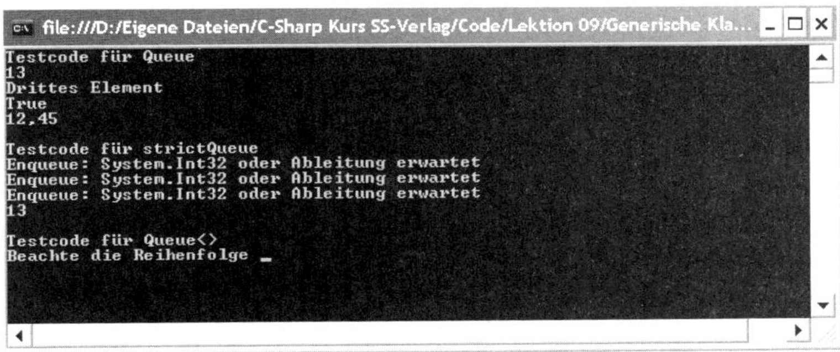

Abbildung 10.2 Ausgabe des Testcodes für alle drei *Queue*-Implementierungen dieser Lektion

10.2.2 Typreflexion

Den einzigen Ausweg aus dem Dilemma „möglichst allgemein" und „möglichst typrein" bot bis zur Einführung der Generics die Typreflexion, die Ihnen bereits in Lektion 5 kurz begegnet ist. Damit Sie nicht zurückblättern müssen, sei das Wesentliche hier noch einmal kurz zur Erinnerung angesprochen. Wie Sie aus Lektion 8 wissen, landen der Code einer Klasse in einer Assembly und die gesamte Typinformation im Manifest der Assembly. Es ist daher möglich, auf diese Typinformation zur Laufzeit zuzugreifen und sich über jeden einzelnen Datentyp zu informieren – per Typreflexion.

Die Repräsentation der Typinformationen zu einem Objekt oder einer Klasse erfolgt OOP-gerecht über Objekte der Klasse `Type`. Das `Type`-Objekt zu einer Klasse liefert der `typeof`-Operator, das zu einem Objekt die `GetType()`-Methode:

```
Type t = typeof(int);
string s;
Type ts = s.GetType();
```

Warum das Ganze Reflexion heißt, sollte spätestens dann klar werden, wenn man versucht, Informationen über die Klasse `Type` einzuholen:

```
Type tt = typeof(Type);
Type tto = tt.GetType();
```

So weit, so gut. Ein Blick in die üppige Ausstattung einer `Type`-Instanz – ein solches Objekt scheint Auskunft über alles und jedes zu geben – fördert unter anderem eine Vergleichsmöglichkeit per `IsEqual()` bzw. `==` auf Klassenebene und per `IsSubclassOf()`

auf Ableitungsebene zutage, wobei C# für Letzteres den eleganten `is`-Operator im Angebot hat, der die Kombination aus beiden Abfragen bildet. Schließlich war da noch der `as`-Operator, der den Versuch einer Typumwandlung in einen anderen Typ unternimmt und `null` zurückgibt, wenn er scheitert.

Implementierung einer Schlange mit Typprüfung

Damit sollte für das Queue-Beispiel bereits klar sein, wohin der Hase läuft. Der folgende Codeauszug zeigt eine typstrengere Variante der Container-Klasse.

```
class strictQueue : IQueue
{
  elem first;
  elem last;
  Type t;
  public strictQueue(Type t)
  {
    this.t = t;
  }
  public void Enqueue(object o)
  {
    Type to = o.GetType();
    if (!(to.IsSubclassOf(t) || to == t))  // nicht mit is formulierbar
      throw new Exception("Enqueue: " + t.ToString() + " oder Ableitung
erwartet");
  ...
```

Viel ist damit allerdings nicht gewonnen (vgl. Abb. 10.2). Erstens gibt es Typreflexion nicht umsonst, sie kostet Laufzeit, wenngleich nicht sehr viel. Zweitens bringt einen die Ausnahme beim Scheitern der `Enqueue()`-Operation auch nicht viel weiter als eine Ausnahme bei Entnahme eines Objekts mit unerwartetem Datentyp. Der Fehler fällt nur etwas früher auf, was zwar für die Fehlersuche besser ist, vom semantischen Gesichtspunkt her jedoch nicht wirklich einen Quantensprung darstellt.

Zwischenaufgabe

10–1 Eine erste Aufgabe für Sie: Implementieren Sie die ADT `Stack` und `strictStack` analog und passend zur Schnittstellenspezifikation `IStack`. Abbildung 10.2 verdeutlicht das Funktionsprinzip der Implementierung.

```
interface IStack
{
  void Push(object elem);
  object Pop();
  bool IsEmpty();
}
```

Tipp

Sie können sich das Codegerüst für die Implementierung einer Schnittstellenklasse von Visual Studio generieren lassen, indem Sie diese in der Basis notieren und den entsprechenden Kontextbefehl nutzen.

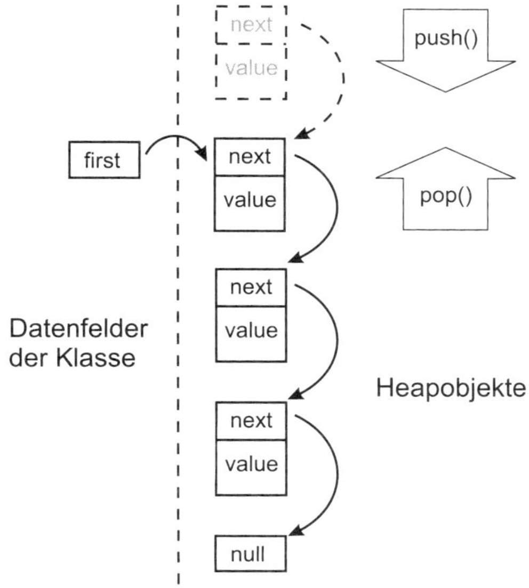

Abbildung 10.3 Die Implementierung eines Stacks unterscheidet sich nur in wenigen Details von einer Queue.

10.2.3 *foreach*-Auflistungen

Bei der Besprechung generischer Konzepte dürfen `foreach`-Auflistungen nicht fehlen – allerdings geht es hier weniger um die Verwaltungsstruktur als um Forderungen an die Elemente. Um in einer `foreach`-Schleife aufzählbar zu sein, muss eine Klasse die Schnittstelle `IEnumerable` implementieren, die wie folgt definiert ist:

```
interface IEnumerable
{
  IEnumerator GetEnumerator();
}
```

Bemerkung

Der C#-Compiler untersucht in diesem Zusammenhang allerdings nur, ob ein Objekt über eine öffentliche Implementierung von *GetEnumerator()* verfügt. Eine Ableitung von der Schnittstelle *IEnumerable* ist nicht zwingend erforderlich.

Ohne die Mittel von C# 2.0 zieht das einen ganzen Rattenschwanz nach sich. Der wichtigste Punkt ist, dass die Klasse selbst oder eine ungeordnete Klasse auch die Schnittstelle `IEnumerator` implementieren muss – deren Operationen werden nämlich für die Auflistung gebraucht:

```
interface IEnumerator
{
  object Current {get;};
  bool MoveNext();
  void Reset();
}
```

Die Logik hinter einem `foreach`-Konstrukt ermittelt über einen `GetEnumerator()`-Aufruf als Erstes das für die Auflistung zuständige Objekt und setzt dann dessen `IEnumerator`-Operationen ein. `MoveNext()` setzt die `Current`-Eigenschaft auf das jeweils nächste Aufzählungselement. Das Funktionsergebnis `true` signalisiert das Vorhandensein eines weiteren Elements; mit `false` zeigt die Methode an, dass die Aufzählung beendet (`Current`, also undefiniert) ist, und beendet schließlich das `foreach`-Konstrukt.

yield

Das mit C# 2.0 neu eingeführte `yield`-Schlüsselwort reduziert diesen Aufwand erheblich, indem es die Implementation der `IEnumerator`-Schnittstelle erspart und zulässt, dass der gesamte für die Auflistung erforderliche Code allein von `GetEnumerator()` gestellt werden kann. Erkauft wird diese Vereinfachung mit einer erklärungsbedürftigen Logik hinter dem Schlüsselwort: Wird eine Methode mit `yield return` verlassen, bleibt der Stack-Frame dieser Methode bis zum nächsten Aufruf erhalten, und die Ausführung springt dann sofort zu der auf `yield return` folgenden Anweisung – ganz so, als sei anstelle des Rücksprungs ein Methodenaufruf geschehen. (Tatsächlich wird dadurch der Code des Aufrufers formal zum aufgerufenen Code. Verdrehte Welt, aber praktisch ist's.)

Für die bereits diskutierte Klasse `Queue` sieht `GetEnumerator()` so aus:

```
public IEnumerator GetEnumerator()
{
  elem e = first;
  while (e != null)
  {
    yield return e.value;
    e = e.next;
  }
}
```

10.3 Generische Klassen mit Generics

Wie schon angedeutet, ist die Typkontrolle durch den Compiler bei generischen Implementationen im Stile von .NET 1.x prinzipbedingt mangelhaft. Das öffnet, allein aufgrund der anfallenden abenteuerlichen und letztlich auch zeitaufwendigen Typumwandlungen, Tür und Tor für Laufzeitfehler, die sich mit einer stringenteren Typkontrolle für den Elementtyp bereits zur Übersetzungszeit (!) vollständig vermeiden lassen. Zudem ist eine generische Lösung nur dann eine echt generische Lösung, wenn sie nicht wesentlich schwächer ist als eine spezifisch auf den echten Elementtyp zugeschnittene Lösung.

10.3.1 Typpräzisierung

Die für echt generische Lösungen erforderliche Ausdrucksstärke wurde C# erst durch die sogenannten *Generics* zuteil. An das Template-Konzept von C++ angelehnt, bietet diese Spracherweiterung die Möglichkeit, die Elementtypen einer generischen Klasse (und analog dazu die Elementtypen generischer Methoden) zu parametrisieren, also bis zu dem Zeitpunkt offenzulassen, bis die Klasse für konkrete Elementtypen instanziiert wird.

Vom Prinzip her sieht das also genauso aus wie die vorgestellte typstrengere Version `strictQueue` der Schlange, nur der Formalismus ist etwas anders, und die Laufzeiteigenschaften haben sich stark verbessert.

Einen entscheidenden Vorteil bietet hier auch die zweistufige Kompilierung. Der C#-Compiler kann die Typstringenz für eine generische Klasse garantieren, wo immer sie verwendet wird, er kompiliert die generische Klasse aber als solche – in unspezialisierter Form. Auf diese Weise spielt sie als konkretes Mitglied im .NET-Typsystem mit und kann auch als Basis für weitere – generische – Ableitungen fungieren.

Die Spezialisierung passiert erst im Zuge der JIT-Kompilierung mit der Folge, dass für unterschiedliche Elementtypen jeweils unterschiedlicher Code herauskommt.

Syntaktisch prägnantes Merkmal für die neuen generischen Klassen sind die spitzen Klammern, in denen die Typparameter notiert werden.

Formalien

Zur Verdeutlichung geht diese Lektion den bereits beschrittenen Weg ein zweites Mal, nun aber „echt generisch“. Am Anfang steht standesgemäß die (nun) generische Schnittstelle `IQueue<>`. Beachten Sie, dass die spitzen Klammern bei echt generischen Typen Teil des Datentypbezeichners sind.

```
interface IQueue<T>
{
  void Enqueue(T elem);
  T Dequeue();
  bool IsEmpty();
}
```

Abgesehen von den spitzen Klammern und einer fehlenden Typfestlegung für `T` wird der Typparameter `T` formal wie jeder andere Datentyp verwendet.

```
public struct SingleGen <T>{...}
```

Es steht Ihnen frei, eine generische Klasse als `struct`-Klasse oder als `class`-Klasse zu implementieren. Beim erlaubten Einsatz mehrerer Typparameter sieht die Notation so aus:

```
public class MultiElems <K, L, M>{...}
```

Bei Instanziierung der Klasse müssen für die verwendeten Typparameter konkrete Datentypen angegeben werden – wozu auch generische Datentypen zählen, solange sie auch ihrerseits konkretisiert sind:

```
SingleGen<int> sg = new SingleGen<int>();
SingleGen<SingleGen<int>> sggen = new SingleGen<SingleGen<int>>();
MultiElems <int, long, IQueue<string>> me =
  new MultiElems <int, long, Queue<string>>();
```

10.3.2 Implementierung von *Queue<>*

Die Implementierung der Klasse `Queue<>` sieht nicht viel anders aus als die von `Queue`. Anpassungen sind nur da erforderlich, wo der parametrisierte Elementtyp im Spiel ist. Betroffen ist damit insbesondere auch die verschachtelte Klasse `elem`. Da auch sie mit dem Elementtyp hantiert, braucht sie gleichfalls eine generische Implementierung und wird also zur Klasse `elem<>` – siehe Listing 10.2.

Listing 10.2 Die Klasse *Queue<>* unterscheidet sich von *Queue* nur in wenigen Details; sie ist im Gegensatz zum Vorgänger aber echt generisch.

```
class Queue <T>: IQueue<T>
{
    elem<T> first;
    elem<T> last;
    public void Enqueue(T o)
    {
        last = new elem<T>(o, last);
        if (first == null)
            first = last;
    }
    public bool IsEmpty()
    {
        return first == null;
    }
    public T Dequeue()
    {
        if (first == null)
            throw new InvalidOperationException();
        T o = first.value;
        first = first.next;
        if (first == null)
            last = null;
        return o;
    }
    class elem<V>
    {
        public V value;
        public elem<V> next;
        public elem(V val, elem<V> prev)
        {
            value = val;
            if (prev != null) prev.next = this;
        }
    }
}
```

Etwas Testcode für eine Instanziierung von `Queue<>`:

```
Queue<string> qs = new Queue<string>();
qs.Enqueue("Beachte ");
qs.Enqueue("die ");
qs.Enqueue("Reihenfolge ");
while(!qs.IsEmpty())
    Console.Write(qs.Dequeue());
```

Die Ausgabe ist gleichfalls in Abbildung 10.2 zu bewundern.

Zwischenaufgabe

10–2 Definieren Sie die Schnittstelle `IStack<>` und den ADT `Stack<>` analog, und testen Sie Ihren Code.

10.3.3 Generische Auflistungen

Analog zu nicht generischen Klassen muss eine generische Klasse die Schnittstelle `IEnumerable<>` implementieren, um in `foreach`-Konstrukten aufzählbar zu sein. Wie am spitzen Klammerpaar zu sehen, handelt es sich dabei um eine generische Schnittstelle. Ihre Definition:

```
public interface IEnumerable<T> : IEnumerable
{
  IEnumerator<T> GetEnumerator();
}
```

Listing 10.3 zeigt, welche Veränderungen und Ergänzungen dafür in der Klasse `Queue<>` fällig sind.

Listing 10.3 Die Implementation der generischen Schnittstelle *IEnumerator*<> sorgt dafür, dass *Queue*<> in *foreach*-Konstrukten aufzählbar wird.

```
class Queue <T>: IQueue<T>, IEnumerable<T>
{
 ...
  public IEnumerator<T> GetEnumerator()
  {
    elem<T> e = first;
    while (e != null)
    {
      yield return e.value;
      e = e.next;
    }
  }
  IEnumerator System.Collections.IEnumerable.GetEnumerator()
  {
    return GetEnumerator();
  }
}
```

Ein wenig treibt der Formalismus hier seine Blüten. Falls Ihnen das zweite `GetEnumerator()` spanisch vorkommt: Es dient nur dazu, den Compiler glücklich zu machen. `IEnumerable<T>` hat `IEnumerable` als Basis, und so will er beide Schnittstellen implementiert sehen. Da die beiden zu implementierenden Schnittstellen je eine Methode mit gleichem Namen und gleicher Signatur vorschreiben, erzwingt der Compiler für mindestens eine der beiden Methoden (de facto: für die der inneren Basis `IEnumerable`) eine Qualifizierung mit dem Schnittstellenbezeichner. Eine Besonderheit dabei: Bei dieser sogenannten *expliziten* Schreibweise darf kein Zugriffsmodifizierer notiert werden, die Vereinbarung ist in dieser Form automatisch `public`. Ein Blick auf den Code zeigt, dass die Implementierung im Prinzip identisch ist, deshalb bedient sich die innere einfach der äußeren Methode.

10.3.4 Generische Methoden

Echt generische Methoden folgen grundsätzlich demselben Prinzip. Sie sind für einen oder mehrere Elementtypen parametrisiert, die erst bei Aufruf konkretisiert werden. Die folgende Methode könnte Member einer beliebigen (auch nicht generischen) Klasse sein; sie fügt die Elemente eines Arrays in ein Queue-Objekt ein:

```
void InsertInQueue<T>(Queue<T> q1, T[] tArr)
{
  foreach(T elem in tArr)
    q1.Enqueue(elem);
}
```

Soll eine generische Methode einen generischen Rückgabetyp haben, muss der Typparameter für den Rückgabetyp gleichfalls in der Typparameterliste auftauchen:

```
TResult GenericResult<T, TResult>(T t)
{ ... }
```

Es dürfte klar sein, dass hier noch was fehlt: der Zusammenhang zwischen T und TResult. Dieser kann über Seitenbedingungen formuliert werden, auf die der folgende Abschnitt 10.3.5 näher eingeht.

Operatoren

Generische Operatoren gehören leider nicht zum Generics-Paket von C#. Die folgende, durchaus spannende Implementation eines +-Operators für die Klasse Queue<> zählt nicht zu den generischen Methoden. Obwohl sie mit generischen Objekten hantiert, verarbeitet sie keinen eigenen Typparameter:

```
public static Queue<T> operator +(Queue<T> q1, Queue<T> q2)
{
  Queue<T> res = new Queue<T>();
  Queue<T> p1 = new Queue<T>();
  Queue<T> p2 = new Queue<T>();
  foreach (T q in q1)
  {
      res.Enqueue(q);
      p1.Enqueue(q);
  }
  foreach (T q in q2)
  {
    res.Enqueue(q);
    p2.Enqueue(q);
  }
  q1 = p1;
  q2 = p2;
  return res;
}
```

10.3.5 Seitenbedingungen für Typparameter

Etwas komplizierter wird die Angelegenheit, wenn Operationen von parametrisierten Datentypen ins Spiel kommen, beispielsweise wenn eine Vergleichsoperation für eine Sortierung im generischen Code einer Klasse oder Methode benötigt wird. Da der Typparameter allein keine Aussage darüber macht, welche Operationen der erst bei Instanziierung konkretisierte Elementdatentyp zur Verfügung stellen wird, braucht die Sprache einen (weiteren) Formalismus, um die Spreu vom Weizen zu trennen.

Wann immer es um „Luftverkäufe" geht, sind Schnittstellen gute Kandidaten. Sie fordern einen operationalen Kern, für den eine abgeleitete Klasse eine Implementierung bereitstellen muss. Knüpft man an einen parametrisierten Datentyp die Klausel, dass er eine bestimmte Schnittstelle bedienen muss, reduziert das die Menge der in den Parametern einsetzbaren Datentypen auf die Klassen, die diese Schnittstelle in ihrer Basis haben.

Das Syntaxschema sieht so aus:

```
public class SortedList<K, E>
  where K : IComparable
  where E : Entity, new()
{...}
```

Die generische Klasse `SortedList<>` arbeitet hier mit zwei parametrisierten Datentypen. Dabei legt die erste `where`-Klausel fest, dass der Datentyp `K` die `IComparable`-Schnittstelle bedient, das heißt, er muss die Vergleichsoperation `CompareTo()` bereitstellen, während die zweite `where`-Klausel für den anderen Datentyp gleich zweierlei fordert: `E` muss von der Klasse `Entity` abstammen und einen öffentlichen parameterlosen Konstruktor bereitstellen.

Es versteht sich, dass auch für Typparameter generischer Methoden Beschränkungen formulierbar sind:

```
void InsertReversedInQueue<T>(Queue<T> q1, T[] tArr)
  where T: IReversable
{...}
```

Arten von Beschränkungen

Folgende Arten von Beschränkungen sind formulierbar:

- Abstammung von einer oder mehreren konkreten Schnittstellen (gewöhnliche oder generische) – Beispiel: `where T : IComparable, IQueue<>`
- Abstammung von einer konkreten (gewöhnlichen oder generischen) `class`-Klasse – Beispiel: `where T : Control`
- Implementierung als Verweistyp – Beispiel: `where T : class`
- Implementierung als Wertetyp – Beispiel: `where T : struct`
- Instanziierbarkeit, das heißt: Verfügbarkeit eines öffentlichen parameterlosen Konstruktors bzw. Standardkonstruktors (muss bei mehreren Bedingungen als Letztes in der Liste genannt sein – Beispiel: `where T : new()`).

Um das Beispiel der generischen Methode mit generischem Rückgabetyp im Lichte dieser Erkenntnis zu vervollständigen. Man könnte den Zusammenhang zwischen Ein- und Ausgabetyp z.B. durch folgende Bedingungen ausdrücken:

```
TResult GenericResult1<T, TResult>(T t)
 where TResult : T    // TResult ist T oder Ableitung von T
{  ... }
TResult GenericResult2<T, TResult>(T t)
```

```
 where TResult : IEnumerable<T>      // TResult ist Aufzählung mit
{  ... }                             // Elementtyp T
```

Es ist nicht alles Gold, was glänzt

Mit generischen Datentypen lässt sich schon einiges anfangen – sofern die entsprechenden Schnittstellen in der Basis der anvisierten Elementdatentypen zur Verfügung stehen, was für viele der im .NET Framework vordefinierten und aufgrund einer `sealed`-Vereinbarung nicht mehr weiter modifizierbaren Klassen, darunter `string`, leider nicht der Fall ist. Für die elementaren Zahlentypen `int`, `long`, `float` usw. ist das Angebot sogar als ziemlich dürftig zu bezeichnen, wie die Deklaration des Datentyps `System.Int32` alias `int` zeigt.

```
public struct Int32 : IComparable, IFormattable, IConvertible,
IComparable<int>,
  IEquatable<int>
```

Erwarten Sie also nicht, dass Sie etwa eine generische Klasse für die elementaren Ganzzahltypen schreiben könnten, die auch nur auf eine der vier Grundrechenarten bauen könnte. Hierfür hätte Microsoft zahlreiche weitere Schnittstellen wie `IAddable`, `IMultiplyable` etc. in der Basis dieser Datentypen auflisten müssen. Anders ist das nicht formulierbar.

10.4 Nullbare Typen

Nach der Luftnummer die Nullnummer: Mit der Version 2.0 erhielt C# unter anderem auch einen alternativen Satz an elementaren Werttypen (also `struct`-Klassen), deren Wertebereich formal um den Wert `null` aufgestockt wurde. Seine Bedeutung ist schlicht: Dem Objekt wurde noch keine explizite Initialisierung mit einem Wert aus dem standardmäßigen Wertebereich des zugrunde liegenden Datentyps zuteil. Benötigt werden diese Typen beispielsweise bei der WPF-Programmierung oder im Datenbankbereich, wo es oft keine andere Möglichkeit gibt, um noch nicht erfolgte explizite Initialisierungen ausdrücken zu können.

10.4.1 Notation

Die Notation für „nullbare" Datentypen erinnert ein wenig an die guten alten Basic-Zeiten: Ein elementarer Wertetyp wird durch Anhängen eines Fragezeichens zu einem nullbaren Wertetyp:

```
bool? nb = null;
int? ni;  // mit null initalisisiert;
double d = 2.10;
double? nd = d;  // implizite Umwandlung
```

Rechnen lässt sich mit Objekten dieser Art wie gewohnt, solange nur arithmetische und bitweise Operatoren im Spiel sind. Dabei gilt:

Merke

Wann immer in einem Ausdruck auch nur ein Operand den Wert *null* hat, evaluiert der gesamte Ausdruck zu *null*.

Die Implementierung dieser Datentypen baut auf der generischen Klasse `Nullable<>` aus dem Namensraum `System` auf. Anstatt

```
int? ni = null;
```

lässt sich daher auch schreiben:

```
Nullable<int> ni = null;
```

Die `null`-Initialisierung muss nicht notiert werden, da `null` den Standardinitialisierungswert für nullbare Datentypen darstellt.

Verwendbarkeit

Wie es sich aber für eine anständige generische Klasse gehört, lässt sie sich auch mit Selbstgeschriebenem füttern:

```
struct test
{
  public int i, j;
  public test(int a, int b)
  {
    i = a; j = b;
  }
  public static test operator ++(test k)
  {
    k.i++; k.j++;
    return k;
  }
}
...
Nullable<test> nt = new test(1, 2);
nt++;  // erhält den Wert (2,3)
```

und sogar die Schreibweise mit dem Fragezeichen ist dafür zulässig:

```
test? nt1 = nt;
```

Da `Nullable` zu den versiegelten Klassen der .NET-Klassenbibliothek gehört, steht diese Klasse nicht als Basisklasse für eigene Ableitungen zur Verfügung. Ein interessantes Detail am Rande: Obwohl die Typspezialisierung bei generischen Klassen erst bei der JIT-Kompilation passiert, akzeptiert der Compiler alle Operatoren, die für den jeweils eingesetzten Elementtyp (also auch für `test`) definiert sind, ohne dass der Elementtyp irgendwelche Auflagen (Implementation von Schnittstellen) erfüllen müsste. Bei eigenen generischen Klassen können Elementtypen, wie schon angesprochen, nicht einfach so „rechnen" – ein großer, wenn nicht *der* Nachteil, den generische Klassen gegenüber den von C++ her bekannten Templates aufweisen.

10.5 Aufgaben

10–3 Studieren Sie die im Namensraum `System.Collections.Generic` zu findende .NET-Klasse `SortedList<>`, und schreiben Sie ein Testprogramm, das zehn wahllos in ein Objekt dieser Klasse eingefügte Wertepaare über eine `foreach`-Schleife ausgibt. Das Ergebnis muss sortiert sein.

10–4 Implementieren Sie eine eigene generische Klasse `SortedList<>`, deren `Add()`-Operation neu eingefügte Elemente sofort richtig in die Listenstruktur einsortiert. Verwenden Sie das Testprogramm von Aufgabe 10–3, um die Klasse zu testen.

10–5 Erweitern Sie die Klasse `SortedList<>` aus Aufgabe 10–4 dahingehend, dass ihre Instanzen selbst vergleichbar sind. Die Semantik: Liste A ist kleiner als Liste B, wenn sie kürzer ist. Enthalten beide Listen gleich viele Elemente, entscheidet das kleinste Element den Vergleich, sind diese gleich, das zweite usw.

11

11 LINQ

Mit der neuen Implizitheit des Sprachstandards C# 3.0 in den Bereichen Datentypdefinition, Datentypverwendung und Wertzuweisung hat C# einiges an Eleganz und Leichtigkeit gewonnen. Obwohl diese Neuerungen für sich genommen bereits einen Segen für die praktische Programmierung darstellen, dienen sie einem noch höheren Zweck: Sie sollen eine pflegeleichte Unterlage für LINQ schaffen.

LINQ (Language Integrated Query) wiederum stößt die Tür zur mengenorientierten Programmierung, wie sie insbesondere beim Umgang mit Daten aus relationalen Datenbanken anfällt, weit auf. Die Möglichkeit, Abfragen effizient innerhalb der Programmiersprache zu handhaben, erlaubt es, bestehende Datenbankstrukturen *objektrelational* in das .NET-Typsystem abzubilden und dort typgerecht weiterzuverarbeiten. Gegenüber der herkömmlichen, rein stringbasierten Methode, hat das den großen Vorteil, dass der Compiler immer mehr Fehler bereits zur Entwurfszeit erkennen und ausschließen kann. Im Ergebnis werden Programme dadurch erheblich robuster und weniger anfällig gegen Unerwartetes.

Wenn Sie das nun nicht gleich alles verstanden haben, kein Problem. In dieser Lektion lernen Sie diese derzeit neuesten Auswüchse der Sprache C# und ihren Hintergrund ja erst genauer kennen. Auch wenn LINQ eine nie dagewesene Eleganz in die Programmierung hineinbringt und oberflächlich ohne Generics – besser: ohne spitze Klammern – auskommt, brodelt es unter der Haube geradezu davon. Sie sollten daher mit Lektion 10 einigermaßen im Reinen sein, bevor Sie tiefer in den zweiten, praktischen Teil dieser Lektion einsteigen.

11.1 Die neue Implizitheit

Implizitheit im Datentypbereich, was soll denn das heißen? Wer nun denkt, damit sei der Schlendrian in die streng typisierende Sprache C# eingezogen, liegt falsch. Es ist vielmehr der neue C# 3.0-Compiler, der durch ein erstaunliches Maß an Eigeninitiative im Bereich der Typinferenz in bestimmten (und gar nicht mal seltenen Fällen) in der Lage ist, den „gefühlten" Datentyp selbstständig zu ermitteln und hinter den Kulissen auch zu deklarieren.

Er bedient sich dabei der vorhandenen Umgebungsinformationen und nutzt die verfügbaren impliziten Typumwandlungsmöglichkeiten.

So segensreich das ist, wer will schon die mit Generics nur so gespickten Datentypmonster hinter den sonst so harmlosen LINQ-Ausdrücken immer schreiben und lesen, für die Erlernung des Umgangs mit den Konzepten von LINQ stellt das natürlich eine zusätzliche Hürde dar, zumal einen die Datentypmonster gerade in dieser Anfangszeit über die Fehlermeldungen des Compilers schneller einholen als einem lieb ist.

Aber langsam, immer der Reihe nach ...

11.1.1 Implizite Typisierung

Unter impliziter Typisierung versteht man die automatische Deklaration des Datentyps einer Variablen oder eines Zwischenausdrucks bei Initialisierung durch einen Rechtswert oder einen Rechtswertausdruck. Sie ist „konkret" verfügbar für Objektvariablen und Arrayvariablen mit unbestimmtem Elementtyp bei Verwendung der Initialisierungssyntax und bildet auch den grundlegenden Mechanismus für das Konzept der anonymen Objekte und deren Instanziierung.

Im Zusammenhang mit den erst an späterer Stelle eingehender vorgestellten LINQ- und Lambda-Ausdrücken gibt es zudem auch verschiedene „unkonkrete" Bereiche, in denen eine implizite Typisierung von Zwischenausdrücken und das darauf basierende Typmatching eine wichtige Rolle spielen.

Syntaktisches Merkmal der konkreten Verwendung ist das Schlüsselwort `var`. Es verkörpert eine Art Datentyp-Joker, den der Compiler einmalig(!), also für die gesamte Lebensdauer der Variablen, konkretisiert, indem er ihn durch den ermittelten Datentyp ersetzt.

Tipp

Den Datentyp des Rechtswerts können Sie über die Maus als QuickInfo erfragen. IntelliSense zeigt den Datentyp bei der nächsten Verwendung der Variablen unterschiedslos an und listet auch die verfügbaren Elemente wie gewohnt auf.

Lokale Variablen mit implizitem Datentyp

Im einfachsten Fall nimmt die lokale Objektvariable schlicht den Datentyp des Rechtswerts an:

```
int i = 19;
var i1 = i;      // entspricht  int i1 = i;
```

Ist der Rechtswert ein Literal, verwendet der Compiler den für das Literal definierten Standarddatentyp: `int` für Ganzzahlen und `double` für Fließkommazahlen, sofern kein Typkennzeichnungssuffix genannt ist.

```
var i = 19;       // int
var d = 0m;       // decimal;
```

Arrays mit implizitem Elementtyp

In ähnlicher Weise lässt sich auch der Elementtyp für Arrays implizit notieren:

```
var myarr = new[] { 12, 1, 3, 4 };      // int[]
```

Dabei sind auch Mischungen erlaubt, für die der Compiler unter Einbeziehung der jeweils verfügbaren impliziten Typumwandlungen (vgl. auch 3.6.2) den „optimalen" Datentyp ermittelt.

```
var myarr = new[] { 12, 1m, 3L, 4 };      // decimal[]
```

Das gilt auch für die Abstammung von einer gemeinsamen Basis, sofern diese nicht die triviale Basis `object` ist. Angenommen, Klasse `A` ist Basis der Klassen `B` und `C`, dann geht:

```
var myarr = new[] { new A(), new B(), New C(), null };      // A[]
```

Wie Sie sehen, ist auch `null` als Wert erlaubt, zumindest wenn ein Referenztyp resultiert. Was nicht geht, ist:

```
var myarr = new[] { 1, 2, null };      // Fehler: int?[] wird nicht erkannt
```

11.1.2 Objekte mit implizitem Datentyp

Mit C# 3.0 kam auch die Möglichkeit hinzu, Objekte ohne zugrunde liegende explizite Klassendefinition mit anonymem Datentyp zu instanziieren. Grundlage der Notation bildet die erweiterte Objektinitialisierungssyntax (vgl. 3.2.8), die hier der Übersichtlichkeit halber kurz noch einmal vorgestellt sei.

Erweiterte Objektinitialisierungssyntax

`public`-Datenfelder und -Eigenschaften können durch Anfügen eines Initialisierungskörpers an den Konstruktoraufruf initialisiert werden:

```
class MyClass
{
  public string Name;
  public int ID{get; set; }
}
...
MyClass myobj = new MyClass(){ ID = 10, Name = "Peter" };
```

Definiert `MyClass` nur einen parametrisierten Konstruktor,

```
public MyClass(int IDvalue)
{
  ID = IDValue;
}
```

muss dieser verwendet werden. Da der Initialisierungskörper aber im Anschluss an den Konstruktor zur Ausführung kommt, hat er auch das letzte Wort:

```
MyClass myobj = new MyClass(20){ ID = 10, Name = "Peter" };  // ID ist 10
```

Initialisierungssyntax für *IEnumerable*<>-Klassen

Auch für Containerklassen wie `ArrayList` oder `List<>`, die `IEnumerable<>` implementieren, ist mit C# 3.0 eine an die Arrayinitialisierungssyntax angelehnte Initialisierung möglich geworden:

```
var list = new List<MyClass> {new MyClass(1){Name = "Ingrid"},
                              new MyClass(2){Name = "Dieter"},
                              ...
                              new MyClass(10){Name = "Anna"}};
```

Anonyme Typen

Ein Objekt mit anonymem Datentyp erhält man, indem man die erweiterte Objektinitialisierungssyntax notiert, aber den Datentyp nach `new` auslässt. Der Compiler leitet den Datentyp dann anhand der im Initialisierungskörper genannten Datenfelder implizit ab.

```
var a = new {Name = "Dieter", ID = 30};
a = new {Name = "Ilse", ID = 23};  // Zuweisung geht, da Datentyp passt
// Fehlerhafte Verwendung
a = new {Name = "Ilse", n = 23};   // Fehler: Datentypen sind verschieden
MyClass m = a;  // Fehler: anonyme und explizite Typen sind inkompatibel
```

Es versteht sich, dass Objekte mit anonymem Datentyp nur an Variablen mit implizitem Datentyp gebunden werden können. Bestimmend für den Datentyp sind die Bezeichner der Datenfelder und deren Datentypen. Eine Zuweisung an eine bereits deklarierte Objektvariable ist daher nur möglich, wenn der anonyme Datentyp exakt übereinstimmt. Anonyme Datentypen und Datentypen mit expliziter `class`-Vereinbarung sind zwei verschiedene Paar Schuhe.

Container für anonyme Typen

Ein weiterer Schritt besteht darin, Objekte mit anonymen Typen in Container zu packen. Mit Arrays und althergebrachten generischen Datentypen ohne Typparameter funktioniert das wunderbar:

```
var arr = new[] { new {Name = "Dieter", ID = 30},
                  new {Name = "Peter", ID = 23},
                  ...
                };
var al = new ArrayList { new {Name = "Dieter", ID = 30},
                         new {Name = "Peter", ID = 23},
                         ...
                       };
```

Da für Generics-Datentypen wie `List<>` bei Instanziierung immer ein expliziter Datentyp angegeben werden muss, ist diese Art der Initialisierung nur möglich, wenn `object` vereinbart wird.

11.2 LINQ

Alle bisher genannten Features sind echte Errungenschaften des C# 3.0-Standards und daher reine Compilerleistungen. Für LINQ gilt diese Aussage nicht mehr, denn der Unterbau von LINQ steckt in Teilen der .NET-Klassenbibliothek, die erst mit .NET 3.5 hinzugekommen sind. Sie können LINQ daher nur nutzen, wenn Sie Ihre Anwendung auch für diese Version des .NET Frameworks entwickeln (Abb. 11.1).

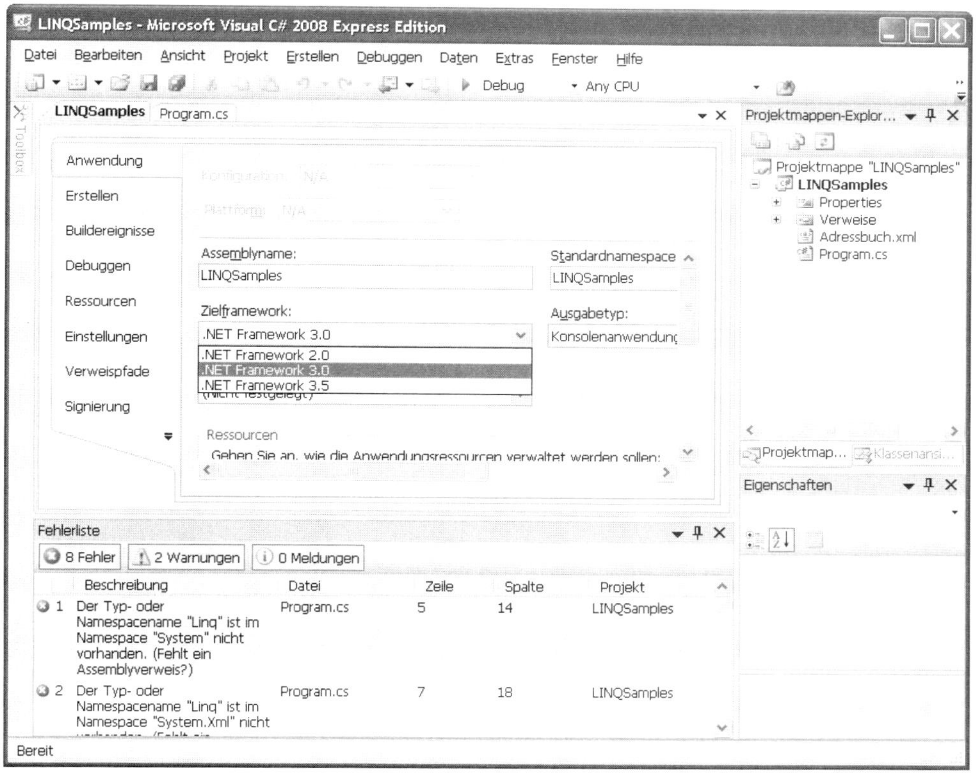

Abbildung 11.1 Die Auswahl, auf welche .NET-Version ein Programm zugeschnitten ist, erfolgt im Eigenschaftenfenster des Projekts. Bei neuen, mit Visual Studio 2008 angelegten Projekten ist das .NET Framework 3.5 voreingestellt, ältere Projekte müssen gegebenenfalls umgestellt werden, da Visual Studio sonst die für LINQ wichtigen Bibliotheken ausblendet.

Die konkrete Unterstützung für LINQ im .NET Framework und durch Visual Studio zerfällt in die Bereiche

- **LINQ To Objects** – adressiert allgemeine Mengenoperationen über `IEnumerable`-Objekten des Frameworks. Voraussetzungen sind: ein Verweis auf die Bibliothek *System.Core.dll* und eine `using`-Direktive für den Namensraum `System.Linq`, die in den Codegerüsten aller Projektvorlagen bereits vorhanden sind.

- **LINQ To XML** – (ehemals Xlinq) umfasst das Drumherum für die mengenorientierte Auswertung von XML-Dokumenten. Die zentrale Rolle spielt dabei ein modifiziertes Objektmodell, das seinen Ausgang in `System.Xml.Linq.XObject` nimmt.
- **LINQ To ADO.NET** – umfasst die gesamte Unterstützung für Abfragen, die ihre Inhalte aus Datenbanken beziehen.
  - **LINQ To Datasets** – umfasst die notwendige Unterstützung für Mengenoperationen über typisierten Datasets, wie sie mit .NET 2.0 eingeführt wurden. Als Werkzeug steht ein Dataset-Designer zur Verfügung, der die Abbildung ausgewählter Datenbankelemente (Tabellen, Abfragen ...) in typisierte Datasets vornimmt.
  - **LINQ To SQL** – (ehemals DLINQ) zielt auf Mengenoperationen über objektrelationalen Abbildungen von Datenbankstrukturen. Wichtigstes Werkzeug ist ein neuer DBML-Designer, der die objektrelationale Abbildung der verwendeten Datenbankstrukturen (mit individuellen Zusätzen wie Verknüpfungen) und deren weitere Modellierung gestattet.
  - **LINQ To ADO.NET Entities** – erfordert eine Installation des erst mit .NET 3.5 SP1 verfügbaren ADO .NET Entity Frameworks. Dieses verkörpert den neuen Ansatz von Microsoft, Datenzugriffe der verschiedensten Art durch eine zusätzliche Abstraktionsschicht zu vereinheitlichen. Dem Ansatz liegt das Entity Data Model (EDM) zugrunde, das eine allgemeine XML-basierte Beschreibungssprache verwendet, um wohl definierte Abbildungen zwischen verschiedenen Datenorganisationsformen zu ermöglichen. Auch hierfür steht ein neuer visueller Designer zur Verfügung.

11.2.1 Erste Abfrage

Codeseitige Voraussetzung für Ihre erste LINQ-Abfrage ist ein initialisiertes Mengenobjekt mit einem Datentyp, der `IEnumerable` implementiert. Darunter fallen schon mal alle expliziten und impliziten Arrays und Collections und so ziemlich alle sonstigen Container-Datentypen der .NET-Klassenbibliothek. Ein solches Objekt wäre beispielsweise:

```
var woche = new List<string> { "Montag", "Dienstag", "Mittwoch",
                               "Donnerstag", "Freitag", "Samstag",
                               "Sonntag" };
```

Angenommen, Sie interessieren sich nun für eine Teilmenge dieses Objekts, die sich darüber definiert, dass der Teilstring „tag“ im Elementwert vorkommt. Man bezeichnet ein solches Kriterium als *Prädikat*. Prädikate werden durch boolesche Ausdrücke und Methoden mit Rückgabewert `bool` implementiert. Mit herkömmlichen Mitteln würden Sie diese Problemstellung auf die Schnelle vielleicht so implementieren:

```
List<string> teilmenge = new List<string>();
foreach (string tag in woche)
  if(tag.Contains("tag"))
    teilmenge.Add(tag);
```

Obwohl der Code Generics verwendet, macht er allerdings nicht gerade den Eindruck, eine wirklich generische Lösung zu sein. Natürlich könnte man den Code auch in eine richtig generische Methode verpacken, die neben der Ausgangsmenge auch ein Prädikat in Form einer generischen Methode über dem parametrisierten Datentyp als Parameter erwartet und die ausgewählte Teilmenge zurückliefert:

```
public delegate bool predicate<T>(T ElemType);
public static IEnumerable Teilmenge<T>(IEnumerable<T> Source,
  predicate<T> where)
{
  List<T> Teilmenge = new List<T>();
  foreach (T elem in Source)
    if (where(elem))
      Teilmenge.Add(elem);
  return Teilmenge;
}
```

Da die Methode alles verarbeitet, was aufzählbar ist, sieht der Aufruf vom Prinzip her und mit passender anonymer Methode schon ganz gut aus – sprachliche Eleganz ist aber doch noch etwas anderes:

```
var tagTage = Teilmenge<string>(woche,
                delegate(string elem)
                { return elem.Contains("tag"); });
```

LINQ-Formulierung

LINQ verwendet hingegen die um einiges elegantere Operatorenschreibweise und gibt eine Syntax dafür vor.

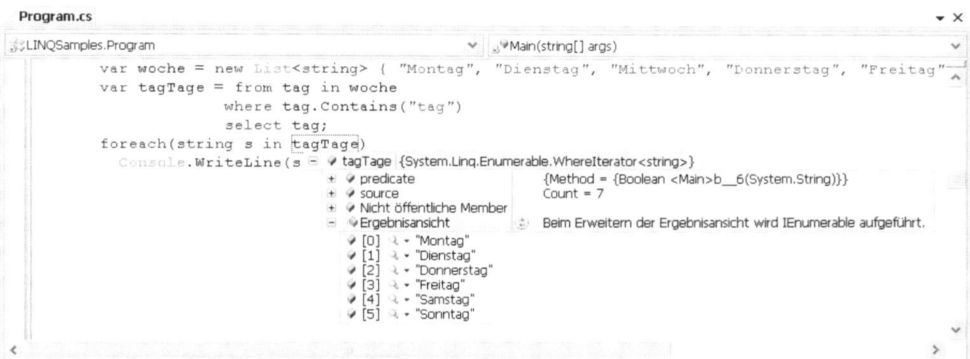

Abbildung 11.2 Um sich schnell ein umfassendes Bild über LINQ-Abfragen zu verschaffen, leistet der Debugger wertvolle Schützenhilfe.

Die in die Abfrage eingehenden Größen werden hier als Operanden für Query-Operatoren notiert. Die wichtigsten, `from ... in`, `where` und `select`, erinnern dabei stark an SQL, werden aber unglücklicherweise in anderer Reihenfolge geschrieben – und gehorchen auch sonst etwas anderen Regeln. Die Beispielabfrage sieht in LINQ so aus:

```
var tagTage = from tag in woche
              where tag.Contains("tag")
              select tag;
```

und liefert laut IntelliSense den Ergebnistyp IEnumerable<string> zurück. Dass die Geschichte auch tatsächlich funktioniert, beweist etwa ein Blick in den Debugger (Abb. 11.2), der auch das wahre Gesicht des Ergebnisobjekts offenlegt. Es repräsentiert hier die gesamte Abfrage: Datenquelle, Prädikat und Ergebnis – und berechnet das Ergebnis im Übrigen erst unmittelbar, bevor es aufgezählt wird (gilt nur für LINQ To Objects).

11.2.2 Query-Operatoren

Ähnlich wie zu SQL gehört auch zu LINQ ein kleines Vokabular, mit dem sich die verschiedensten Query-Ausdrücke zusammenzimmern lassen.

from ... in

Die Minimalform einer LINQ-Query wäre

```
var tagTage = from tag in woche
              select tag;
```

und ist syntaktisch nicht weit von der `foreach`-Schleife entfernt: Der `from`-Operator regiert den gesamten Iterationsausdruck. Das als rechter Operand des `in`-Operators zu notierende Mengenobjekt muss aufzählbar sein (IEnumerable<>). Sein Elementtyp definiert implizit den Datentyp der mit dem rechten Operanden eingeführten Iterationsvariablen.

Um eine äußere Verknüpfung (Outer Join) zwischen mehreren Mengen zu bilden, können Sie auch mehre `from ... in`-Ausdrücke hintereinander setzen, was den Rechenaufwand aber stark erhöht. Nach Möglichkeit sollte man daher mit inneren Verknüpfungen arbeiten (vgl. `join`).

select

Der `select`-Operator stellt die Ergebnismenge der Abfrage zusammen. Sein Input ist die durch die schon genannten Query-Operatoren gelieferte Elementsequenz. Für den angeführten Minimalfall ist das Ergebnis zwar trivial, da `select` aber beliebige Ausdrücke, Methoden mit echtem Rückgabewert sowie auch Objektdefinitionen mit implizitem Datentyp verarbeiten kann, steckt in diesem Operator ein beachtliches Potenzial. Listing 11.1 zeigt beispielsweise eine Formatierung unter Einbeziehung einer als Zähler fungierenden Umgebungsvariablen und Abb. 11.3 (links) das Ergebnis.

Listing 11.1 Der *select*-Ausdruck wird für jedes Element in der Ergebnismenge ausgewertet. Er bestimmt die Gestalt der Elemente in der Ergebnismenge.

```
int i = 0;
var tagTage = from tag in woche
select (++i).ToString() + ". Element " + tag.ToString() + " hat "
       + tag.Length.ToString() + " Zeichen";
```

Eine andere Baustelle für `select` wäre die Instanziierung anonym typisierter Objekte für die Ergebnismenge wie in Listing 11.2 und Abb. 11.3 (rechts) gezeigt.

Listing 11.2 Im *select*-Ausdruck lassen sich nach Belieben neue Objekte mit anonymem Datentyp zusammenstellen.

```
var tagTage = from tag in woche
  select new { lang = tag, kurz = tag.Substring(0, 2) };
foreach(object s in tagTage
  Console.WriteLine(s);
```

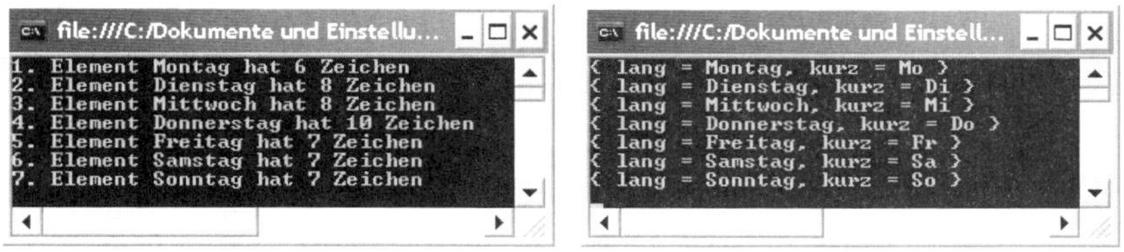

Abbildung 11.3 *Links:* Ergebnismenge des *select*-Ausdrucks aus Listing 11.1. *Rechts:* Die Ausgabe der Ergebnismenge des *select*-Ausdrucks aus Listing 11.2 demonstriert auch das Ausgabeformat der *ToString()*-Methode für Objekte mit anonymem Datentyp.

where

Der optionale `where`-Operator regiert das Prädikat, das nach der „Daumen rauf/Daumen runter-Methode" auswählt, welche Elemente der nachfolgende Query-Operator (und das können eigentlich alle sein: auch `from` und `join` ...) zu sehen kommt. Er bildet somit den Filter der Query. Erlaubt sind hier beliebige Ausdrücke und Methoden, die einen `bool`-Wert liefern. Fehlt der `where`-Ausdruck, findet keine Filterung statt. Mehrere `where`-Ausdrücke in Folge stellen eine UND-Verknüpfung dar. In der Praxis macht es Sinn, `where`-Operatoren zu setzen, bevor eine äußere oder innere Verknüpfung gebildet wird, das reduziert den Rechenaufwand.

join ... on ... equals

Wie SQL kennt auch LINQ einen Operator, der es ermöglicht, eine innere Verknüpfung (Inner Join) zwischen den Elementen verschiedener Mengenobjekte auszudrücken. Angenommen, Sie haben eine zweite Menge:

```
var week = new List<string> { "Monday", "Thuesday", "Wednesday",
                              "Thursday", "Friday", "Saturday",
                              "Sunday" };
```

und wollen nun herausfinden, bei welchen Wochentagen im Englischen und im Deutschen die ersten beiden Buchstaben gleich sind. Dazu bedarf es eines `join`-Ausdrucks, der einen zweiten Iterationsausdruck einführt und die beiden Iterationsvariablen über einen `on...equals`-Ausdruck in Beziehung setzt:

Listing 11.3 Über einen *join*-Ausdruck lässt sich eine Beziehung zwischen zwei Mengen formulieren, die den Rechenaufwand für die Auswertung des gesamten Ausdrucks stark reduziert.

```
var tagTage = from tag in woche
              join day in week
              on tag.Substring(0,2) equals day.Substring(0,2)
              select new { tag, day };
```

Entsprechend stehen für die Formulierung des `select`-Ausdrucks nun zwei Variablen zur Verfügung. Abbildung 11.4 zeigt das Ergebnis. Dem gleichen Muster folgend lassen sich weitere `join`-Ausdrücke aneinanderreihen, wobei Sie darauf achten müssen, die neu eingeführte Iterationsvariable jeweils in den rechten Operanden von `on` und `equals` zu setzen. Zur Bildung des linken Operanden müssen Sie eine der bereits eingeführten Iterationsvariablen verwenden.

Zwischenaufgaben

11–1 Überlegen Sie sich ein Programm, das prüft, ob es wirklich stimmt, dass LINQ To Object-Ausdrücke erst unmittelbar vor Aufzählung des Ergebnisobjekts ausgeführt werden.

11–2 Ermitteln Sie alle Elementkombinationen aus `week` und `woche`, für die folgende Bedingung gilt: Die Elemente beginnen mit demselben Buchstaben und unterscheiden sich in der Länge um einen Buchstaben. Geben Sie diese Kombinationen aus. (Lösungshinweis: 5)

11–3 Anstelle eines Inner Joins ist es auch möglich, zwei `from`-Klauseln zu einem Outer Join zu verschachteln. Formulieren Sie Ihre Lösung zur Aufgabenstellung 11.1 dahingehend um. Finden Sie durch geschicktes Hineinmogeln einer Zählvariablen heraus, wie oft der `where`-Ausdruck jeweils berechnet werden muss.

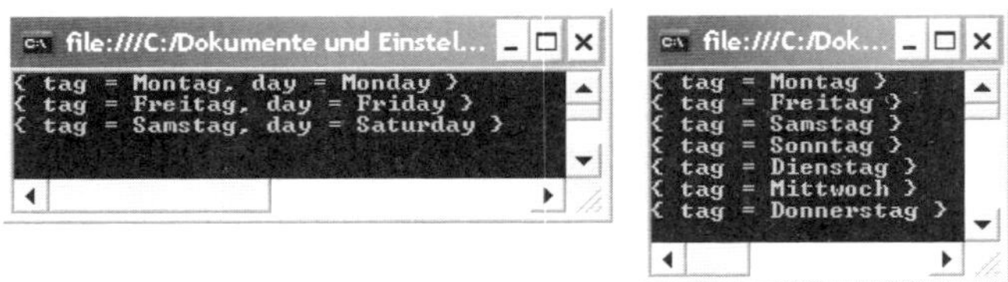

Abbildung 11.4 *Links:* Ergebnismenge des LINQ-Ausdrucks mit *join* aus Listing 11.3. Der Compiler vereinbart hier auch die Elementbezeichner implizit; *Mitte*: mit *orderby* sortierte Ergebnismenge; *Rechts:* mit *group ... by ... into* gruppierte Menge.

orderby

Wie der Name schon sagt, ermöglicht es dieser Operator, das Ergebnis nach einem bestimmten Kriterium zu sortieren. Im folgenden Beispiel ist dieses die Länge des Elements. Das Ergebnis finden Sie in Abb. 11.4 (Mitte) abgebildet:

```
var tagTage = from tag in woche
              orderby tag.Length
              select new {tag};
```

Für die umgekehrte Ordnung sorgt ein nachgestellter `descending`-Operator:

```
var tagTage = from tag in woche
              orderby tag.Length descending
              select new {tag};
```

group ... by ... into

Aufgabe dieses Operators ist es, die Ergebnismenge über ein anzugebendes Kriterium zu gruppieren. Da die Ergebnismenge aus den gebildeten Gruppen besteht, muss – über den `into`-Operator – eine neue Iterationsvariable eingeführt werden:

```
var tagTage = from tag in woche
              group tag by tag.Length into gruppe
              select new {Länge = gruppe.Key, Anzahl = gruppe.Count()};
```

Die implizit typisierten Gruppierungsobjekte verfügen über eine `Key`-Eigenschaft, deren jeweiliger Wert der Gruppierungsschlüssel ist (hier: die Länge der Zeichenkette). Über die `Count()`-Methode lässt sich die Anzahl der Elemente in der Gruppierung in Erfahrung bringen (Abb. 11.4 rechts). Es ist natürlich möglich, die Menge per `orderby` vorher zu sortieren und auch mehrere Gruppierungen hintereinander vorzunehmen.

let

Dieser Operator versteht sich als Hilfsoperator. Er ermöglicht es, innerhalb eines Query-Ausdrucks Variablen zu vereinbaren und damit partielle Ergebnisse festzuhalten, die dann später in den `select`-Ausdruck eingehen:

```
int i = 0;
var tagTage = from tag in woche
let a = (++i).ToString() + ". Element "
let b = tag.ToString() + " hat "
let c = tag.Length.ToString() + " Zeichen"
select a + b + c;
```

11.3 Unter der Haube von LINQ

Durch den Ansatz in Abschnitt 11.2.1, auf generischem Wege eigene Abfragen zu realisieren, sind Sie womöglich neugierig geworden, wie es unter der Haube von LINQ tatsächlich aussieht. Bereits die ersten etwas kryptisch wirkenden Fehlermeldungen des Compilers zu missratenen Query-Ausdrücken weisen zudem überdeutlich auf dreierlei hin: Erstens, dass es hier von Generics nur so wimmelt; zweitens, dass der Compiler jede Menge Anstrengungen in Form impliziter Typisierungs- und Typumwandlungsversuche unternimmt, um auf eine brauchbare Interpretation zu kommen; und drittens, dass er, wenn es darum geht, Sie auf Umgereimtheiten aufmerksam zu machen, gerne mit teils mehrzeiligen Datentypkalibern um sich wirft, von denen Sie nicht einmal im Traum geglaubt hätten, sie verwendet zu haben.

Da die LINQ-Implementierung den im Ansatz angedeuteten Weg tatsächlich nimmt – und das ziemlich konsequent und mit zunehmender Abstraktheit –, sollte es nicht verwundern, dass hier neben syntaktischem C# 3.0-Neuland auch noch zahlreiche weitere Möglichkeiten in Form der Standard-Query-Operatoren schlummern, die sich zudem nahtlos durch eigenen Code ausbauen lassen.

11.3.1 Erweiterungsmethoden

Ein Nachtrag zum Thema Klassen: Seit C# 2.0 lassen sich `class`-Klassen als `static` deklarieren mit dem Effekt, dass sie nur statische Elemente definieren dürfen, also nicht mehr instanziierbar sind und nur noch reine Funktionsbibliotheken darstellen. Mit C# 3.0 ist für solche Klassen jedoch ein neues Feature hinzugekommen, die sogenannten *Erweiterungsmethoden*, die eine recht wunderliche Wendung in diese Starrheit bringen: Eine beliebige statische Klasse kann durch Definition besonderer statischer Methoden *jeden* nicht-statischen `class`-Datentyp um neue Instanzmethoden erweitern.

Das mag erst mal nach Tobak klingen, ist aber schnell überprüft. Man definiere irgendeine statische Klasse und darin eine statische Methode, deren erster Parameter zusätzlich durch den Modifizierer `this` deklariert ist:

```
public static class Tobak
{
   public static string RudolfHuttary(this string rh)
   {
     return "Rudolf Huttary";
   }
}
```

Der `this`-Modifizierer ist nur für den ersten Parameter gestattet, und der dort deklarierte Datentyp ist Empfänger der neuen Instanzmethode. Alle weiteren Parameter bilden die Parameterliste der neuen Instanzmethode.

Um zu „erleben", was nun passiert, nehmen Sie einfach irgendeinen `string`-Wert an irgendeiner Stelle in derselben Assembly oder in einem Projekt, das einen Verweis auf die Assembly mit der Klasse `Tobak` enthält, und schauen, was IntelliSense unter „R" für `string`-Variablen und -Literale nun so zu bieten hat (Abb. 11.5).

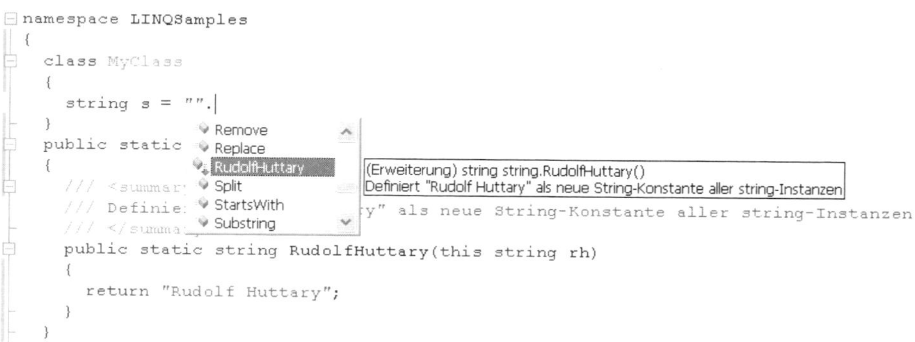

Abbildung 11.5 Erweiterungsmethoden eröffnen einen Weg, beliebige Klassen nach eigenem Gutdünken neu auszustatten. IntelliSense kennzeichnet sie durch einen blauen Abwärtspfeil neben dem Methodensymbol.

Zwischenaufgaben

11–4 Erweitern Sie die Klassen `float` und `double` um eine Methode namens `Sqrt()` mit der üblichen Bedeutung. Probieren Sie die Methoden für Objektvariablen und Literale aus.

11–5 Schreiben Sie eine Erweiterungsmethode `Reverse()` für die Schnittstelle `IEnumerable`, welche die Elemente eines `IEnumerable`-Mengenobjekts als `IEnumerable`-Gebilde mit umgekehrter Elementreihenfolge zurückgibt.

11–6 Schreiben Sie eine generische Erweiterungsmethode `Reverse<>()` für die Schnittstelle `IEnumerable<>`, welche die Elemente des Mengenobjekts in umgekehrter Reihenfolge in ein übergebenes `ICollection<>`-Objekt mit demselben Elementtyp packt und dieses auch zurückgibt.

11.3.2 Standard-Query-Operatoren

Wenn Sie die Zwischenaufgaben erfolgreich gelöst haben, im Prinzip ging es ja um nichts weiter als Papiertiger mit aufgeblasenen Datentypen, ist es zu den Standard-Query-Operationen, welche die Implementierungsgrundlage von LINQ bilden, nicht mehr weit. Da diese als Erweiterungsmethoden von `IEnumerable<>` definiert sind, werden Ihnen einige davon sicher per IntelliSense schon begegnet sein. Ein „kleines" Hindernis gilt es vorher aber noch aus dem Weg zu schaffen...

Func<>-Delegaten

Mit .NET 3.5 hielt in den Namensraum `System` auch der generische Delegatentyp `Func<>` Einzug – und das in fünf Überladungen:

```
public delegate TResult Func<TResult>();
public delegate TResult Func<T1, TResult>(T1 t1);
public delegate TResult Func<T1, T2, TResult>(T1 t1, T2 t2);
...
public delegate TResult Func<T1, T2, T3, T4, TResult>
  (T1 t1, T2 t2, T3 t3, T4 t4);
```

Das Schema lässt sich bei Bedarf natürlich auch noch erweitern. Es sei daran erinnert, dass generische Delegatentypen mit generischem Rückgabetyp den Rückgabetyp in der Typparameterliste deklarieren müssen. Das Schöne an einem Delegatentyp mit generischem Rückgabetyp wie `Func` ist, dass er im Prinzip zur Beschreibung *jeder* Methode (ohne `ref`- und `out`-Parameter) mit gleicher Parameteranzahl taugt, auch wenn diese generisch sind. Man konkretisiert einfach die Typparameter so, dass der gewünschte Prototyp dabei herauskommt. `Func` ist daher so allgemein, dass man eigentlich gar keine Delegatentypen für eigene Methoden mehr definieren muss.

Um ein Beispiel zu nennen: In Abschnitt 11.2.1 hätte man sich die Definition des Delegatentyps `predicate` demnach also sparen und `Teilmenge` auch so definieren können:

```
public IEnumerable Teilmenge<T>(IEnumerable<T> Source,
  Func<T, bool> where)
```

und den Datentyp eines Delegaten mit dem Prototyp von `Teilmenge()` könnte man wiederum so ausdrücken:

```
Func<Enumerable<T>, Func<T, bool>, Enumerable>
```

Oder anders: Um einer `void`-Methode `FingerÜbung()` also die Methode `Teilmenge()` im ersten Parameter als Handler übergeben zu können, muss diese so deklariert sein:

```
void FingerÜbung<T>(Func<IEnumerable<T>, Func<T, bool>, IEnumerable> h);
```

Where<>

Nun sollten Sie gerüstet sein, um den wohl wichtigsten Standard-Query-Operator, `Where<>` , einsetzen zu können. Die Deklaration der Überladung mit dem kürzeren Typparameter ist laut IntelliSense:

```
IEnumerable<T> IEnumerable<T>.Where<T>(Func<T, bool> predicate);
```

Zu Neudeutsch heißt das:

1. dass jedes `IEnumerable<>`-Mengenobjekt mit Elementtyp `T` über eine generische Instanzmethode namens `Where` mit übereinstimmendem Typparameter verfügt.
2. dass `Where<>` im ersten Parameter ein Prädikat für den Elementtyp `T` erwartet.
3. dass `Where<>` ein `IEnumerable<>`-Mengenobjekt zurückgibt, das die Elemente enthält, für die das Prädikat `true` geliefert hat.

Das Ausgangsproblem von Abschnitt 11.2.1 war ja, dass alle Wochentage mit Teilstring „tag" bestimmt werden sollten. Mit `Where<>` sieht die Lösung gar nicht so unbekannt aus:

```
var tagTage = woche.Where<string>(
 delegate(string elem) { return elem.Contains("tag"); });
```

Select<>

Aus demselben Holz ist auch `Select<>` geschnitzt:

```
IEnumerable<TRes> IEnumerable<T>.Select<T, TRes>(Func<T, TRes> selector);
```

Der Unterschied: Im ersten Parameter wird nicht eine Methode mit Ergebnistyp `bool` erwartet, sondern eine mit dem Elementtyp des von `Select<>` zurückgelieferten Mengenobjekts. Aufgabe von `Select<>` ist es, die Elemente des Mengenobjekts in die Elemente der Ergebnismenge zu verwandeln.

Um das Ergebnis von Abb. 11.3 rechts zu erzielen, lautet der Aufruf somit:

```
var tagTage = woche.Select(delegate(string elem)
              {return new { lang = elem, kurz = elem.Substring(0, 2)};});
```

Es fällt auf, dass die Typparameter von `Select<>` nicht genannt nicht. Angesichts des impliziten Ergebnistyps wäre das auch gar nicht möglich gewesen. Der Compiler „denkt sich hier also seinen Teil". Das kann er, weil er den Elementtyp von `woche` bereits kennt und den Rückgabetyp der anonymen Methode ohnehin ermitteln muss – und das auch kann.

Weitere Query-Operatoren

Obwohl nicht alle Standard-Query-Operatoren als C#-Operatoren Eingang in den Sprachstandard gefunden haben, handelt es sich doch um eine Familie von Operatoren, die wie Lego-Bausteine gut aufeinander abgestimmt sind. Das von `Where<>` gelieferte Objekt kennt die Methode `Select<>` und umgekehrt. Bereits damit ist das Gerüst für die Sequenz `from...in...where...select` perfekt.

Nach diesem Schema arbeiten auch die anderen Standard-Query-Operatoren. Sie sind in Tabelle 11.1 nur kurz aufgezählt, ihre Funktion und Arbeitsweise können Sie sich nun sicher selbst erarbeiten.

Tabelle 11.1 Überblick über die als *IEnumerable*<>-Erweiterungen definierten Standard-Query-Operatoren

Operator	Operator	Operator	Operator
Join	OrderBy	OrderByDescending	GroupBy
Distinct	Union	Intersect	Concat
ThenBy	ThenByDescending	Except	ToArray
ToList	ToDictionary	Group	SelectMany
First	FirstOrDefault	Last	LastOrDefault
Single	SingleOrDefault	Range	Repeat
Empty	Count	Contains	Sum
Min	Max	ElementAt	ElementAtOrDefault
DefaultIfEmpty	All	Any	Average
Aggregate			

HashSet als Alternative

Während für LINQ eine Unzahl von Mengenoperationen definiert sind, die selbst bei gestandenen Datenbankprogrammierern kaum Wünsche offen lässt, sitzt mit `HashSet` ein zweiter, etwas schneller arbeitender Mengentyp auf der Reservebank. Seine Herkunft ist `System.Collections.Generic`, wo auch andere Mengendatentypen wie `Queue<T>`, `List<T>` und `Dictionary<Tkey, TValue>` zu Hause sind:

```
public class HashSet<T> : ICollection<T>, IEnumerable<T>, IEnumerable,
  ISerializable, IDeserializationCallback
```

Der Unterschied: LINQ-Operationen liefern generell – wie für Operatoren üblich – ein neues Mengenobjekt zurück. Echte `HashSet`-Operationen modifizieren hingegen das bestehende Mengenobjekt auf Instanzebene.

Da LINQ-Operationen als Erweiterungsmethoden für den Datentyp `IEnumerable<>` definiert sind, stehen diese grundsätzlich auch `Hashset`-Objekten zur Verfügung. Sie liefern dann aber keine `HashSet`-Objekte, sondern Collection-Objekte zurück, ohne das Ausgangsobjekt zu verändern. Die eigenen Mengenoperationen von `HashSet` liefern hingegen ein `void` und operieren direkt über der Instanz, d.h. die Operationen wie `IntersectWith<>`, `UnionWith<>`, `SymmetricExceptWith<>` verändern die Ausgangsmenge, die LINQ-Mengenoperationen `Distinct<>`, `Union<>`, `Intersect<>` und `Except<>` nicht.

11.3.3 Lambda-Ausdrücke

Was bei der expliziten Verwendung der Standard-Query-Operatoren eher etwas hinderlich ist, sind die Methoden: Anonyme Methoden zu formulieren, verschlechtert die Lesbarkeit, vollständige Methoden bereitzustellen, steht oft nicht dafür, zumal wenn nur ein Ausdruck wie `elem < 5` formuliert werden muss.

Die mit C# 3.0 eingeführten Lambda-Ausdrücke bieten einen alternativen Weg zu eleganteren Formulierungen für Methoden, die anonym und zudem implizit typisierbar sind. Aufgrund dieser Features sind Lambda-Ausdrücke als solche nur das Rohmaterial, aus dem der Compiler Methoden formen kann. Die Umwandlung zur Methode erfolgt in Abhängigkeit vom Kontext und den Ergebnissen der Typinferenz.

Von der Mathematik her werden Sie vielleicht die Schreibweise `x => `*f*`(x)` kennen. Sie bedeutet: `x` wird abgebildet auf den Funktionswert der Funktion *f* von `x`. Lambda-Ausdrücke werden genauso notiert. Links des =>-Operators stehen die Eingangsgrößen der Funktion und rechts die Berechnung des Funktionswerts unter Verwendung dieser Größen.

Implizit typisierte Lambda-Ausdrücke

Wie immer lässt sich so etwas besser anhand „konkreter" Beispielen verstehen. Die folgenden Lambda-Ausdrücke können anstatt einer Methode mit dem im Kommentar angeführten `Func<>`-Prototyp notiert werden. Rufen Sie sich dazu noch einmal `Func<>` ins Gedächtnis zurück – als Prototypschema für die Umsetzung von Lambda-Ausdrücken in Methoden.

```
() => "Hallo Lambda" // Konstante: Func<TResult>
 a => a              // Identität: Func<T, T>
(a)=> {return a;}    // Identität, gleichwertige Formulierung
 a => a.Feld         // Elementauswahl: Func<T, TResult>
 a => a.Methode()    // Elementauswahl: Func<T, TResult>
 a => a < 5          // Prädikat: Func<T, bool>
(a,b) => (a <= b)    // Prädikat: Func<T1, T2 bool>
(a,b) => a           // Auswahl: Func<T1, T2, TResult>
(a,b) => a + b       // Verknüpfung: Func<T1, T2, TResult>
 p => new{kurz = p.Substring(0,2), lang = p})
```

Die in 11.3.2 angeführten, etwas holzigen Methodenaufrufe lassen sich damit relativ elegant formulieren:

```
var tagTage = woche.Where(p=>p.Contains("tag"));
var tagTage1 = woche.Select(p=> new{ lang = p, kurz = p.Substring(0,2)});
```

Die gesamte Typisierung und auch das Typmatching übernimmt hier der Compiler. Wie das vor sich geht, lässt sich besser anhand einer komplexeren Erweiterungsmethode wie `Join<>()` verstehen, deren kürzere Überladung wie folgt definiert ist:

```
IEnumerable<TRes> IEnumerable<TOuter>.Join<TOuter, TInner, TKey, TRes>
  ( IEnumerable<Tinner> inner,
    Func<TOuter, TKey> OuterKeySelector,
    Func<TInner, TKey> InnerKeySelector,
    Func<TOuter, TInner TRes> ResultSelector )
```

Ein Aufruf mit Lambda-Ausdrücken, der aus `woche` und `week` alle Pärchen mit gleichem Anfangsbuchstaben per `Join<>` bestimmt, wäre:

```
var ErsterBuchstabe = woche.Join(    // woche ist äußere Menge
     week,                           // week ist innere Menge
     p => p.Substring(0, 1),         // erster Buchstabe von woche-Element
     p => p.Substring(0, 1),         // first letter of week element
     (p, q) => new { p, q });        // Ausgabeobjekt zusammenstellen
```

Die Klammerung im dritten Ausdruck ist wichtig, damit der Compiler „die Kommas richtig" sortiert bekommt. Beachten Sie, dass die Variablenbezeichner in Lambda-Ausdrücken nur die Parameterpositionen benennen und somit nur lokal innerhalb des Ausdrucks bekannt sind. Es ist daher kein Fehler, die Variable `p` in allen Lambda-Ausdrücken mit verschiedener Bedeutung einzusetzen. Für die Typinferenz legt der Compiler ausschließlich die Typvariablen aus dem jeweiligen Funktionsprototyp und deren Reihenfolge in den einzelnen `Func<>`-Deklarationen zugrunde.

Explizit typisierte Lambda-Ausdrücke

Beachten Sie ferner, dass IntelliSense bereits während der Eingabe die Elementdatentypen richtig als `string` konkretisiert und so für `p` auch die „korrekte" Ausstattung im Angebot hat.

Das ist nicht in jedem Fall so – z.B. wenn die Typreihenfolge bzw. Parameterreihenfolge im Prototyp schlecht gewählt ist oder mit Vererbung gespielt wird. Im Zweifelsfall kann man dann etwas nachhelfen und einen Lambda-Ausdruck nach folgendem Muster explizit typisieren:

```
(string p, int q) => q + int.Parse(p)
```

11.4 Datenbanking

Was Sie bisher von LINQ kennengelernt haben, fällt samt und sonders in den Bereich LINQ To Objects. Das ist nicht weiter schlimm, denn LINQ bleibt LINQ, auch wenn es in einem der anderen, im Vorspann von Abschnitt 11.2 überblicksartig vorgestellten Bereiche eingesetzt wird. Was aber in jedem der Bereiche etwas anders ist: das Drumherum, angefangen vom Handling und den Organisationsformen der Daten, bis hin zu den Werkzeugen und den konkreten Klassenbibliotheken, die dabei eine Rolle spielen.

Für die unter ADO .NET To LINQ fallenden Bereiche gibt es mächtige grafisch orientierte Modellier-Werkzeuge, die eine unentbehrliche Hilfe beim Abbilden der verwendeten Datenbankstrukturen in das .NET-Klassensystem darstellen. Zudem spielen in jedem Bereich andere Klassenmodelle und Zugriffsmechanismen eine Rolle, die alle studiert sein wollen und ihre eigenen Tücken im praktischen Umgang haben.

Zum Ende der Lektion stellt dieser Abschnitt daher kurz etwas Beispielcode für die Bereiche LINQ To XML, LINQ To Dataset und LINQ To SQL vor, der Ihnen den Zugang in diese Welten erleichtern und auch ein wenig von ihrem Flair zeigen wird.

11.4.1 LINQ To XML

LINQ To XML operiert mit einem neuen, über der Basisklasse `XObject` (aus dem Namensraum `System.Xml.Linq`) aufgespannten Objektmodell, das speziell auf die Bedürfnisse von LINQ zugeschnitten wurde und eine (etwas leichtfüßigere) Alternative zum XML-DOM (Document Object Model) darstellt. Im Vergleich zu den bisherigen Abfragevehikeln `XPath` und `XQuery` nimmt LINQ To XML eine strengere Typisierung vor, was die Möglichkeiten der Fehlerprüfung durch den Compiler verbessert. Eine zentrale Rolle für LINQ To XML spielt der Datentyp `XElement`, dessen Objekte als XML-Teilbäume fungieren und rekursiv verschachtelte Strukturen bilden können. Ausgangspunkt von Abfragen ist eine der Auflistungen eines `XObject`-Objekts – meist die `Elements`-Auflistung eines `XElement`-Objekts – deren Zugriffsmethode überladen ist und praktischerweise optional das Herausfiltern eines bestimmten Inhaltstyps anbietet.

Das folgende Codebeispiel demonstriert eine Abfrage für die XML-Datei *contacts.xml* mit dem Inhalt:

```
<?xml version="1.0" encoding="utf-8" ?>
<contacts>
  <contact firstname="Andrea" name="Peters" telefon="089815471">
    <address citycode="D-80123" city="München" street ="Parkstr. 5"/>
    <address citycode="D-80224" city="München" street ="Domagkstr. 34b"/>
  </contact>
  <contact firstname="Dieter" name="Schmieder" telefon="0302315471">
    <address citycode="13231" city="Berlin" street ="Reiterweg 3"/>
  </contact>
  <lostcontact firstname="Walter" name="Grundschmied" reason="Umzug"/>
</contacts>
```

Die Syntax ist simpel: Stammelement des Dokuments ist das `<contacts>`-Element, dem `<contact>`- und `<lostcontact>`-Elemente als Inhalt der `Elements`-Auflistung zugeordnet sind. Diese haben die Attribute `firstname`, `name` und `telefon` in ihrer `Attributs`-Auflistung und können ihrerseits `<address>`-Elemente als Inhalt haben.

Liegt das Dokument als `string`-Wert vor, lässt es sich ohne Aufwand als `XElement`-Objekt parsen:

```
XElement xe = XElement.Parse(xmldoc);
```

Liegt es als Datei *contacts.xml* vor, reicht ein `Load()` mit richtiger Pfadangabe:

```
XElement xel = XElement.Load(@"..\..\contacts.xml");
```

Liegt es als Ressource der Assembly vor, hilft der folgende Code weiter:

```
Assembly thisexe = Assembly.GetExecutingAssembly();
Stream res = thisexe.GetManifestResourceStream(
              "LINQSamples.contacts.xml");
XmlTextReader reader = new XmlTextReader(res);
XElement xe = XElement.Load(reader);
```

Dabei ist LINQSamples der in den Projekteigenschaften gesetzte STANDARDNAMESPACE-Wert der Assembly.

Hinweis

Um als Ressource in die Assembly kompiliert zu werden, muss die xml-Datei zum Projekt gehören (HINZUFÜGEN/ELEMENT) und ihre Eigenschaft BUILDVORGANG auf *Eingebettete Ressource* gesetzt sein.

Die LINQ-Abfrage kann dann direkt über dem `XElement`-Objekt operieren. Im Beispiel soll nun der Kontakt „Andrea“ abgefragt werden. Da `Elements` bereits einen bestimmten Elementtyp ausfiltern kann, reicht eine `where`-Klausel für das Attribut `firstname`:

```
var erg = from contact in xel.Elements("contact")  // Filter auf contact
          where contact.Attribute("firstname").Value == "Andrea"
          select contact;
```

11.4.2 LINQ To Dataset

Um eine Abfrage über einem `DataSet`-Objekt ausführen zu können, muss man solch ein Ding erst einmal haben. Zunächst benötigen Sie dafür eine Datenquelle, die per Assistent (DATEN / DATENQUELLE HINZUFÜGEN) schnell zusammengeklickt ist (Abb. 11.6, 11.7). Im nächsten Schritt können Sie die Relationen zwischen den Elementen des Datasets einrichten, indem Sie den `DataSet`-Entwurf im xds.Designer bearbeiten (Abb. 11.8). Der Code für die Auswertung des typisierten Datasets läuft dann nach folgendem Muster:

```
using System.Data.SqlClient;
using System.Configuration;
...
{
  // Connectionstring aus Properties/Settings holen
  var cs = ConfigurationManager.ConnectionStrings[0].ConnectionString;
  SqlDataAdapter da = new SqlDataAdapter ("select * from Customers", cs);
  NorthwindDataSet nwds = new NorthwindDataSet();  // DS anlegen
    da.Fill(nwds.Customers);  // Tabelle Customers befüllen lassen
    da.Fill(nwds.Orders);     // Tabelle Orders befüllen lassen

    var res = from c in c2pds.Customers    // Abfrage
              where c.Country == "Germany"
              join o in nwds.Orders
              on c.CustomerID equals o.CustomerID
              select new { c.ContactName, o.CreationDate};

...
```

Den für den Zugriff auf die Datenquelle benötigten Connectionstring legt der Assistent zentral in der Settings-Ressource ab, die zur Laufzeit unter Verwaltung des `ConfigurationManager`-Objekts steht. Sie finden diese Ressource im Projektmappen-Explorer unter dem PROPERTIES-Knoten des Projekts. Natürlich kann man den String auch direkt eingeben. Er sieht im Fall einer SQL Server Compact 3.5-Datenbank so aus:

```
"Data Source=C:\Programme\Microsoft SQL Server Compact " +
"Edition\v3.5\Samples\Northwind.sdf"
```

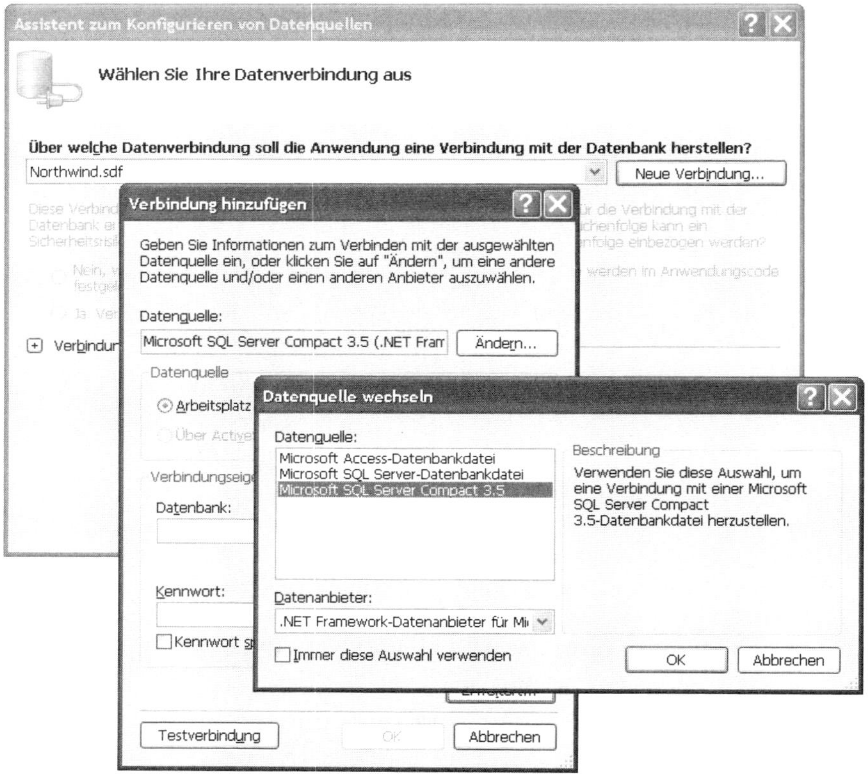

Abbildung 11.6 Die Auswahl einer Datenverbindung beschränkt sich bei Visual C# 2008 Express auf dateibasierte Datenquellen, darunter das neue, leichtgewichtige, rein dateibasierte Datenbanksystem SQL Server Compact 3.5, das bis 4 GB Daten verwalten und gleichzeitig bis zu 256 Verbindungen mit verschiedenen Anwendungen unterhalten kann. Der große Bruder SQL-Server bleibt leider außen vor. Seine Nutzung erfordert eine Vollversion von Visual Studio 2008.

Im Falle einer echten SQL-Verbindung, die sich nur mit einer Vollversion von Visual Studio bei verfügbarem SQL-Server (hier: SQL Server 2005 Express) anlegen und zum Generieren von Datasets verwenden lässt, hat der Connectionstring eine Gestalt wie diese:

```
"Data Source=PHOENIX\SQLEXPRESS;Initial Catalog=Northwind;Integrated Se-
curity=True"
```

Nachdem das `DataAdapter`-Objekt unter Angabe einer SQL-Abfrage und des Connectionstrings angelegt ist, kann es zum Befüllen des instanziierten `DataSet`-Objekts verwendet werden. Dessen Datentyp hat der Assistent genau auf die ausgewählten Tabellen und später hinzugefügten Relationen maßgeschneidert. Zur Formulierung der LINQ-Abfrage gibt es daher uneingeschränkte IntelliSense-Unterstützung.

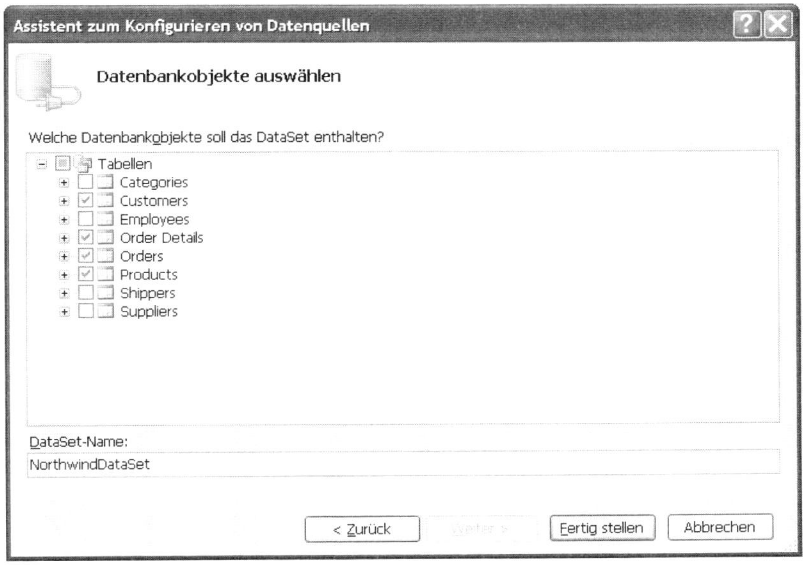

Abbildung 11.7 Aus den ausgewählten Datenbankobjekten generiert der Datenquellen-Assistent das als Datenquelle verwendbare Dataset und speichert die Beschreibung als xsd-Datei.

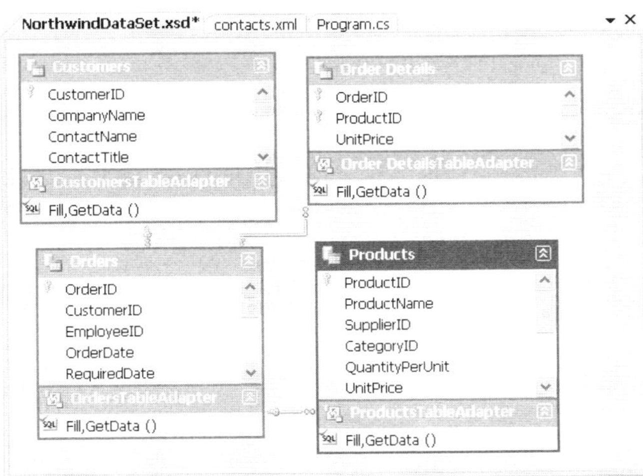

Abbildung 11.8 Die weitere Bearbeitung des Datasets erfolgt im xsd-Designer. Hier kann man auch Relationen für die Tabellen definieren, um die Datenbankstruktur nachzubilden oder eigene Datenmodelle zu kreieren.

11.4.3 LINQ To SQL

LINQ To SQL zielt auf Mengenoperationen über objektrelationale Abbildungen von Datenbankstrukturen ab, um das Problem schlecht geformter SQL-Abfragestrings zu umgehen, die bekanntlich erst zur Laufzeit zu Fehlermeldungen führen. LINQ To SQL-Ausdrücke werden zwar auch in reguläre SQL-Strings übersetzt und in dieser Form an den SQL-Server geschickt, das aber unter .NET-seitiger Verwendung eines vollständigen objektrelationalen Modells der relevanten Datenbankstruktur, das ferner auch alle Datentypen definiert, die zur Typisierung der Ergebnisse erforderlich sind.

Nachdem das Erstellen des Datenbankmodells in Form der entsprechenden .NET-Klassen und -Operationen bereits bei wenig komplexen Datenbankstrukturen sehr aufwendig ist, findet sich – konsequenterweise auch nur in den Vollversionen von Visual Studio 2008 – ein neuer DBML-Designer, der diese Sisyphus-Arbeit automatisch und fast in Echtzeit erledigt. Man fügt dazu unter Verwendung der Elementvorlage LINQ TO SQL-KLASSEN schlicht ein neues Element in das Projekt ein und zieht Elemente einer bestehenden Datenbankverbindung aus dem Server-Explorer (ANSICHT / SERVER EXPLORER) in den Entwurfsbereich des Designers. Das Schöne daran ist, dass der Designer Relationen zwischen den Elementen aus der Struktur selbstständig erkennt und vordefiniert, sodass man diese nicht erst mühsam selbst im Modell anlegen muss. Das automatisch generierte Modell kann im Designer dann beliebig weiterentwickelt werden – unter Einbeziehung weiterer Datenquellen und Hinzufügung eigener Zuordnungen und Ableitungen.

Sobald das Modell fertig ist, steht die Datenbankverbindung für sauber typisierte Abfragen Rede und Antwort:

```
var cs1 = ConfigurationManager.ConnectionStrings[0].ConnectionString;
var context1 = new System.Data.Linq.DataContext(cs1);
Cust2ProdDataContext nc = new Cust2ProdDataContext();

// welche Kunden haben welche Produkte bestellt?
var custProds = from c in nc.GetTable<Customer>()
                from o in c.Orders
                from od in o.Order_Details orderby c.ContactName
                select new { c.ContactName, od.Product.ProductName };

// übliche Formulierung mit join (viel umständlicher)
custProds = from c in nc.GetTable<Customer>()
            join o in nc.GetTable<Order>()
            on c.CustomerID equals o.CustomerID
            join od in nc.GetTable<Order_Detail>()
            on o.OrderID equals od.OrderID
            orderby c.ContactName
            select new { c.ContactName, od.Product.ProductName };
```

Die beiden Abfragen in dem Codebeispiel liefern identische Ergebnisse. Nachdem der objektrelationale Designer jede Zuordnung in die Klassenstruktur integriert, finden bei sich bestehender *1:n*-Relation auf der *1*-Seite eine Auflistung mit den zugeordneten Elementen der *n*-Seite und auf der *n*-Seite ein Datenfeld für die *1*-Seite. Mit dieser Ausstattung lassen sich wunderbar verschachtelte `from...in`-Ausdrücke formulieren – anstatt der etwas umständlicheren Joins.

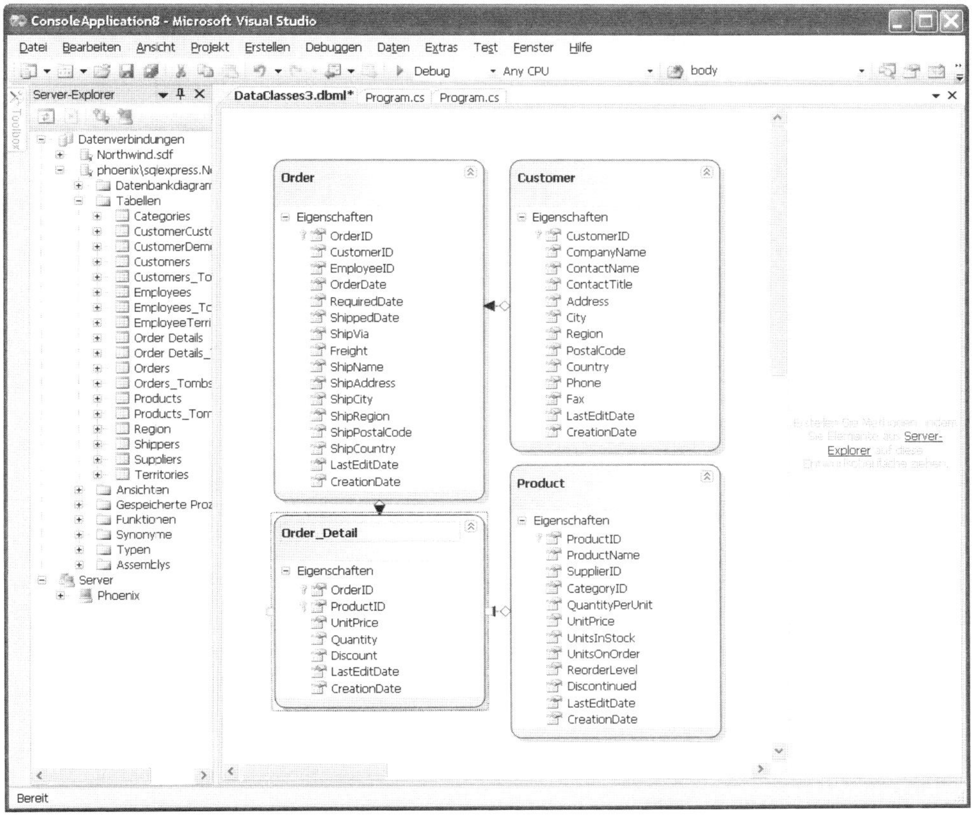

Abbildung 11.9 Der DBML-Designer hat das Datenbankmodell für vier Tabellen aus der Datenbank Northwind automatisch erstellt und die Zuordnungen (Relationen) richtig getroffen.

11.5 Aufgaben

11–7 Implementieren Sie eine überladene Erweiterungsmethode für die Datentypen `long` und `decimal`, welche die Primfaktoren des Werts zurückliefert.

11–8 Schreiben eine LINQ-Abfrage für ein `Collection<long>`-Objekt, welche die Primfaktoren aller Elemente ermittelt und deren Ergebnismenge alle gefundenen Primfaktoren ohne Wiederholung in Aufwärtssortierung enthält.

11–9 Implementieren Sie eine kombinierte Erweiterungsmethode `WhereSelect()` für den Datentyp `IEnumerable<>` und ein Testszenario dafür, das Lambda-Ausdrücke benutzt.

12

12 Multithreading und Finalisierung

Fahren Sie gerne mehrgleisig? Wer Windows-Anwendungen programmiert und den Benutzer auch bei aufwendigeren Berechnungen nicht einfach im Regen stehen lassen will, muss sich schon etwas einfallen lassen, um dem sturen Nacheinander des Ereignisbehandlungsmechanismus so etwas wie Echtzeitreaktivität abzuringen. So faszinierend Multitasking ist, echtes wie unechtes, Nachlässigkeiten auf diesem Parkett sind nicht nur völlig unberechenbar, sie erfordern auch einen besonderen Spürsinn, gepaart mit tieferem Verständnis dessen, was da so vor sich geht.

Da ist es schon eine feine Sache, wenigstens die Verwaltung der Systemressourcen beim .NET Framework, also der .NET-Klassenbibliothek und dem .NET-Laufzeitsystem (CLR = Common Language Runtime) in guten Händen zu wissen. Schaffen sie einem doch lästige (und fehlerträchtige) Routineaufgaben – wie die Pflege von Heap und Referenzzählern und auch die gesamte Entsorgungsproblematik – völlig vom Hals, die ältere Objektmodelle (COM, C++, Delphi) dem Programmierer so auferlegen. Dennoch, auch wenn die Objekt- und Speicherverwaltung bei .NET im doppelten Sinne in den Hintergrund rückt: Eine möglichst schnelle Freigabe wichtiger Ressourcen gehört auch in .NET zum guten Ton. Die mit einer ordentlichen Finalisierung verbundenen Konzepte und Themen sind hier eher vielschichtiger – und längst nicht vom Tisch.

Multithreading hat nun mal seine Tücken, die gerade hier recht deutlich werden. Am Tellerrand, wo .NET-Klassen APIs und ältliche Win32-Aufrufe einhüllen, mit Gerätetreibern oder externen Objekten hantieren, steht Finalisierung nach wie vor rot unterstrichen im Pflichtenheft. Bei Microsoft Windows Vista und Windows 2008 Server hat hier zwar eine deutliche Ausdünnung stattgefunden, aber auch auf dieser Plattform bleibt ein Tellerrand, denn COM-Objekte sind vorerst aus der Programmierung noch nicht wegzudenken. Dafür hat der Software-Gigant mit seiner langjährigen ActiveX-Initiative schon selbst gesorgt.

Die letzte Lektion vermittelt Ihnen Einblicke in die fortgeschrittene Programmierung und gibt Antworten auf folgende Fragen:

- Wie funktioniert Multithreading mit C#?
- Welche Zugänge bietet .NET zum Multithreading?
- Wo liegen die Fallstricke?

- Wie funktioniert Finalisierung?
- Welche Unterstützung bietet das .NET Framework für Finalisierung?

12.1 Multithreading

Nachdem Lehrwerke gerne anspruchsvolle Lösungswege anhand einfacher, aber dann doch eher praxisferner Problemstellungen demonstrieren und es dem Lernenden fröhlich selbst überlassen, sich passende Probleme dafür suchen, hier zur Abwechslung einmal ein andersherum aufgezäumtes Pferd – nämlich gleich vorab eine Antwort auf die Motivationsfrage, wann und wozu man eine Technik wie Multithreading überhaupt braucht.

12.1.1 Der GUI-Thread

Oberstes Ziel der modernen GUI-basierten Programmierung (Graphical User Interface) ist die unmittelbare visuelle (in der Erweiterung: multimediale) Umsetzung der Geschehnisse. Dabei gilt der Grundsatz, dass Benutzerwunsch und -information oberste Priorität haben.

Für die Praxis heißt das:

1. *Beachtung der 10-ms-Regel* – ein Programm sollte nach Möglichkeit nicht länger als 10 Millisekunden „abtauchen", ohne auf Benutzereingaben bzw. Systemereignisse zu reagieren und dem Benutzer das Gefühl von Reaktivität zu vermitteln.
2. *Statusanzeige und Feedback* – ein Programm sollte dem Benutzer hinreichend Hinweise dafür bieten, dass etwas passiert, und möglichst auch Informationen darüber, was aktuell passiert.

Je nach Art und Aufgabenbereich eines Programms kann insbesondere die Aufrechterhaltung der Echtzeitreaktivität recht schwierig werden, wenn beispielsweise nicht klar ist, ob eine Behandlungsroutine mit „ihren" zehn Millisekunden auskommt oder wenn Ereignisse gehäuft eintreffen und sich die verfügbare Zeit noch weiter verkürzt. Einfacher gestaltet sich das Problem, wenn von vornherein feststeht, dass eine Routine über die Strenge schlagen wird und die weitere Ereignisverarbeitung irgendwie parallel abgewickelt werden muss.

Als Lösungsansatz bieten sich grundsätzlich zwei recht unterschiedliche Wege an:

3. *Multitasking des kleinen Mannes* – diese schon in Lektion 6 angesprochene Technik löst das Dilemma mit zwischengeschobenen `DoEvents()`-Aufrufen. Die noch in Ausführung befindliche, zeitaufwendige Behandlungsroutine gibt mit diesem Methodenaufruf die Kontrolle von sich aus kurz ab, um die Behandlung des jeweils nächsten Ereignisses zu ermöglichen, und erhält die Kontrolle danach wieder. Falls die aufgerufene Methode ihrerseits `DoEvents()`-Aufrufe verwendet, ist das im Prinzip kein Problem. Eine immer weiter gehende Verschachtelung führt allerdings mit der Zeit zu einem Stack-Fehler, deshalb sollte dieses Mittel mit Bedacht und Blick auf die Konsequenzen

verwendet werden. Eine davon ist, dass sich die Reihenfolge der Ereignisbearbeitung durch die Zurückstellung faktisch ändert und dadurch komische Effekte passieren können.

4. *Echtes Multitasking* – diese Technik sieht vor, dass der zeitaufwendige Anteil der Routine in eine eigene Methode ausgelagert und im Hintergrund abgearbeitet wird. Parallel dazu kann der im Vordergrund weiterlaufende sogenannte *GUI-Thread* die Echtzeitreaktivität aufrechterhalten.

Was sind Threads?

Das Ausführungsmodell der meisten Betriebssysteme (darunter auch Windows) sieht vor, dass jedem Programm beim Start eine Prozessstruktur zugeordnet wird, die ihrerseits beliebig viele *Threads* (wörtlich übersetzt: Faden, zu Deutsch *Ausführungspfade*) enthalten kann. Jeder Prozess erhält von der Zeitplanungskomponente (Scheduler) des Betriebssystems eine dynamisch an die Systemauslastung und Systemaktivität angepasste Zeitscheibe, die sich wiederum auf diese Threads verteilt.

Auf einem System mit nur einem Prozessor laufen Prozesse bzw. deren Threads *quasiparallel*. Auf einem System mit mehreren Prozessoren (Hyperthreading-, Multicore-Systeme usw.) stehen mehrere Zeitscheiben zur Verfügung, sodass die Ausführung hier zumindest partiell echt-parallel erfolgen kann.

Da für die Umschaltung zwischen Prozessen und Threads allein das System verantwortlich ist, werden Sie als Programmierer „nur" mit den teils aber nicht einfach zu verstehenden Effekten des Multithreadings konfrontiert.

Unter einem Thread stellen Sie sich am besten einen gewöhnlichen Methodenaufruf vor, der sich wie üblich in eine Anweisungsfolge aufdröselt. Die Abarbeitung dieser Folge geschieht – wichtig – streng sequenziell und wird (etwas irreführend) als *synchrone* Ausführung bezeichnet. Die Anweisungsfolgen unterschiedlicher Threads laufen hingegen zueinander *asynchron*. Wie Sie gleich am praktischen Fall sehen werden, kann ein und derselbe Methodenaufruf „gleichzeitig" in mehreren Threads ausführt werden. Da sich das Betriebssystem nicht in die Karten schauen lässt, wie viel Zeit ein Thread tatsächlich hat und wann der Wechsel zwischen den Threads passiert, ist völlig unbestimmt, wer diesen Wettlauf gewinnt. Daher werden Sie im Zusammenhang mit Multithreading oft auch von einer *non-deterministischen* Ausführung lesen.

Typische Beispiele für zusätzliche Threads sind: Spracheingabe parallel zu Tastatur und Maus, Sender- und Empfänger-Warteschleife bei der Kommunikation mit anderen Systemen (wobei auf der Serverseite einer solchen Kommunikation ohne Weiteres auch mal 5000 Threads zusammenkommen können). Typisches Antibeispiel: Ein Raumschiff, das durch 30 Asteroiden manövrieren soll, und jeder Asteroid ist ein eigener Thread. Die Umschaltung zwischen Threads kostet etwas Zeit, die sich schnell summiert, und die Synchronisation von Threads ist eine Wissenschaft für sich – denn ganz ohne geht es nur in den einfachsten Fällen.

Haupt-Thread und GC-Thread

Wie man sich leicht überlegt, ist der Haupt- oder Vordergrund-Thread eines Programms immer die Methode `Main()`. In einer Windows-Anwendung besteht dieser Thread im Wesentlichen aus der Ereignisschleife und der aus dieser heraus erfolgenden Ereignisbehandlung. Kurzum, der gesamte grafische Schnickschnack und die damit verbundenen Ein- und Ausgaben laufen – auch bei WPF – alle im Vordergrund-Thread, der mit dem GUI-Thread identisch ist.

Wenn Ihr Programm, gleich ob es als Konsolen- oder Windows-Anwendung ausgelegt ist, keine Maßnahmen ergreift, von sich aus weitere Hintergrund-Threads zu starten, gibt es neben dem Vordergrund-Thread in jedem Fall noch einen weiteren Thread: den sogenannten *GC-Thread*. Dieser Thread wird vom System automatisch anlegt, und der darin ausgeführte Code stellt die Freispeicherverwaltung (Garbage Collector) des Programms dar.

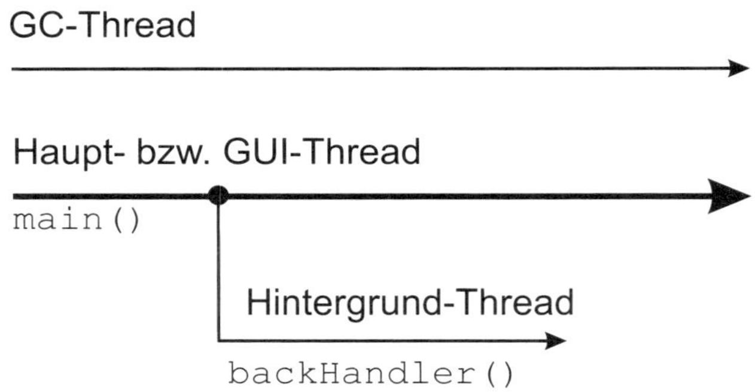

Abbildung 12.1 Thread-Szenario in einem .NET-Programm, das eine Ereignisbehandlung in einen Hintergrund-Thread ausgelagert hat

12.1.2 Thread-Pool

Nach dem, was Sie bisher von .NET und OOP kennengelernt haben, steht wohl zu erwarten, dass es für Multithreading schlicht eine Blackbox nach dem Schema „diese Methode bitte im Hintergrund ausführen und sich bitte selbst um die Details des Drumherums kümmern" gibt. Ganz recht: Der Name dieser (im Namensraum `System.Threading` angesiedelten) Klasse ist `ThreadPool` – zu bieten hat sie vor allem statische Methoden. `ThreadPool` reicht in vielen, wenn nicht gar den meisten Fällen aus und ist so einfach einzusetzen, dass der Code in Abbildung 12.2 samt Programmlauf eigentlich für sich sprechen sollte.

Einzige Besonderheit: Der `Sleep()`-Aufruf fungiert hier als Ersatz für „echte Arbeit". Er legt den jeweiligen Thread für die übergebene Anzahl an Millisekunden auf Eis und gibt den Rest der angefangenen Zeitscheibe ab, ohne den Prozessor weiter in Anspruch zu nehmen. Dieser kleine Trick ist hier notwendig, da die Zeitscheibe des Hintergrund-Threads leicht ausreichen würde, um zig `Output()`-Aufrufe abzuwickeln.

```
using System;
using System.Threading;

namespace ThreadpoolThreads
{
  class Program
  {
    static void Main(string[] args)
    {
      ThreadPool.QueueUserWorkItem(backHandler);
      for(int x = 1; x<5; x++)
        Output("Vordergrund: Schleife ", x);
      Console.ReadKey();
    }
    static void backHandler(object Context)
    {
      for(int x = 1; x<5; x++)
        Output("Hintergrund: Schleife ", x);
    }
    static void Output(string msg, int i)
    {
      Console.WriteLine(msg + i.ToString());
      Thread.Sleep(50);
    }
  }
}
```

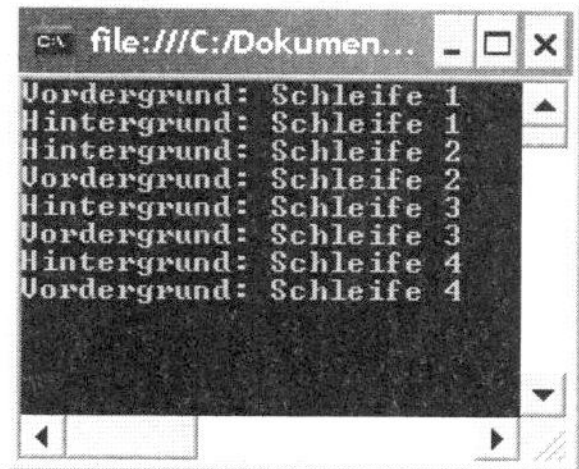

Abbildung 12.2 Ausführung einer Methode in einem *ThreadPool*-Thread. Die nicht so ohne Weiteres genauso reproduzierbaren Unregelmäßigkeiten in der Ausgabe zeigen, dass die Ausführung nicht deterministisch ist.

Start eines *ThreadPool*-Threads

Offensichtlich bestehen die Zutaten für einen `ThreadPool`-Thread aus:

1. einer in einem eigenen Thread auszuführenden Methode, die dem in der .NET-Klassenbibliothek vordefinierten Delegatentyp `WaitCallback` genügt – also einen `object`-Parameter erwartet und `void` liefert.
2. dem Aufruf `ThreadPool.QueueUserWorkItem()` unter Angabe der im Hintergrund auszuführenden Methode.

Der Rückgabewert von `QueueUserWorkItem()` gibt nur darüber Aufschluss, ob das Einstellen des Auftrags in den Thread-Pool geklappt hat. Eine weitere Steuermöglichkeit ist nicht vorgesehen.

Zwei Dinge sollten aber nicht unerwähnt bleiben: Erstens hat `QueueUserWorkItem()` noch eine weitere Überladung mit zusätzlichem `object`-Parameter, der die Übergabe eines Kontextes an die im Hintergrund auszuführende Methode ermöglicht. Zweitens ist der lapidare Aufruf

```
ThreadPool.QueueUserWorkItem(backHandler);
```

die seit C# 2.0 erlaubte abgekürzte Fassung von

```
ThreadPool.QueueUserWorkItem(new WaitCallback(backHandler));
```

Die ausführliche Formulierung zeigt, dass hier ein Delegatenobjekt des Typs `WaitCallback` für die Methode `backHandler()` instanziiert wird.

Hinweis

Wie der zweimal im Programmcode zu findende *Output()*-Aufruf zeigt, ist eine Methode nicht a priori einem bestimmten Thread zugeordnet. Sie kann – auch gleichzeitig – in verschiedenen Threads mehrfach ausgeführt werden.

Zwischenaufgaben

12–1 Formulieren Sie das in Abbildung 12.2 gezeigte Programm dahingehend um, dass `backHandler()` den Stringwert `"Hintergrund: Schleife"` über seinen Kontext bezieht.

12–2 Im vorgestellten Programm sind nur statische Methoden am Werk. Prüfen Sie, ob sich auch Instanzmethoden für die Ausführung im Hintergrund eignen. (Hinweis: Es gibt eine Minimallösung, die mit nur einer zusätzlichen Zeile und zwei kleinen Änderungen auskommt.)

```
using System;
using System.Threading;

namespace ThreadpoolThreads
{
  class Program
  {
    static void Main(string[] args)
    {
      int WorkerThreads, portThreads;
      ThreadPool.GetAvailableThreads(out WorkerThreads, out portThreads);

      Console.WriteLine("ThreadPool-Threads verfügbar: {0}", WorkerThreads);
      for (int x = 0; x < 10; x++)
        ThreadPool.QueueUserWorkItem(new WaitCallback(backHandler), x);
      Console.ReadKey();
    }
    static void backHandler(object Context)
    {
      Console.WriteLine("Thread {0}, Zeit: {1}.{2}", Context,
        DateTime.Now.ToLongTimeString(), DateTime.Now.Millisecond.ToString());
      Thread.Sleep(10000);
    }
  }
}
```

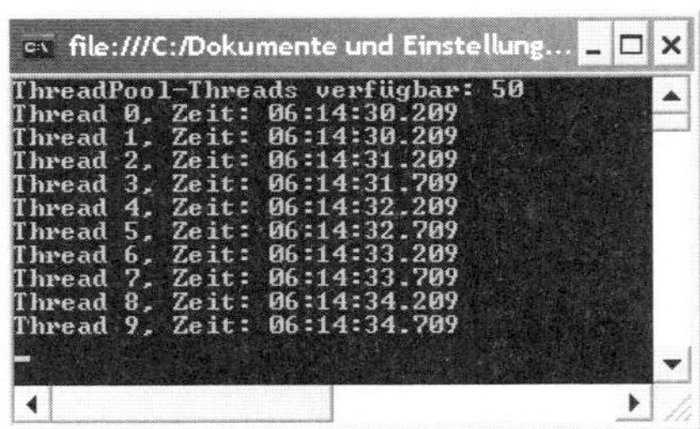

Abbildung 12.3 *ThreadPool*-Threads werden im Schnitt nur alle 500 ms angelegt.

12.1.2.1 Wissenswertes über Thread-Pools

Standardmäßig ist die `ThreadPool`-Datentypinstanz eines Prozesses pro verfügbarem Prozessor auf 25 Threads begrenzt, was man natürlich nicht als Konstante einbauen, sondern bei Bedarf über die `ThreadPool`-Methoden `GetMaxThreads()` und `GetAvailableThreads()` abfragen bzw. per `SetMaxThreads()` neu setzen sollte. Wenn zum Zeitpunkt des Aufrufs von `QueueUserWorkItem()` bereits sämtliche verfügbaren Threads beschäftigt sind, landet die Anforderung automatisch in einer Warteschlange, deren Kapazität im Prinzip unbegrenzt ist.

Timing

Nicht ohne Fallstricke ist das von der Klasse `ThreadPool` standardmäßig verwendete Timing, wie ein Lauf des Programms in Abbildung 12.3 demonstriert. Auch wenn der Pool auf dem dort verwendeten Hyperthreading-System 50 Threads umfasst, sofort starten lassen sich nur zwei Threads. Die anderen lassen sich je 500 ms Zeit, bevor sie die Bühne betreten. Bereits gestartete `ThreadPool`-Threads, die ihren Job abgearbeitet haben, bleiben eine Zeit lang in Bereitschaft und lassen sich ohne Zeitverzögerung weiterverwenden. Falls Sie eine bestimmte Mindestzahl von Threads sofort starten wollen: Abfragen und Setzen lässt sich dieses Verhalten mittels `GetMinThreads()` bzw. `SetMinThreads()`.

12.1.3 Nackte Threads

Wer an die Dinge heranwill, die bei `ThreadPool` hinter dem Vorhang der Verkapselung verschwinden, bekommt es auch in C# mit Kleinarbeit zu tun. Im Gegenzug erhält er über die Klasse `Thread` und ihre Instanzen die Möglichkeit, das volle Potenzial der Mulithreading-Programmierung bis ins Letzte auszuschöpfen.

Atomares Element eines nackten Threads ist im einfachsten Fall eine Methode, deren Prototyp noch etwas sparsamer als der für `ThreadPool`-Threads ausgelegt ist: Der Delegatentyp `ThreadStart` steht für die einfachste aller Methoden ohne Aufrufparameter und mit `void` als Ergebnis. Damit ist er folgendermaßen definiert:

```
public delegate void ThreadStart();
```

Eine auf diesen Typ passende Methode wäre etwa:

```
void myThread()
{
   Console.WriteLine(AppDomain.GetCurrentThreadId());
};
```

Der Konstruktor der Klasse `Thread` erwartet eine Delegateninstanz dieses Typs als Parameter:

```
Thread BG = new Thread(myThread);
```

Der Konstruktor der Klasse `Thread` ist vierfach überladen und lässt neben einer Angabe der gewünschten maximalen Stackgröße auch noch einen weiteren Delegatentyp namens `ParameterizedThreadStart` zu, der nichts weiter als eine Umbenennung des schon vorgestellten Typs `WaitCallback` ist.

Wichtig: Der Konstruktor initialisiert nur die durch das `Thread`-Objekt repräsentierte Verwaltungsstruktur, den Thread selbst startet er jedoch nicht. Für die weitere Steuerung stehen Instanzmethoden wie `Start()`, `Suspend()`, `Resume()` und `Abort()` zur Verfügung. `IsXxx()`-Methoden wie `IsAlive()`, `IsBackground()` sowie das Instanzdatenfeld `ThreadState` geben Auskunft über die Art und den Status des Threads.

Eine Referenz auf das `Thread`-Objekt, das den jeweils eigenen Thread des aufrufenden Codes verwaltet, liefert die statische Methode `Thread.CurrentThread()`. Scherze wie `Thread.CurrentThread.Suspend()` sollte man sich – zumindest aus dem Vordergrund-Thread heraus – allerdings verkneifen, es sei denn, ein anderer Thread erlöst den Thread wieder aus seinem Dornröschenschlaf.

Die von `myThread` aufgerufene Methode `GetCurrentThreadId()` ermittelt die sogenannte Thread-ID, eine eindeutige Nummer, unter der das Betriebssystem den Thread verwaltet. Alternativ lässt sich eine nur für .NET-Threads geltende Nummer auch über die `ManagedThreadId`-Eigenschaft des `Thread`-Objekts in Erfahrung bringen.

```
using System;
using System.Threading;

namespace Threads
{
  class Program
  {
    static bool cancel = false;
    static void Main(string[] args)
    {
      Thread BG = new Thread(myThread);
      BG.Start();
      Thread.Sleep(1000);
      cancel = true;
      Console.ReadKey();
    }
    static void myThread()
    {
      while (!cancel)
      {
        Console.WriteLine("Hintergrund: arbeite");
        Thread.Sleep(100);
      }
      Console.WriteLine("Hintergrund: fertig");
    }
  }
}
```

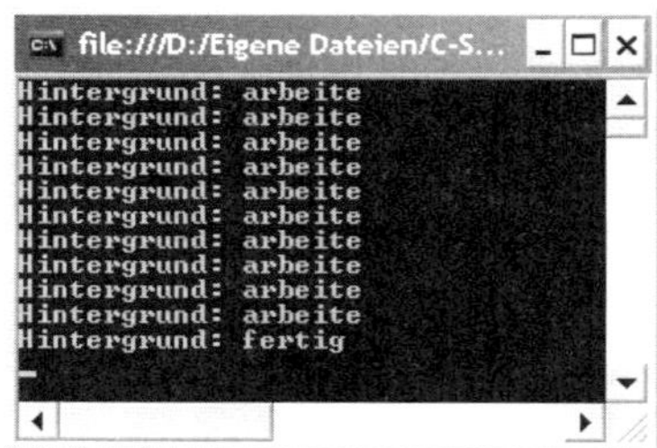

Abbildung 12.4 Steuerung eines Threads über Elemente in der gemeinsamen Umgebung. Der Haupt-Thread startet einen Hintergrund-Thread, wartet eine Sekunde und beendet ihn dann durch Setzen einer Zustandsvariable.

Anonyme Methoden

Um die sprachliche Seite erst mal noch weiter auszuleuchten: Seit C# 2.0 unterstützt die Sprache ja das Konzept der anonymen Methoden, das den Formalismus für den Start eines Threads minimiert – man schreibt die Anweisungsfolge des Threads einfach als Körper der anonymen Methode hin:

```
Thread BG = new Thread(delegate() { Console.WriteLine("Hello Thread");
});
BG.Start();
```

12.1.4 Gefährliche „Umstände"

Das Tolle und zugleich der größte Fallstrick bei der Programmierung mit mehreren Threads ist die gemeinsame Umgebung – gemeint sind damit erstens die Elemente der umgebenden Klasse und zweitens sämtliche Objekte in der Programmumgebung wie beispielsweise `AppDomain`, auf die Code in einer Anwendung generell Zugriff hat.

Probates Mittel, um einen in einer Schleife vor sich hin arbeitenden Hintergrund-Thread zum Abbruch zu bewegen, ist die Verwendung einer Zustandsvariablen als Schleifenkriterium, die der Vordergrund-Thread setzt, wenn es an der Zeit ist. Der in Abbildung 12.4 gezeigte Code und Programmlauf zeigt das Prinzip.

`Abort()` ist hingegen nur als Notbremse gedacht, um einen außer Tritt geratenen Thread wieder loszuwerden. Diese Methode löst im betroffenen Thread eine `ThreadAbortException`-Ausnahme aus, die dieser behandeln kann, um noch notwendige Abschlussarbeiten zu erledigen (hierzu lesen Sie im zweiten Teil der Lektion noch mehr).

Fallstricke

So viel zum Segen der gemeinsamen Umgebung; nun ein Wort zu den Fallstricken. Wie das Beispielprogramm in Abbildung 12.4 zeigt, greifen hier Vordergrund- und Hintergrund-Thread unbehelligt auf ein und dieselbe Variable zu. Da die Umschaltung zwischen den Threads eines Prozesses im Prinzip zwischen je zwei Maschinenbefehlen (!) erfolgen kann, ist das hier nur deshalb kein Problem, weil der Lesezugriff und auch der setzende Schreibzugriff auf elementare Datentypen wie `bool`, `int`, `float`, `double`, aber auch für Objektvariablen mit Referenztyp zu den sogenannten *atomaren Operationen* gehört.

Allgemein heißt es ja: Wenn zwei sich streiten, freut sich der Dritte. Für Streitereien zwischen Threads gilt diese Volksweisheit eher nicht. Hier ist es so, dass sich der Dritte – meist der Kunde – gehörig ärgert. Anders sähe der Fall nämlich aus, wenn einer der zwei Threads versuchen würde, auf ein gemeinsam genutztes Datenelement in einer Anweisung lesend und schreibend zuzugreifen:

```
int x = 100;
void ThreadA()
{
  ...
  x++;
}
void ThreadB()
{
  x = 1000;
  Thread.Sleep(10);
  if( x < 1000)
    unmöglich();
}
```

Hier wäre aufgrund der möglichen Präemption (Thread-Wechsel) im Verlauf der drei mit `x` operierenden Anweisungen eine Reihe von Seltsamkeiten möglich, die womöglich nur in einem von Hunderttausenden von Programmläufen auftreten würden. Tatsächlich besteht sogar eine Restwahrscheinlichkeit, dass die Methode `unmöglich()` irgendwann zum Aufruf kommt. Bevor Sie weiter lesen, überlegen Sie ruhig selbst erst einmal, warum.

Ursache wäre ein Fall, der in der Literatur als *Racebedingung* bezeichnet wird. Obwohl `x++` recht harmlos aussieht, löst sich die Operation je nach Zielplattform in bis zu drei Prozessorbefehle auf:

1. Lade den Wert von `x` in ein Register,
2. addiere 1 hinzu,
3. schreibe das Ergebnis zurück in die Speicherzelle `x`.

Nun wäre der folgende Fall denkbar: `ThreadA()` hat gerade `x` mit dem Initialisierungswert 100 ins Register geladen, als seine Zeitscheibe zu Ende ist. `ThreadB()` setzt `x` auf 1000 und gibt die Ausführung kurz ab. `ThreadA()` kann nun seine Operation zu Ende führen. Die Methode schreibt 101 als neuen Wert in den Speicher von `x` und endet dann. Wieder an der Reihe wertet `ThreadB()` die Bedingung der `if`-Anweisung aus und ermittelt `true` ...

Kritische Abschnitte

Der einfachste Mechanismus, um aus einem solchen Miteinander ein konfliktfreies Nacheinander zu machen – im gegebenen Fall also dafür zu sorgen, dass einer der beiden Threads seine Manipulation komplett ausführt, bevor der andere zum Zuge kommt – hört auf den Namen *Critical Section* und sieht in der am häufigsten verwendeten Form in C# so aus:

```
lock(this)
{
  // Zugriffe auf eine gemeinsame
  // (Objekt)variable
}
```

Die Funktionsweise: Wenn sich Thread A gerade in einem mit `lock(ObjektA)` geklammerten kritischen Codeabschnitt befindet und Thread B `lock(ObjektA)` – mit demselben `ObjektA` – ausführt, dann bleibt B so lange in dem Funktionsaufruf `lock(ObjektA)` stecken, bis A das Ende des geklammerten Codeabschnitts erreicht hat. (Ob es sich bei A und B um identische oder verschiedene Codeabschnitte bzw. Methoden handelt, spielt dabei keine Rolle.)

Handelsübliche Dokumentationen erläutern gewöhnlich, dass „man mit `lock()` das Objekt sperrt". Leider ist die intuitive Lesart, die sich über die wörtliche Übersetzung ergibt, aus technischer Sicht völliger Unsinn: `lock` sperrt nicht das genannte Objekt – ein Objekt mit Werttyp wäre als Parameter von `lock()` ohnehin nicht zulässig –, sondern den aufrufenden Thread, damit er ein auch in anderen Threads verwendetes Objekt nicht beschädigt. Das als Parameter genannte Objekt dient hier als Zustandsvariable, gleich einer Ampel, die nur einen Thread in den kritischen Abschnitt lässt und alle anderen aussperrt, bis Ersterer seinen `lock()`-Abschnitt beendet hat.

Anders gesagt: Wenn zwei Threads gleichzeitig mit `lock()` versuchen, sich bei Zugriffen auf ein gemeinsam verwendetes Objekt aus dem Weg zu gehen, hält das einen dritten Thread nicht im Mindesten davon ab, „bei Rot über die Ampel zu fahren" und ebendieses Objekt ohne ein `lock()` – und damit unsynchronisiert – zu verändern (was natürlich einen Programmierfehler darstellt).

Im vorgestellten Beispiel reicht es also nicht zu schreiben:

```
void ThreadA()
{
  ...
  lock(this)
  {
    x++;
  }
}
```

Damit der geschilderte Fall vermieden wird, gehört auch in `ThreadB()` ein `lock()`:

```
void ThreadB()
{
  lock(this)
  {
    x = 1000;
  }
    Thread.Sleep(10);
    if( x < 1000)
      unmöglich();
}
```

Um unterschiedliche Ressourcen vor Kollisionen zu schützen, sind auch unterschiedliche Informationsträger notwendig. Da `lock()` das als Parameter angegebene Objekt nicht als solches sperrt, sondern nur als Informationsträger verwendet, lässt sich hier im Prinzip jedes Objekt benennen. Nur ungeboxte Werttypen sind, wie schon angemerkt, nicht verwendbar. Solange sich alle betroffenen Threads also daran halten, Zugriffe auf `ObjectA` mit einem `lock(ObjectB)` abzusichern, funktioniert das natürlich genauso.

In Methoden einer Klasse, die in sich thread-sicher sein sollen, sollte sich `lock()` sinnvollerweise auf die eigene Objektinstanz beziehen:

```
public void AddElem(...)
{
  lock(this)
  {
    // Einbau des neuen Elements
  }
}
```

Bei statischen Methoden (die ja kein `this` kennen) lässt sich mit `typeof(Klasse)`, also dem Typobjekt des Datentyps arbeiten:

```
public static void AddElem(...)
{
  lock(typeof(MyClass))
  {
    // ...
  }
```

Deadlocks

Ein großes Problem im Zusammenhang mit kritischen Abschnitten sind sogenannte *Deadlocks*. Ein Deadlock kann entstehen, wenn zwei Threads mindestens zwei unterschiedliche Sperren `lock(A)` und `lock(B)` einsetzen und sich damit gegenseitig aussperren. Dazu muss lediglich die Bedingung erfüllt sein, dass Thread A im ersten kritischen Abschnitt steckt und in `lock(B)` auf das Freiwerden des zweiten kritischen Abschnitts wartet, während Thread B im zweiten kritischen Abschnitt steckt und in `lock(A)` auf den ersten kritischen Abschnitt wartet. Um solche Deadlocks zu vermeiden, dürfen sich kritische Abschnitte in einem Thread also nicht überlappen. Eine Lösung stellt der Einsatz eines dritten kritischen Abschnitts dar, der beide Ressourcen (A und B) schützt.

Kritische Abschnitte sind allerdings nur das grundlegende Synchronisierungsmittel. Das vorgestellte `i++`-Problem hätte man auch mit den Mitteln der Klasse `Interlocked` lösen können. Ihre Methoden stellen die schnellste Möglichkeit dar, bestimmte elementare Operationen wie Addition, Inkrement, Dekrement, Wertaustausch etc. zu atomisieren.

Das C#-Schlüsselwort `lock()` rekurriert seinerseits auf die Klasse `Monitor`, die nicht nur für methodenübergreifende kritische Abschnitte das Mittel der Wahl darstellt, sondern mit ihrer Methode `TryEnter()` auch ein wirksames Mittel zur Prävention von Deadlocks zur Verfügung stellt.

Events, Mutexe und Semaphoren stellen weitere, komplexere Synchronisationskonzepte dar, in die Sie sich bei Bedarf anhand der MSDN-Hilfe jederzeit selbst einarbeiten können.

Zwischenaufgaben

12–3 Schreiben Sie ein Konsolenprogramm *ThreadSorter*, das in eine Instanz der Klasse `System.Collections.SortedList` 9000 Elemente einfügt. Implementieren Sie dafür eine Methode `Worker()`, die diese Arbeit parallel in drei Ausführungspfaden erledigen kann, und starten Sie `ThreadPool`-Threads dafür. Stoppen Sie den Haupt-Thread für eine Sekunde, und geben Sie dann die Anzahl der tatsächlich eingefügten Elemente aus. Vergleichen Sie in mehreren Läufen die Ergebnisse der synchronisierten und der unsynchronisierten Fassung von `Worker()`.

12–4 Schreiben Sie die Implementation auf ein dreielementiges `Thread`-Array um, und synchronisieren Sie die Hintergrund-Threads per `Join()` mit dem Haupt-Thread.

12.1.5 Asynchrone Operationen

Eine echte Thread-Steuerung mit `Start()`, `Suspend()`, `Interrupt()`, `Resume()` etc. auf der Basis von `ThreadState` ist in den seltensten Fällen wirklich erforderlich.

Meist reicht es, wenn sich der startende Thread über den Ablauf einer asynchronen Operation nur informieren lässt und bei Bedarf die Notbremse ziehen kann – jeweils nach dem in Abbildung 12.4 vorgestellten Prinzip.

Da .NET in Form der asynchronen Hintergrundoperationen gerade in dieser Richtung noch einiges mehr zu bieten hat, sollte es nicht verwundern, in der .NET-Klassenbibliothek dafür auch ein vorgefertigtes Konzept im passenden OOP-Gewand vorzufinden. Der informale Kern dafür steckt in der `IAsyncResult`-Schnittstelle, die vier Nur-Lesen-Eigenschaften fordert:

```
public interface IAsyncResult
{
  object AsyncState { get; };
  WaitHandle AsyncWaitHandle { get; };
```

```
    bool CompletedSynchronously { get; }
    bool IsCompleted { get; }
  }
```

`AsyncState` liefert das Kommunikationsobjekt und `AsyncWaitHandle` das Synchronisationsobjekt.

Asynchroner Aufruf per Delegat

Den operationalen Kern der Lösung steuert das Delegaten-Konzept bei, womit sich eine Möglichkeit für den passgerechten asynchronen Aufruf einer *jeden* Methode eröffnet. Schließlich lässt sich für jede Methode ein Delegatentyp definieren und auch instanziieren. Zur Ausstattung von Delegatenobjekten gehört neben der bereits in Lektion 6 angesprochenen, synchron ausgeführten `Invoke()`-Methode auch das Pärchen `BeginInvoke()` und `EndInvoke()`, das für die Abwicklung asynchroner Aufrufe zuständig ist. `BeginInvoke()` startet die asynchrone Ausführung der dem Delegatenobjekt zugeordneten Aufrufliste und liefert die passende Informationsstruktur dazu als Funktionswert in Form eines von `IAsyncResult` abstammenden Objekts zurück. Das optional einsetzbare `EndInvoke()` ermöglicht dem rufenden Thread die Resynchronisation nach dem Muster von `Join()`.

Der Trick dabei: Der Compiler passt die Signatur von `BeginInvoke()` dynamisch an den jeweiligen Delegatentyp an – führt also dessen Parameterliste auf – und ergänzt zwei weitere Parameter. Einen mit dem Delegatentyp `AsyncCallback`, der es dem aufrufenden Thread ermöglicht, eine Rückrufmethode zu registrieren, die den Abschluss der asynchronen Operation kundtut und – wichtig – im Kontext des Hintergrund-Threads ausgeführt wird. Der andere Parameter ermöglicht es, für diesen Aufruf ein Kontextobjekt des Typs `object` bereitzustellen, das die Rückrufmethode bei ihrem Aufruf in der Eigenschaft `AsyncState` vorfindet. Wo die wiederum herkommt, sollte die Definition von `AsyncCallback` erklären:

```
public delegate void AsyncCallback (IAsyncResult ar);
```

Das alles klingt etwas reißerisch – und ist es auch. Am besten, Sie lassen sich die vorstehende, sicherlich nicht leicht zu verdauende Beschreibung noch einmal anhand der nachfolgend entwickelten Alternativlösung für Aufgabe 12.4 auf der Zunge zergehen. Im einfachsten Fall sieht sie so aus:

```
static SortedList sl = new SortedList(9000);
static void Main()
{
  WaitCallback wc = Worker;
  wc.BeginInvoke(0, null, null);
  wc.BeginInvoke(3000, null, null);
  wc.BeginInvoke(6000, null, null);
  Thread.Sleep(1000);                  // Resynchronisation
  Console.WriteLine(sl.Count);
  Console.ReadKey();
}
```

Die völlig im Nebel stochernde `Sleep()`-Anweisung lässt sich mit passenden `End-Invoke()`-Aufrufen loswerden, die ihrerseits aber wissen wollen, worauf sie warten:

```
...
IAsyncResult[] aResArr = new IAsyncResult[3];
for (int i = 0; i < 3; i++)
  aResArr[i] = wc.BeginInvoke(i * 3000, null, null);
for (int i = 0; i < 3; i++)
  wc.EndInvoke(aResArr[i]);          // Resynchronisation
Console.WriteLine("HauptThread ID: {0} hat resynchronisiert",
                  Thread.CurrentThread.ManagedThreadId);
...
```

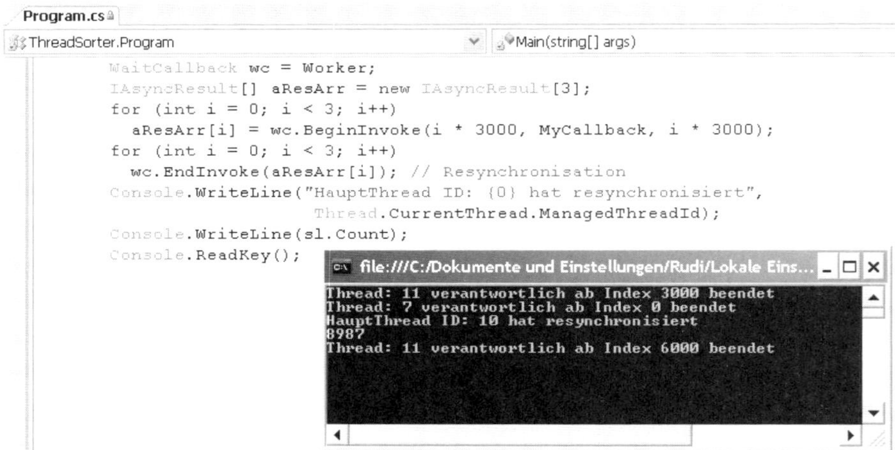

Abbildung 12.5 Die Ausgabe des *ThreadSorter*-Programms mit unsynchronisierten *Add()*-Aufrufen in der *Worker()*-Methode zeigt, dass die Threads einige Kollisionen verursacht haben. Fragen wirft allerdings die Arbeitsweise von *BeginInvoke()* auf.

Weiter zur nächsten Klippe, dem Rückruf. Eine passende Methode, die zugleich ausgibt, von welchem Thread mit welchem Kontext sie aufgerufen wird, wäre:

```
static void MyCallback(IAsyncResult iarr)
{
  Console.WriteLine("Thread: {0} verantwortlich ab Index {1} beendet",
                    Thread.CurrentThread.ManagedThreadId,
                    iarr.AsyncState);
}
```

und die Registrierung samt richtigem Parameter, na ja:

```
aResArr[i] = wc.BeginInvoke(i * 3000, MyCallback, i * 3000);
```

Abbildung 12.5 zeigt das Ergebnis eines Programmlaufs mit verschiedenen Auffälligkeiten.

1. Erwartungsgemäß gehen einige Listenelemente verloren, wenn die `Add()`-Operation nicht durch einen kritischen Abschnitt geschützt wird.
2. Der Rückruf findet im Kontext des Hintergrund-Threads (vgl. die Thread-IDs) statt, kann aber auch erst nach Rückkehr der Ausführung aus `EndInvoke()` zur Ausführung kommen.

3. Die Thread-IDs des zweiten und dritten Threads sind gleich. Das legt die Vermutung nahe, dass Delegatenobjekte ihre asynchronen Aufrufe über die `ThreadPool`-Klasse abwickeln. Eine passender `SetMinThreads()`-Aufruf bestätigt diese These und beseitigt das Problem. Wenn Sie sich nun fragen sollten, wie ein `ThreadPool`-Thread dazu gebracht wird, zu kommunizieren? Über den von `WaitCallback` geforderten `object`-Parameter.

Zwischenaufgabe

12–5 Für die Resynchronisation mit dem Haupt-Thread kann auch das `IAsyncResult`-Synchronisationsobjekt benutzt werden. Arbeiten Sie sich in Events ein, und schreiben Sie das Programm aus Abbildung 12.5 so um, dass der folgende Code die gesamte Resynchronisation übernimmt:

```
WaitHandle.WaitAll(whArr);
```

12.1.6 Synchronisation mit GUI-Objekten

Es gibt in der .NET-Klassenbibliothek eine Reihe von Klassen, deren Implementationen von sich aus die Möglichkeit eines asynchronen Aufrufs bestimmter Methoden anbieten. Die meisten von ihnen arbeiten nach dem `BeginXxx()`/`EndXxx()`-Muster und bieten nichts weiter als einen bequemeren und typspezifischen Zugang in die Welt der asynchronen Operationen, ohne von dem vorgestellten allgemeinen Schema großartig abzuweichen.

Auch wenn Sie der bisherigen Diskussion gut gefolgt sind, für die eingangs vorgeschlagene Aufspaltung länglicher Ereignisbehandlungen in einen synchronen und einen asynchronen Teil fehlt Ihnen noch eine weitere Technik: der synchronisierte Zugriff auf GUI-Objekte, also auf Steuerelemente und alles, was von `Control` eben so abstammt.

Während .NET 1.x unsynchronisierte Zugriffe aus dem Hintergrund noch als Kavaliersdelikt behandelte und nur in groben Fällen mit Laufzeitfehlern geahndet hat, geht .NET 2.0, das durch NET 3.x nur erweitert, nicht jedoch ersetzt wird, wesentlich rigoroser zu Werke. Noch nicht einmal eine `Text`-Eigenschaft darf ein Hintergrund-Thread ungestraft unsynchronisiert anfassen. Abbildung 12.6 zeigt eine Windows Forms-Anwendung, die es dennoch versucht.

Invoke()

Zur Umschiffung dieser Problematik gibt es die Familie der `Invoke()`-Methoden. Windows Forms-Steuerelemente erben diese von `Control`, WPF-Steuerelemente erben ein `Dispatcher`-Objekt als Eigenschaft, das diese Methoden (mit Familienzuwachs und in etwas reichhaltigerer Ausstattung) einbringt. Leider ist die Namensgebung des grundlegenden Triplets `Invoke()`, `BeginInvoke()` und `EndInvoke()` etwas ungeschickt, was schon so manche Verwirrung gestiftet hat.

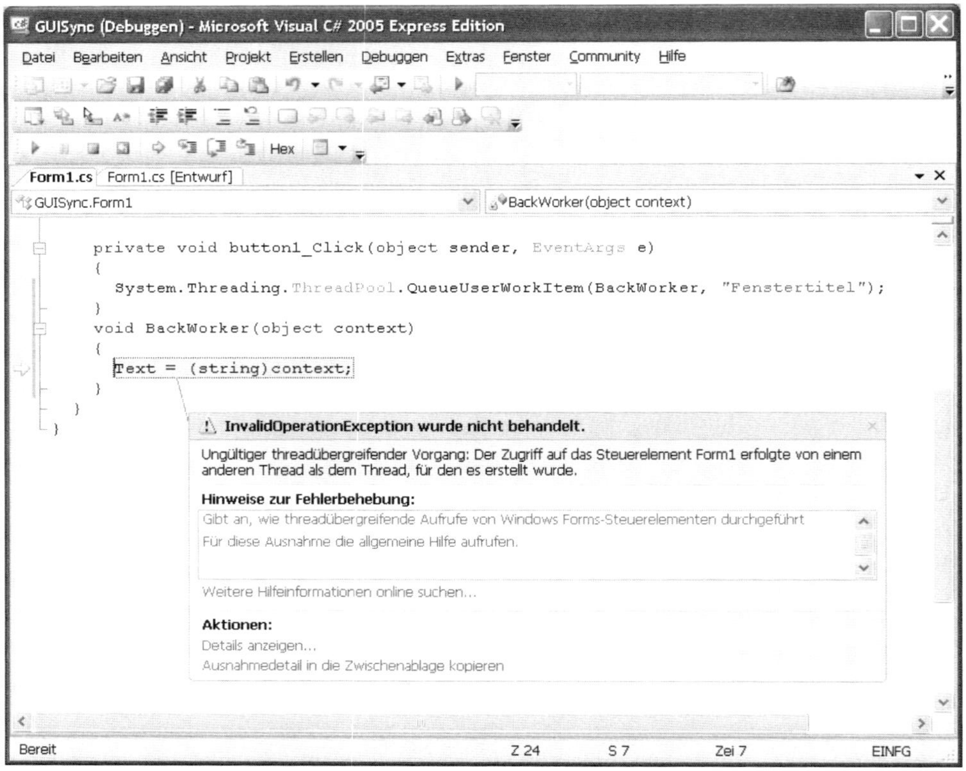

Abbildung 12.6 In Windows Forms 2.0 und WPF sind unsynchronisierte Zugriffe auf GUI-Elemente vom Hintergrund aus nicht erlaubt.

`Invoke()` lässt sich aus dem Hintergrund aufrufen und führt einen synchronisierten Methodenaufruf im Thread-Kontext des GUI-Threads aus – genauer gesagt erfolgt der Aufruf im Kontext desjenigen Threads, der das `Control`- bzw. `Dispatcher`-Objekt instanziiert hat. Der Hintergrund-Thread wird dabei so lange blockiert, bis der Aufruf ausgeführt ist. Ein eventuelles Ergebnis liefert die Methode in generischer Form als `object`-Objekt zurück.

```
private void button1_Click(object sender, EventArgs e)
{
  System.Threading.ThreadPool.QueueUserWorkItem(BackWorker,
    "Fenstertitel");
}
delegate void GUISyncer(string s);
void BackWorker(object context)
{
  button1.Invoke(new GUISyncer(SyncCB), context);
}
void SyncCB(string text)
{
  Text = text;
}
```

In der Code-behind-Datei einer vergleichbaren WPF-Anwendung sieht es nicht viel anders aus. Als rein stilistische Maßnahme ist der Code für den Rückruf in `BackWorker()` hier inline formuliert:

```
void BackWorker(object context)
{
  GUISyncer gs = delegate(string text) { Title = text; };
  button1.Dispatcher.Invoke(DispatcherPriority.ApplicationIdle,
    gs, context);
}
```

Im Unterschied zur `Control`-Variante erwartet die `Dispatcher`-Variante die Angabe einer Ausführungspriorität. Die `enum`-Klasse `DispatcherPriority` definiert hierfür ein Schema mit zwölf unterschiedlichen Prioritäten, die auf verschiedene Systemzustände und Aufgaben bezogen sind – und vom Scheduler lastabhängig gewichtet werden. Am besten ist in den meisten Fällen schlicht der Wert `Normal`:

```
enum DispatcherPriority{Invalid, Inactive, SystemIdle, ApplicationIdle,
  ContextIdle, Background, Input, Loaded, Render, DataBind, Normal, Send}
```

BeginInvoke(), EndInvoke()

Rückrufe in den Thread-Kontext des GUI-Objekts lassen sich mittels `BeginInvoke()` auch asynchron absetzen. Der Hintergrund-Thread kann dann ohne Unterbrechung weiterarbeiten und ein anfallendes Ergebnis bei Gelegenheit später über einen `EndInvoke()`-Aufruf einsammeln. Die folgende, erweiterte Variante des – zugegeben – nicht wirklich sinnvollen Windows Forms-Programms führt zwei asynchrone Rückrufe auf den GUI-Thread aus. Der erste setzt die `Text`-Eigenschaft des Formulars neu und liefert die alte Fensterbeschriftung zurück; der zweite überträgt die alte Fensterbeschriftung in die `Text`-Eigenschaft des `Button`-Objekts `button1`.

```
delegate void GUISyncer(string s);
delegate string GUISyncerWithResult(string s);
void BackWorker(object context)
{
  IAsyncResult iRes = BeginInvoke(new GUISyncerWithResult(SyncCBWithRes),
context);
  string res = (string) EndInvoke(iRes);
  button1.BeginInvoke(new GUISyncer(SyncCB), res);
}
string SyncCBWithRes(string text)
{
  string res = Text;
  Text = text;
  return res;
}
void SyncCB(string text)
{
  button1.Text = text;
}
```

Obwohl die Steuerelemente einer Windows-Anwendung derzeit noch alle in ein und demselben Thread ausgeführt werden, ist der Code zukunftssicher, indem er seine Rückrufe jeweils auf das GUI-Objekt synchronisiert, dessen Eigenschaften er manipuliert.

Zwischenaufgabe

12–6 Schreiben Sie die Anwendung PicView aus Lektion 7 dahingehend um, dass das Laden des Bildes die Reaktivität der Benutzeroberfläche nicht wesentlich beeinträchtigt, auch wenn das Bild sehr groß ist oder auf einem Datenträger mit langsamem Zugriff gelegen ist.

12.2 Finalisierung

Wenn Sie sich schon einmal mit einer klassischen OOP-Sprache wie C++ oder Delphi beschäftigt haben, werden Sie sich vielleicht daran erinnern, dass der Konstruktor in diesen Sprachen im *Destruktor* einen wichtigen Gegenspieler hat. Stackobjekte werden im Objektmodell dieser Sprachen umgehend und deterministisch und zerstört, wenn ihr Stack-Frame ungültig geworden ist. Und Heap-Objekte müssen mit peinlicher Sorgfalt über `delete`-Aufrufe selbst entsorgt werden. Den operationalen Kern bildet in beiden Fällen der Destruktor, in dem auch der Code für die weitergehende Destruktion abhängiger Objekte und der Finalisierungscode für die Freigabe belegter Ressourcen zu finden ist.

Ein wenig Furore gab es in der OOP-Gemeinde ja schon, als mit Ankündigung von .NET bekannt wurde, dass das zugehörige Objektmodell mit einem asynchronen Finalisierungskonzept arbeiten würde. Da wurden Fragen laut wie: Geht das überhaupt? Gibt es nicht Fälle, wo ein synchroner Destruktor unverzichtbar ist? Wann ist überhaupt noch ein Destruktor notwendig? Was passiert, wenn bei der asynchronen Finalisierung eine Ausnahme auftritt? Wie sicher ist die Finalisierung, wenn weder die Reihenfolge noch der Zeitpunkt der Destruktion festliegen?

12.2.1 Destruktion

Auch wenn das Zerstörungskonzept von .NET eine Abtrennung der Ressource *Speicher* von anderen Ressourcen vorsieht, laufen im .NET-Objektmodell die Begriffe *Finalisierung* und *Destruktion* vom Kern her auf dasselbe hinaus: Der Compiler garantiert beim Ableben eines Objekts implizit den Aufruf einer spezifischen Methode namens `Finalize()`, sofern der zugehörige Datentyp eine solche vorsieht. Die formal in der C++-Tradition stehende Implementation des Destruktors der Sprache C# zeigt, dass die Destruktion Vererbung einbezieht und als Spezialfall der Finalisierung anzusehen ist. Eine Definition wie

```
~MyClass()
{
   // Aufräumcode
}
```

setzt der Compiler implizit um in

```
protected override void Finalize()
{
   try
```

```
    {
        // Aufräumcode
    }
    finally
    {
       base.Finalize();
    }
}
```

Um keine semantischen Unstimmigkeiten entstehen zu lassen, behandelt der C#-Compiler eine Überschreibung – und auch den direkten Aufruf – der `Finalize()`-Methode als Fehler. Auch versteht sich, dass die Syntax direkte Aufrufe des Destruktors aus dem Code heraus verbietet.

12.2.2 Garbage Collection

Obwohl die Destruktorsytnax für verwalteten Code nicht anders aussieht als bei standardgerechtem C++, ist die Semantik völlig anders: Erstens muss ein Destruktor nur dann implementiert werden, wenn das Objekt mit unverwalteten Objekten bzw. wertvollen Ressourcen hantiert; zweitens ist für verwaltete Objekte, die mit `new` angelegt wurden, kein `delete` erforderlich, weil dieses Schlüsselwort in C# gänzlich unbekannt ist.

Das Einsammeln, Finalisieren und Abräumen nicht mehr benötigter – weil nicht mehr referenzierter – verwalteter Objekte fällt in den Aufgabenbereich des in einem Hintergrund-Thread (mit niedriger Priorität) agierenden Garbage Collectors (kurz: GC), mit der Konsequenz, dass ggf. implementierter Finalisierungscode gleichfalls asynchron ausgeführt wird. Wann und in welcher Reihenfolge das passiert, darüber darf der Code in der Regel keine Annahmen machen. Faktisch tritt der GC ohne besondere Maßnahmen erst dann in Aktion, wenn der (verwaltete) Heap knapp wird oder der Vordergrund-Thread auf eine Benutzeraktion wartet (in Windows: `GetMessage()` aufruft, und die Warteschlange ist leer) oder sonstwie blockiert wird – beispielsweise durch das Warten auf die Signalisierung eines `WaitHandle`-Ereignisses. Demnach kann sich auch die Finalisierung beliebig verzögern, in weniger speicherintensiven Anwendungen ggf. sogar bis zum Programmende, was sich nicht in jedem Fall als *Ultima Ratio* erweist.

Dass solche Effekte nicht nur nach speziellen Programmiertechniken, für die die Sprache C# sogar etwas in petto hat, sondern auch nach einem Hintertürchen geradezu schreien, versteht sich, und es verwundert auch nicht, wenn das .NET Framework in Form der Klasse `System.GC` eine zwar versiegelte, aber dennoch höchst offizielle Klasse für die programmseitige Steuerung des GC bereitstellt. Die prominenteste unter den sieben statischen Methoden dieser Klasse ist `Collect()`, die einen Lauf des Garbage Collectors erzwingt und die synchrone, kollektive Freigabe nicht mehr benötigter Speicherressourcen ermöglicht.

12.2.3 Zombies

Ein Lauf des GC umfasst mehrere Teilaufgaben: Zunächst durchläuft er alle verwalteten Objekte und erstellt eine Liste derjenigen, zu denen keine vom Stack ausgehende Verweiskette mehr führt. Da der Programmcode solche Objekte, wie man sich leicht überlegt, dann weder direkt noch indirekt mehr ansprechen kann, ist ihre Entsorgung bedenkenlos möglich. Für Objekte ohne `Finalize()`-Methode heißt dies schlicht: Freigabe des Speichers mit erforderlichenfalls nachfolgender Reorganisation des Heaps noch im gleichen GC-Lauf.

Objekte mit `Finalize()`-Methode sind weniger pflegeleicht: Bereits während der `new`-Operation in der sogenannten *Finalization Queue* registriert, existiert auf ein solches Objekt nach wie vor ein Verweis, den der GC beim Sammeln in die *Pending Finalizers Queue* verschiebt. Da diese Liste im Weiteren asynchron abgearbeitet wird, kann die Freigabe des Speichers für diese Objekte frühestens im nächsten GC-Lauf erfolgen, eben wenn der Finalisierungscode ausgeführt und auch die letzte Referenz erloschen ist.

Asynchrone Finalisierung bedeutet im Klartext: `Finalize()`-Methoden werden in einem anderen Thread ausgeführt als der übrige Programmcode – und führen in die Abgründe der Multithreading-Programmierung. Für Code, der nicht auf eine „irgendwann stattfindende“ Finalisierung warten kann, besteht die Möglichkeit, dem `Collect()`-Aufruf einen `WaitForPendingFinalizers()`-Aufruf folgen zu lassen. Diese Methode erzwingt eine synchronisierte Finalisierung, indem sie den aufrufenden Thread so lange anhält, bis die Pending Finalizers Queue abgearbeitet ist. Ohne besondere Synchronisationsmaßnahmen muss sich Finalisierungscode daher auf den eigenen Objektkontext bzw. auf Ressourcen beschränken, die exklusiv im Besitz des Objekts sind. Wer darauf nicht achtet, darf sich über spontan auftretende Fehler nicht wundern – in den Newsgroups findet sich ein buntes Sammelsurium aller möglichen „unerwarteten“ Effekte. Beispielsweise könnte man auf die Idee kommen, über die Finalisierung noch einen `this`-Zeiger hinauszuschmuggeln und Ähnliches.

Zwischenaufgabe

12–7 Schreiben Sie ein Konsolenprogramm, das die Thread-IDs des Haupt-Threads und des GC-Threads ausgibt. (Hinweis: Starten Sie das Programm mit STRG+F5, damit das Ergebnis zu sehen ist.)

12.2.4 Vorzeitige Finalisierung

Der Lebenszyklus eines Objekts beginnt bekanntlich mit seiner Konstruktion und endet mit seiner Destruktion – beides wohl definierte und garantierte Vorgänge, die in erster Linie dem Zweck dienen, Ressourcen anzufordern und wieder freizugeben. Nicht immer wird eine Ressource über den gesamten Lebenszyklus hinweg benötigt – zumal wenn die Gefahr besteht, dass die Finalisierung erheblich später oder gar erst bei Programmende stattfindet. Obwohl die Anweisungsfolge:

```
GC.Collect();
GC.WaitForPendingFinalizers();
```

eine Finalisierung on Demand ermöglicht, erinnert ihr massiver Einsatz mehr an die Geschichte mit den Kanonen und den Spatzen denn an effiziente Programmierung. Anforderung und Freigabe von Ressourcen durch ein Objekt können selbstredend auch zu anderen Zeitpunkten erfolgen. Das ist insbesondere ratsam, wenn die Belegungszeit einer wertvollen Ressource (etwa eines exklusiv geöffneten Geräts) möglichst kurz sein soll oder ein bestimmter Kontext für die Freigabe nötig ist.

Die Bereitstellung entsprechender, auch synchron ausführbarer Methoden befreit allerdings nicht von der Pflicht, die Freigabe unverwalteter Ressourcen auch im Rahmen der Finalisierung sicherzustellen, denn erstens ist die Disziplin des Clientcodes fraglich, und zweitens könnten Ausnahmen und Programmierfehler der regulären Freigabe ja in die Quere kommen. Um die Finalisierung nach bereits erfolgter expliziter Freigabe zu verhindern, sollte die jeweilige Methode `GC.SuppressFinalize()` aufrufen, das spart Ausführungszeit und ermöglicht die Entsorgung des Objekts bereits im nächsten GC-Lauf. Natürlich sollte Finalisierungscode grundsätzlich so ausgelegt sein, dass er bei der versuchten Freigabe einer bereits abgegebenen Ressource trotzdem nicht ins Leere greift – hierzu gleich mehr.

12.2.4.1 IDispose()

Erwartungsgemäß verwendet das .NET Framework seinerseits einen Mechanismus für die synchrone Ressourcenfreigabe. Dies etabliert nicht nur eine für den „größeren Zusammenhang“ unverzichtbare Infrastruktur, sondern liefert auch klare Vorgaben für die Implementierung. Strukturelle Grundlage des Mechanismus bildet die `IDisposable`-Schnittstelle, die einer Klasse die Implementation einer parameterlosen `Dispose()`-Methode auferlegt. Die Semantik von `Dispose()` ist mit Blick auf das große .NET-Ganze schlicht konventionalisiert – nachdem die Methode ein `void` „liefert“, könnte sie tatsächlich beliebige Aufgaben verrichten, ohne dass sich Laufzeitsystem oder Compiler irgendwie daran stören würden.

using

Sollten Sie im vorigen Satz über das Wort „Compiler“ gestolpert sein: Ganz recht, C# bietet mit der `using`-Anweisung für Klassen, welche die `IDisposable`-Schnittstelle implementieren, eine syntaktische Unterstützung dahingehend, dass der Compiler am Ende des zugeordneten Codeblocks einen impliziten und synchronen (!) `Dispose()`-Aufruf garantiert:

```
using MyClass mc = new MyClass()
{
  // Anweisungsfolge
}  // impliziter synchroner Aufruf von mc.Dispose()
```

Der dahintersteckende Code ist nach folgendem Muster gestrickt:

Listing 12.1 Standardmäßige *Dispose()*-Implementation einer potenziellen Basisklasse

```
class MyClass : IDisposable
{
   private bool disposed = false;
   public void Dispose()
   {
      Dispose(true);
   }
   protected virtual void Dispose(bool disposing)
   {
      if(!disposed) // Dispose schon mal aufgerufen?
      {
         // ToDo: unverwaltete Ressourcen freigeben
         if(disposing)
         {
         // ToDo: verwaltete Ressourcen freigeben
         }
      }
      disposed = true;
      GC.SuppressFinalize(this);
   }
   ~MyClass()
   {
      Dispose(false);    // ruft virtuelle Methode!
   }
...
```

Der tiefere Sinn hinter der vorgestellten Code-Architektur wird erst deutlich, wenn Vererbung ins Spiel kommt. Verwendet eine von `MyClass` abgeleitete Klasse `MyDerivate` weitere Ressourcen, benötigt sie für deren Freigabe eine eigene Variante der einparametrigen `Dispose()`-Überladung, jedoch keinen Destruktor. Als virtuelle Methode wird diese gemäß der Vererbungsregeln von der (ererbten) parameterlosen `Dispose()`-Überladung aufgerufen und muss nun über die Freigabe der eigenen Ressourcen hinausgehend sicherstellen, dass auch die Basisklassenvariante ihrer Pflicht nachkommen kann:

Listing 12.2 Standardmäßige *Dispose()*-Implementation einer abgeleiteten Klasse

```
class MyDerivate : MyClass
{
  private bool disposed = false;
  protected override void Dispose(bool disposing)
  {
    try
    {
      if(!disposed) // Dispose schon mal aufgerufen?
      {
        // ToDo: unverwaltete Ressourcen freigeben
        if(disposing)
        {
          // ToDo: verwaltete Ressourcen freigeben
        }
      }
      disposed = true;
      GC.SuppressFinalize(this);
    }
    finally
    {
      base.Dispose(disposing);
    }
  }
...
```

Im Prinzip vollzieht die Implementierung hier also den automatischen Aufruf des Destruktors nach. In etwas weniger vorsichtiger Formulierung (ohne `try/finally`) findet sich eine Überschreibung dieser Methode erwartungsgemäß in jeder automatisch generierten Formularklasse und ist dort standardmäßig für die Freigabe von Komponenten zuständig. Konsequent enthält `Component`, die Basisklasse aller Komponentenklassen, eine `IDisposable`-Implementation und reiht sich damit in die lange Liste der .NET-Basisklassen ein, die diese Schnittstelle implementieren – und das Rückgrat des `Dispose()`-Mechanismus bilden.

12.2.5 Rückkehr der Zombies

Die Finalisierung lässt sich, wie der Name bereits suggeriert, nicht nur zur Freigabe von Ressourcen, sondern auch für Abschlussarbeiten jeder Art verwenden. Ein typisches Beispiel dafür ist eine Klasse für Streams mit Methoden wie `Flush()` und `Close()`, die man im Rahmen der Finalisierung explizit aufruft, damit in keinem Fall, also auch nicht wenn die Programmausführung aufgrund einer Exception abbricht, Streams offen stehen bleiben. Für den – durchaus möglichen – Fall, dass eine solche Notoperation ihrerseits mit einer Ausnahmebedingung endet, sieht .NET mit der Methode `GC.ReregisterForFinalize()` die Möglichkeit vor, das entsprechende Objekt erneut in die Pending Finalizers Queue einzustellen.

Die Finalisierung in abgeleiteten Klassen sollte daher grundsätzlich auf Nummer sicher gehen, was die Freigabe von Ressourcen betrifft:

```
if (MyResource != null)
{ // Ressource abräumen
    MyResource.Dispose();
}
...
```

Es ist nämlich sehr wohl denkbar, dass eine der zugrunde liegenden Basisklassen im Rahmen ihrer eigenen Finalisierung für eine erneute Registrierung sorgt, die dann das Objekt als Ganzes betrifft (anders geht's offensichtlich nicht), und das bedeutet, dass auch die Finalisierung der abgeleiteten Klasse irgendwann ein zweites Mal aufgerufen wird.

Rückmeldungen über Probleme während der Finalisierung unterliegen in Windows-Anwendungen übrigens gleichfalls dem Synchronisierungszwang – der GC-Thread bildet hier also keine Ausnahme. Die entsprechenden Mechanismen haben Sie ja bereits im ersten Teil der Lektion kennengelernt.

12.2.6 Überlebenskampf

Die bisherige Diskussion hatte im Wesentlichen den Tenor, der Finalisierung etwas auf die Sprünge zu helfen, um Ressourcen möglichst schnell wieder verfügbar zu machen. Auch der umgekehrte Fall kann vorkommen: Wenn unverwalteter Code im Besitz verwalteter Objekte ist, darf der Garbage Collector diese Objekte keinesfalls frühzeitig freigeben. Dass eine solche Situation entstehen kann, dürfte leicht einzusehen sein – auch ohne Details, wie die Verheiratung im Einzelnen vonstatten geht. Für den Export reicht im Prinzip eine Methode nach dem Muster

```
public ManagedObject ReturnManagedObject()
{   return new ManagedObject(); }
```

doch wie lange das Objekt dies überlebt, steht so ziemlich in den Sternen. Auch das reine Halten einer Objektvariablen im Code reicht hierfür nicht aus: Ein optimierender Compiler kann durch entsprechende Codeanalyse und Stackpflege dafür sorgen, dass Objekte dem Garbage Collector bereits frühzeitig zum Opfer fallen, wenn kein Zugriff mehr darauf stattfindet – und das, obwohl noch verwaltete Objektvariablen dafür in Umlauf sind. Die Lösung ist schlicht ein Zugriff auf das Objekt via `GC.KeepAlive()`, wobei der Aufruf im verwalteten Code an das Ende des Anweisungsblocks zu platzieren ist, den das Objekt sicher überleben soll.

12.3 Aufgabe

12–8 Schreiben Sie das Programm *ReRegister* aus Listing 12.3 so zu Ende, dass es die in Abbildung 12.7 gezeigte Ausgabe liefert.

Listing 12.3 Das Programm *ReRegister* demonstriert die Wege der Finalisierung.

```
using System;
using System.Collections.Generic;
using System.Text;

namespace ReRegister
{
  class Program
  {
    static void Main(string[] args)
    {
      using (MyDerived md0 = new MyDerived("md0"))
      {}
      (new MyDerived("md1")).Dispose();
      MyDerived md2 = new MyDerived("md2");
      Console.WriteLine("Program ending ...");
    }
  }
  class ManagedResource : IDisposable
  {
    public void Dispose()
    {
      Console.WriteLine("ManagedResource disposed ...");
    }
  }
  class MyClass : IDisposable
  {
    protected string name;
    private bool disposed = false;
    bool SimulateException = true;
    ManagedResource mcr = new ManagedResource();
    public MyClass(string name)
    {
      this.name = name;
    }
    public void Dispose()
```

```
    {
      Dispose(true);
    }
    protected virtual void Dispose(bool disposing)
    {
      string fullname = name + ".MyClass.Dispose()";
      Console.WriteLine(fullname + ": Entered");
      if (!disposed) // Dispose schon mal aufgerufen?
      {
        // unverwaltete Resourcen
        if (disposing)
          try
          {
            if (SimulateException)
...
```

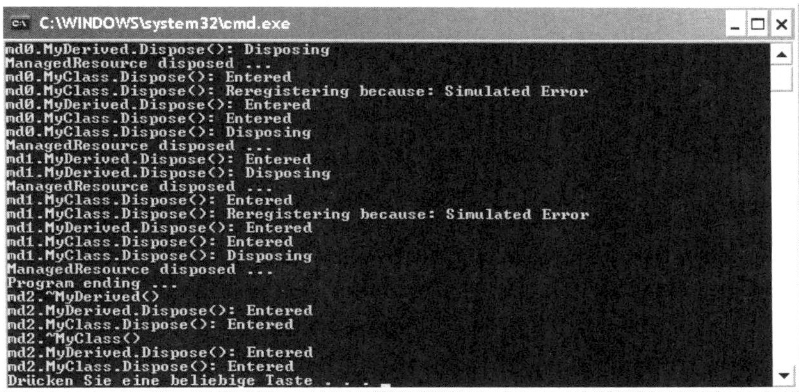

Abbildung 12.7 Ausgabe des Testprogramms

Register

D

E

G

H

I

P

Q

R